看護師・理学療法士のための

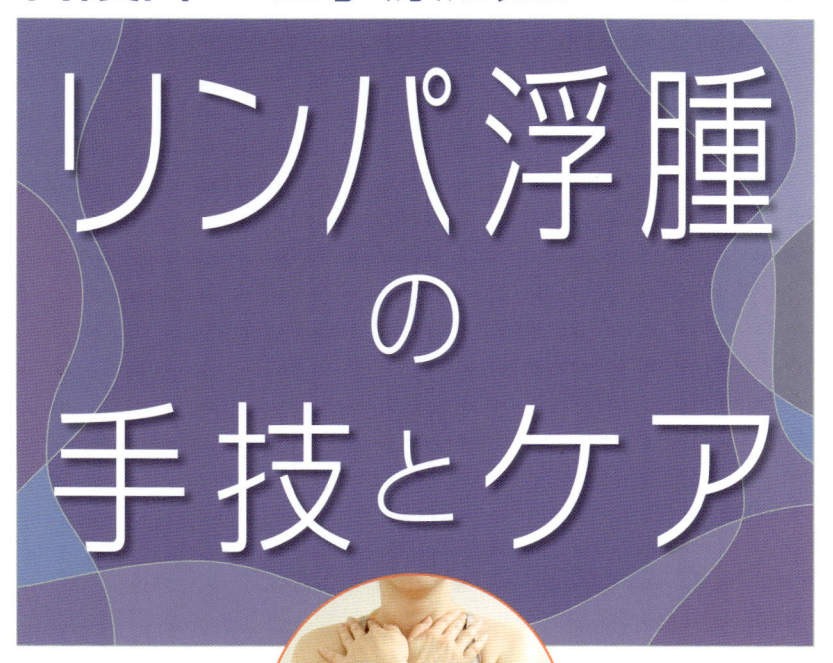

リンパ浮腫の手技とケア

監修
廣田 彰男
医療法人社団
広田内科クリニック理事長

Gakken

- ●監修
    - 廣田　彰男（医療法人社団広田内科クリニック理事長）
- ●執筆者（執筆順）
    - 廣田　彰男（前掲）
    - 川北　智子（医療法人社団広田内科クリニック看護師／セラピスト）
    - 高木　陽子（杏林大学医学部付属病院看護師／セラピスト）
    - 瀬戸　治（瀬戸治療院院長／セラピスト）
- ●執筆協力
    - 吉良　直子（ライター）
- ●撮影協力
    - 竹村亜希子（医療法人社団広田内科クリニックセラピスト）
    - 紀野由美子（医療法人社団広田内科クリニックセラピスト）
    - 百瀬真由美
- ●写真提供
    - 光嶋　勲（東京大学医学部形成外科・美容外科教授）

- ●編集担当—田口由利
- ●編集協力—吉田りか，佐藤哲夫（校正）
- ●カバー・表紙デザイン—持田　哲
- ●本文イラスト—日本グラフィックス，志賀　均
- ●スチル撮影—小笠原成能

本書に記載されている内容は，出版時の最新情報に基づくとともに，臨床例をもとに正確かつ普遍化すべく，著者，編者，監修者，編集委員ならびに出版社それぞれが最善の努力をしております．しかし，本書の記載内容によりトラブルや損害，不測の事故等が生じた場合，著者，編者，監修者，編集委員ならびに出版社は，その責を負いかねます．
　また，本書に記載されている医薬品や機器等の使用にあたっては，常に最新の各々の添付文書や取り扱い説明書を参照のうえ，適応や使用方法等をご確認ください．

株式会社 学研メディカル秀潤社

はじめに

　リンパ浮腫の治療はこの数十年で大きく変貌した．これまで，極端な痛みもなく，命に別条のないリンパ浮腫はどうしても大きく取り上げられることがなかった．近年，とくに2008年の弾性着衣およびリンパ浮腫の発症防止および重症化等抑制のための指導に保険適用がなされて以降は，急速に広く一般に知られるようになった．

　一方で，そのための弊害も出てきている．誤った考え方や治療が行われることにより，患者に対して肉体的・精神的・経済的負担を強いてしまう結果に陥っている実情も少なからずある．過渡期では致し方ない点もあるかとは思われるが，好ましいことではない．患者にとって必要最小限かつ十分な治療が求められる．

　リンパ浮腫の治療および予防は，そのほとんどはセルフケアである．これは一生続くものであるので，できるだけ負担が少なく長続きできる方法が望ましい．そのためには，リンパ浮腫についての正しい知識をもつことが最も重要である．医療従事者ができることは，そのセルフケアのお手伝いにすぎない．正しい知識や手技，情報を伝えることである．

　しかし，リンパ浮腫は医学教育のなかにあまり含まれていなかったため，その知識や手技を別途学ぶ必要がある．とくに，用手的リンパドレナージなどはこれまでの医療行為とは異質の手技であり，それを学ぶ場および資格を明確にする必要がでてきた．

　この問題に関しては，2009年に発足した厚生労働省委託事業がんのリハビリテーションセミナーリンパ浮腫委員会で検討されてきたが，このたび，日本脈管学会，日本リンパ学会，日本静脈学会などが中心となり，「リンパ浮腫療法士認定機構」が設立され，急速に動き始めた．この機会にリンパ浮腫における環境が整うことを期待するものである．

　本書ではエビデンスに基づいた記述を心がけたことはもちろんであるが，同時に，実際のケアに役立つような経験的・実際的な記述も多く含まれることを付記したい．

　最後になったが，執筆者および執筆協力者各位，そして用手的リンパドレナージ等の撮影に関しては当院のセラピスト諸氏の多大なご協力に感謝したい．また，学研メディカル秀潤社田口由利氏には本文はもとより，膨大なイラスト，図版，写真，資料の作成や整理をお願いし，改めて深く感謝申し上げる次第である．

2012年7月

医療法人社団広田内科クリニック 理事長
廣田彰男

推薦文

　廣田彰男先生が，「看護師・理学療法士のためのリンパ浮腫の手技とケア」を上梓された．一気に読んでみたが，実に私どもが待ちに待った著書であり，正直，称賛というより嫉妬心が芽生えるほどの素晴らしいできである．内容に加えて，わかりやすい表現，豊富な写真，図，イラストがカラーで掲載されている．

　すでに廣田先生と親しくなって30年以上が経つが，一貫して「リンパ浮腫」の日本の第一人者である．医学の進歩の急速な流れのなかで，数十年ものあいだ第一人者の地位を保つのは容易ではない．とくにエビデンスの少ないリンパ浮腫診療のなかで，常に新しい内容を加味する努力と苦労は並大抵のものではない．それだけに新しい知見を即座に取り入れ，それを消化されるだけの奥の深さと柔軟さを持ち続けられていると思われる．その新しい知見が本書にも随所に垣間みられる．

　この著書の大きな特徴の一つは病態生理がしっかりと書かれていることであろう．「なぜそうするのか」「どうしてそうしたのか」などがわかりやすく随所に書かれている．読んでいると自然に，リンパ浮腫の基本知識が習得でき，応用できる理解力が身についてくる．

　2008年にリンパ浮腫治療に弾性ストッキングが保険適用になって以来，リンパ浮腫への関心が医療従事者ばかりではなく，患者の皆様にも広がり，多くのリンパ浮腫に関する著書も出版されてきた．しかし，その多くは古くより伝えられた内容に著者の治療，予防の経験を書き加えたもので，必ずしも多くの人に受け入れられる，幅の広いエビデンスに富んだ内容とはかぎらなかった．廣田彰男先生は常々このような「日本における間違いの多いリンパ浮腫治療」を憂い，その正しい方向づけに，自ら先頭を走ってきたお一人である．その意味でも，この著書出版のもつ意味は非常に大きい．

　本書により，多くの看護師，理学療法士の皆様が正しい知識と技術を学び，それが翻って日本のリンパ浮腫診療の底上げができるものと確信している．本書は，現在発行されているリンパ浮腫の著書のなかでは間違いなく最高の傑作であり，今後しばらくはこれを超える著書は出ないであろう．

2012年7月

東海病院 下肢静脈瘤・リンパ浮腫・血管センター長
平井正文

看護師・理学療法士のための
リンパ浮腫の手技とケア
CONTENTS

PART 1 リンパ浮腫の基礎知識

A リンパとは ....（廣田彰男）2

リンパ系の機能 2
リンパの役割　2

リンパ系の構造 3
毛細リンパ管　3 / 集合リンパ管　3 / リンパ節　3 / 胸管　4 / リンパ液　4

リンパ系の走行 4
リンパ液の循環経路　4 / 血液循環とリンパ系の関係　4 / リンパ系の走行による分類　5 / 上下肢における深在性と浅在性のリンパ系の走行　5

リンパ液の流れ 10
リンパ液の輸送　10 / リンパ液はなぜ流れるか　10

B 浮腫とは ....（廣田彰男）12

体液量の調整 12
循環血液量により体液の量を調整　12 / Na排泄による浸透圧で量を調整　12

毛細血管での血液と体液の循環のしくみ 13
毛細血管から漏出する血液成分は1日約20L　13

浮腫のメカニズム 14
浮腫発症の機序　14 / 微小循環系におけるスターリングの仮説　14 / 毛細血管内圧の上昇　15 / 血漿膠質浸透圧の低下　15 / 組織圧の低下　16 / 組織膠質浸透圧の上昇　16 / 血管壁透過性の亢進　16

原因・要因別による浮腫 16
起立性浮腫　16 / 静脈性浮腫　16 / 廃用性浮腫　17 / 特発性浮腫　17 / 心臓性浮腫　17 / 脂肪浮腫　18 / 肥満に伴う浮腫　19 / アルコールによる浮腫（血管壁透過性の亢進）　19 / 薬剤性浮腫　19 / 血管性浮腫（旧血管神経性浮腫，クインケ浮腫）　21 / 遺伝性血管性浮腫　21 / 低タンパク性浮腫　21 / 甲状腺機能の異常　22 / リンパ浮腫　23

浮腫を軽減するには 23
いわゆる浮腫を軽減するには　23 / 静脈とリンパ管の役割分担　23

C リンパ浮腫の分類と診断 ……………………………（廣田彰男）26

リンパ浮腫とは …………………………………………………………… 26
リンパ浮腫の定義　26 ／ リンパ浮腫発症の実態　26

リンパ浮腫の分類 ………………………………………………………… 27
リンパ浮腫の原因別分類　27 ／ 一次性（原発性，特発性）リンパ浮腫　27 ／ 二次性（続発性）リンパ浮腫　28

リンパ浮腫の症状 ………………………………………………………… 32
リンパ浮腫の特徴　32 ／ リンパ浮腫の経過　32

リンパ浮腫の鑑別診断 …………………………………………………… 34
鑑別診断のプロセス　34 ／ リンパ浮腫の鑑別診断の基本　35

リンパ浮腫の検査 ………………………………………………………… 37
RIリンパ管造影（リンパシンチグラフィ）　37 ／ 超音波検査　37 ／ CT検査　37 ／ MRI検査　37 ／ 高精度体成分分析装置（インボディ®）　38 ／ ICG蛍光リンパ管造影法（PDE®：Photodynamic Eye®）　38 ／ 遺伝子検査　39 ／ 足関節/上腕血圧比（ABPI）　39

リンパ浮腫の合併症 ……………………………………………………… 39
合併症の見分け方　39

PART 2　リンパ浮腫の治療とケア

D リンパ浮腫の保存的治療
………………………………（廣田彰男，川北智子，瀬戸 治）44

リンパ浮腫の保存的治療の考え方 ……………………………………… 44
リンパ管のバイパスとは　44 ／ リンパ（浮腫）液の排除方法　45 ／ 複合的治療（複合的理学療法を中心とする保存的治療）とは　45

用手的リンパドレナージ（MLD：manual lymph drainage） …………… 48
用手的リンパドレナージの考え方　48 ／ 用手的リンパドレナージの禁忌　48 ／ 用手的リンパドレナージの基本　48 ／ 用手的リンパドレナージの実際　49

間欠的空気圧迫法（SIPC） ……………………………………………… 63

圧迫療法（compression garments） ……………………………………… 63
弾性着衣（弾性スリーブ，弾性ストッキング）　64 ／ 弾性包帯法（MLLB）　70

圧迫下の運動療法 ………………………………………………………… 77
運動療法の考え方　77 ／ 時期や重症度による運動療法の違い　79

その他の治療法 …………………………………………………………… 85
手術療法（リンパ管・細静脈吻合術［LVA：lymphaticovenular anastomosis］）　85 ／ 薬物療法　85 ／ 食事療法　85

合併症の治療法 …………………………………………………………… 86
蜂窩織炎（急性炎症性変化［AIE］）　86

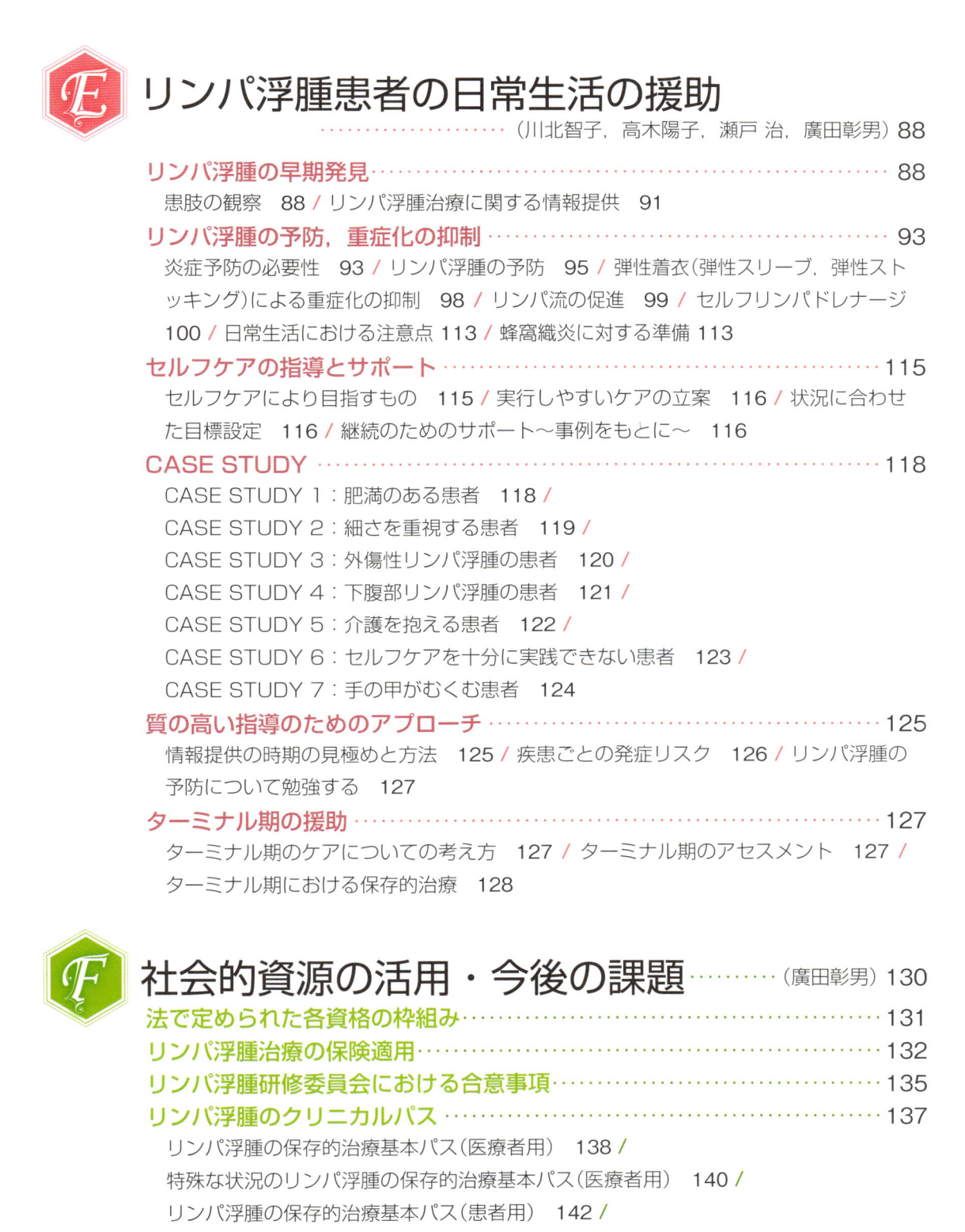

E リンパ浮腫患者の日常生活の援助
（川北智子，高木陽子，瀬戸 治，廣田彰男）88

リンパ浮腫の早期発見 ……88
患肢の観察 88 / リンパ浮腫治療に関する情報提供 91

リンパ浮腫の予防，重症化の抑制 ……93
炎症予防の必要性 93 / リンパ浮腫の予防 95 / 弾性着衣（弾性スリーブ，弾性ストッキング）による重症化の抑制 98 / リンパ流の促進 99 / セルフリンパドレナージ 100 / 日常生活における注意点 113 / 蜂窩織炎に対する準備 113

セルフケアの指導とサポート ……115
セルフケアにより目指すもの 115 / 実行しやすいケアの立案 116 / 状況に合わせた目標設定 116 / 継続のためのサポート〜事例をもとに〜 116

CASE STUDY ……118
CASE STUDY 1：肥満のある患者 118 /
CASE STUDY 2：細さを重視する患者 119 /
CASE STUDY 3：外傷性リンパ浮腫の患者 120 /
CASE STUDY 4：下腹部リンパ浮腫の患者 121 /
CASE STUDY 5：介護を抱える患者 122 /
CASE STUDY 6：セルフケアを十分に実践できない患者 123 /
CASE STUDY 7：手の甲がむくむ患者 124

質の高い指導のためのアプローチ ……125
情報提供の時期の見極めと方法 125 / 疾患ごとの発症リスク 126 / リンパ浮腫の予防について勉強する 127

ターミナル期の援助 ……127
ターミナル期のケアについての考え方 127 / ターミナル期のアセスメント 127 / ターミナル期における保存的治療 128

F 社会的資源の活用・今後の課題 ……（廣田彰男）130

法で定められた各資格の枠組み ……131
リンパ浮腫治療の保険適用 ……132
リンパ浮腫研修委員会における合意事項 ……135
リンパ浮腫のクリニカルパス ……137
リンパ浮腫の保存的治療基本パス（医療者用） 138 /
特殊な状況のリンパ浮腫の保存的治療基本パス（医療者用） 140 /
リンパ浮腫の保存的治療基本パス（患者用） 142 /
特殊な状況のリンパ浮腫の保存的治療基本パス（患者用） 144

Step up	皮膚の構造と機能	11
	静脈の機能が浮腫解消のカギ	19
	婦人科系がん手術における用語の違い	30
	一次性リンパ浮腫の治療法とは	47
	弾性着衣の着脱用補助具	68
	低タンパク性浮腫における圧迫の考え方	71
	緩和ケアにおける浮腫	77
	現在は行われない治療法	86

column	むくみはどこを流れ落ちるか	18
	用手的リンパドレナージの起源	48
	用手的リンパドレナージの準備	51
	弾性着衣の購入時，実際に患者に着用してもらって指導していますか	98
	患者のタイプとケアの続きやすさ	125
	リンパ浮腫とダイエット	126

INDEX ... 147

PART 1

リンパ浮腫の基礎知識

A. リンパとは

B. 浮腫とは

C. リンパ浮腫の分類と診断

リンパとは

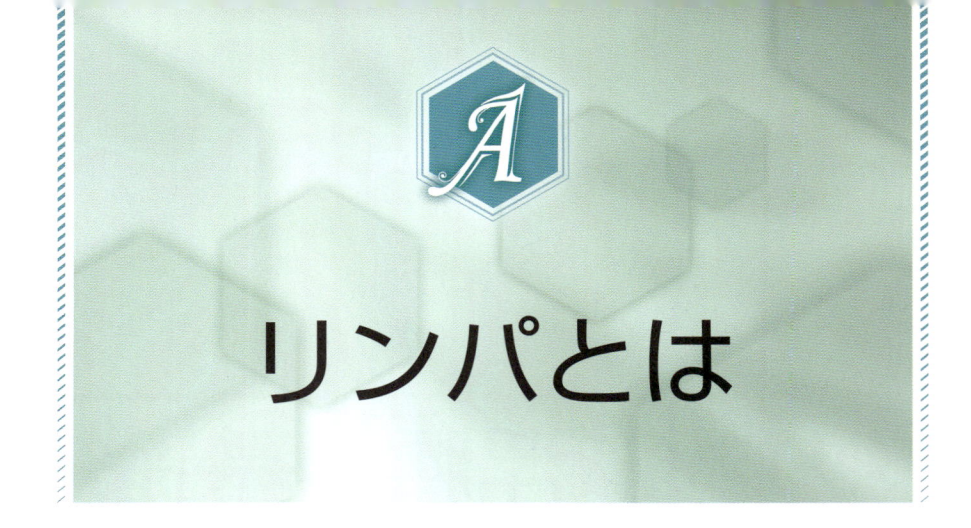

- ◆一般的にリンパとは、リンパ管やリンパ節、リンパ管を流れるリンパ液などを指すことが多い.
- ◆リンパ管、リンパ節、胸管などの器官を総称してリンパ系という.
- ◆リンパ系は、動脈、静脈とともに1つの循環系をなしており、その機能の本質は、組織の環境を一定に維持するための調整役としてはたらくことである.
- ◆リンパ管内の液をリンパ液といい、細胞外液の一部である. タンパク質を多く含み赤血球を含まず、無色から淡いクリーム色を呈する.

リンパ系の機能

リンパの役割

- リンパ系とは、リンパ管、リンパ節、胸管などの器官の総称である. リンパ系の機能の本質は、組織の環境を一定に維持するための調整役としてはたらくことである.
- リンパ管は組織(細胞)間隙の体液を吸収し体液量の分布を一定に保つだけではなく、タンパク質、コロイド状粒子、リンパ球などを取り込んだり、組織間隙にある不要な物質を排除する.
- リンパ系の機能は、①リンパ液・ウイルス・細菌の通過路、②リンパ球の産生、③抗体産生および細胞性免疫による身体全体の防衛、④食作用(細網内皮系)、⑤微小血管からの漏出液を血管系に循環する、⑥腸管からの脂質や脂溶性物質の吸収、などである(表A-1).
- そのはたらきが不十分で過剰な水分を処理しきれないといわゆる浮腫になり、脂肪を処理しきれないと肥満になる.
- 排除しきれないものが、タンパク質の場合はリンパ浮腫、細菌の場合は蜂窩織炎、がん細胞の場合はがんの転移となる.
- 細菌やがん細胞などに対するはたらきは、リンパ系の免疫機能としてよく知られている.
- 皮膚は外界と接しており、皮膚のリンパ系は外界からの種々の刺激、病原性微生物、異物の混入などに対応し、免疫反応発現の端緒となる(表A-1).

表A-1 ヒト皮膚リンパ系の生理的・病的状態における機能

1. ホメオスターシス	・温度，日光，重力，接触など外界の物理的刺激に反応し，液，粒子，細胞などを運搬，バランスを保っている [例]凍瘡のとき浮腫が起こるが，熱の不伝導という合目的な現象．リンパ浮腫のドレナージ療法は接触による刺激を利用	5. 外用薬，皮内に注入された薬物	・リンパ節，全身へと運び効率をよくする [例]RIシンチグラフィ，組織クリアランス
2. 異物・傷害組織産物の除去	・異物の入る外傷，熱傷で破壊産物を運び去る	6. リンパ管炎，リンパ節炎	・通過，運搬が抑えられることにより有害物質を皮膚にとどめておき，局所で分解，消化，基質化，肉芽化する [例]虫刺症
3. 感染症	・外界より侵入したウイルス，細菌，真菌，原生動物などをリンパ節まで運搬，消化，無害化し，免疫反応物質，免疫細胞をリンパ節に運び，抗体産生を促す	7. 安全弁	・植皮や静脈血栓の際，血管漏出液を皮膚リンパ管が運び去り，動脈，毛細血管，組織間質，リンパ管，静脈角という循環をつくり危険を逃れる．正常にはたらいていれば，どんな液量でも運び去る潜在的能力をもつ
4. 腫瘍の転移	・内皮細胞間接合部は容易に開大し，基底板の欠如から，腫瘍細胞もリンパ節へと移動する		

（大谷 修ほか編：リンパ管——形態・機能・発生．p.183，西村書店，1977より改変）

リンパ系の構造

毛細リンパ管(図A-1)

- 毛細リンパ管は一般的に毛細血管よりはるかに太いが，その大きさは不規則(管腔が満たされた場合およそ15〜75μm)[1)]で1層の内皮細胞がみられ，一般的に平滑筋や弁をもたないことが多い．
- 毛細リンパ管外壁には繋留(けいりゅう)フィラメントとよばれる細い線維が存在し，周囲組織と結合することによって毛細リンパ管を固定し，内腔が虚脱しないようにはたらいている．
- その内腔は比較的広く，タンパク質などの物質を取り込むのに有利である．

集合リンパ管(図A-1)

- 毛細リンパ管からは，前集合リンパ管を経て集合リンパ管(太さ100〜200μm[2)])につながる．集合リンパ管は，弁(多くは二尖弁)が存在し，とくに大きなリンパ管では内・中・外膜の3層構造(太さ40μm以上から外膜が存在する)[2)]となっていて，弾性線維や平滑筋細胞も存在し，動脈拍動，筋収縮，隣接組織の動きや胸腔内陰圧による吸引力など，リンパ管の受動的運動や自動的運動に便利な構造となっている．
- この弁と弁とのあいだの1つの区切りのリンパ管単位を，リンパ分節(lymphangion)とよび，集合リンパ管では1〜5mmと非常に密に存在する[3)]．

リンパ節

- リンパ節はリンパ管の走行途中に存在する濾過装置であり，特異的免疫応答機構(含：TおよびBリンパ球)である．
- 形は圧平された球状からソラマメ型の径約2〜30mmの実質性臓器であり[4)]，全身で約800個[5)]とされる．輸入リンパ管からリンパ節に至り，輸出リンパ管から次のリンパ節などに

> **MEMO** 特異的免疫応答機構
>
> 免疫細胞は，1次（中枢性）リンパ器官としての胸腺（Tリンパ球の分化）および骨髄（Bリンパ球の分化）において産生され，成熟および分化ののち，2次リンパ器官（リンパ節など）において免疫応答細胞となり，抗原提示やリンパ球増殖，抗体産生などが行われる．その一連のメカニズムをいう．

- リンパ節内では外側から皮質，傍皮質，髄質に分けられる．臓器単位の所属リンパ節（図A-2, 3）と，それらをいくつかまとめて受ける領域リンパ節に分けられる．

胸管

- 胸管の弁は，日本人成人では平均13個みられる[6,7)]．
- 乳び槽（リンパ節が巨大化したもの）は胸管起始部にある膨大部（数cm）のことである．第12胸椎〜第1・2腰椎の高さで，左右腰リンパ本幹と腸リンパ本幹の合流部にあたる．小腸で吸収された脂肪は腸リンパ本幹を経て乳び槽に入る．リンパ液は，通常，淡黄色の透明な液であるが，脂肪の吸収が盛んになると白濁し，乳びとよばれる．

リンパ液

- リンパ管に回収された体液成分を「リンパ液」または「リンパ」とよぶ．リンパ管に入る前の組織間質内の体液成分も「リンパ液」とよばれることがあるが，厳密には「組織間液または組織液（tissue fluid）」である．
- リンパ液は静脈に吸収されなかった体液で，タンパク質を多く含む．
- 血管外に漏出した水分，ガス，電解質その他の溶質および少量のタンパク質などは組織間隙で細胞代謝の影響を受けたのち，大部分は血管内へ再吸収されるが，タンパク質を多く含んだ液はリンパ管へ移行し，静脈へ還流される．

リンパ系の走行

リンパ液の循環経路

- リンパ系は，全身の末梢組織に網の目状に広がる毛細リンパ管から盲端として始まる．皮膚は表皮，真皮および皮下組織の3層からなるが（図A-1），毛細リンパ管はこのうち真皮に存在する．
- ここでは動静脈から漏出した組織液を吸収し，その走行はほぼ静脈に併走し，前集合リンパ管，集合リンパ管やリンパ主幹部（胸管と右リンパ本幹）を経て，体循環系である静脈（頸静脈）に戻ることになる（図A-2）．
- 基本的に体下部からのすべてのリンパ液（全体の約3/4）は左上肢，左胸部や左頭頸部からのリンパ液を併せて胸管に流れ込み，次いで左内頸静脈，左鎖骨下静脈への接合部（左静脈角）に注ぎ込む．
- 右上肢，右頭頸部，肺の大部分からのリンパ液は右リンパ本幹に入り，右鎖骨下静脈と右内頸静脈への接合部（右静脈角）で静脈に注ぎ込む．
- 腸で吸収された脂肪分も乳び槽を経て胸管に流れ込む．
- リンパ流はときに，①バイパスを経て他部位へ達する，②閉塞のため逆流する，③反対側へ広がるなど，不規則な動きをすることも知られている．

血液循環とリンパ系の関係

- 血液循環は，体循環（大循環）と肺循環（小循環）に分けられる（図A-1）．
- 体循環（大循環）は心臓の左心室から血液を駆出し，動脈系から毛細血管（微小循環）領域に至り，内臓や末梢の組織・細胞を潤したのち，静脈系から右心房に還流する．
- 肺循環（小循環）は右心室，肺動脈から肺に至

> **MEMO** 動脈と静脈
>
> 　血管系は動脈と静脈からなり，壁はともに3層構造となっている．
> 　動脈は，強いポンプ圧で心臓から送り出される血液を末梢側に輸送するため，強い圧に耐えられる構造となっており，抵抗血管とよばれる．
> 　静脈は，内腔に弁をもち，末梢側から逆流しないように血液を心臓方向へ還流させるため，壁は比較的薄く内腔が拡張しやすくなっている．血液を静脈内にため込むため，容量血管とよばれる．

り，二酸化炭素と酸素を交換したのち，肺静脈から左心房へ戻る．
- 毛細血管領域では，血管外（組織間質）に漏出された水分や栄養を含んだ物質などが細胞に取り込まれ，老廃物は静脈やリンパ管から回収される．

リンパ系の走行による分類

表在リンパ系と深部リンパ系
- 体幹部のリンパ系は皮膚表面を流れる表在リンパ系と，身体の奥を流れる深部リンパ系に分けられる（図A-3）．
- 深部リンパ系とは，左右の鼠径リンパ節からリンパ液が流れていく道筋であり，腹腔内を通って左静脈角までの，腰リンパ本幹，腸リンパ本幹，乳び槽，胸管などを指す．上半身の場合は，左右の腋窩リンパ節から胸腔の奥を通って左右の静脈角までの胸管と，右気管支縦隔リンパ本幹から右リンパ本幹を指す．
- 表在リンパ系は，体表近くに分布している無数のリンパ管のことで，胸・腹部の境界と正中線により大きく上下左右の4区域に分けられ，この体域区分線を分水嶺という．つまり腕と胸部のリンパ液は左右各腋窩リンパ節へ向かい，脚と外陰部を含む腹部のリンパ液は左右各鼠径リンパ節に向かう．それぞれそこから深部リンパ系に流入し，最終的に頸部（静脈角）で静脈に合流する（図A-3）．

浅リンパ系と深リンパ系
- 腕や脚などのリンパ系は，皮膚や皮下組織のリンパを集める浅リンパ系と，筋膜下の筋肉，関節，腱鞘や神経などからのリンパ液を集める深リンパ系に分けられる（図A-3）．
- 中枢神経系，上皮，爪などの血流のない組織などではリンパ灌流がみられず，筋では筋膜間に分布するのみであり，眼球では眼房水として存在している．

上下肢における深在性と浅在性のリンパ系の走行

上肢のリンパ系
- 上肢のリンパ系は，動脈や深部静脈に沿って走行する深リンパ系，皮下組織内に存在する浅リンパ系（図A-4）からなる．
- 浅リンパ系は，手背，手掌の皮下リンパ管網から前腕，上腕を経て腋窩リンパ節に達する．
- 腋窩リンパ節へは，深リンパ系や乳房および臍以上の体幹の皮膚リンパ管も注いでいる．

下肢のリンパ系
- 深リンパ系は膝窩静脈，大腿静脈に沿って走行し，膝窩と鼠径部で浅リンパ系に交通する．
- 浅リンパ系は大・小伏在静脈に沿って走行し，大伏在静脈に沿って走行する前内側束は直接深部鼠径リンパ節に入り，小伏在静脈に伴走する後外側束は膝窩リンパ節に入る（図A-4）．
- 殿部・下肢の皮膚と皮下組織，前腹壁と外陰部からの表在リンパ系は浅鼠径リンパ節に入る（図A-4）．

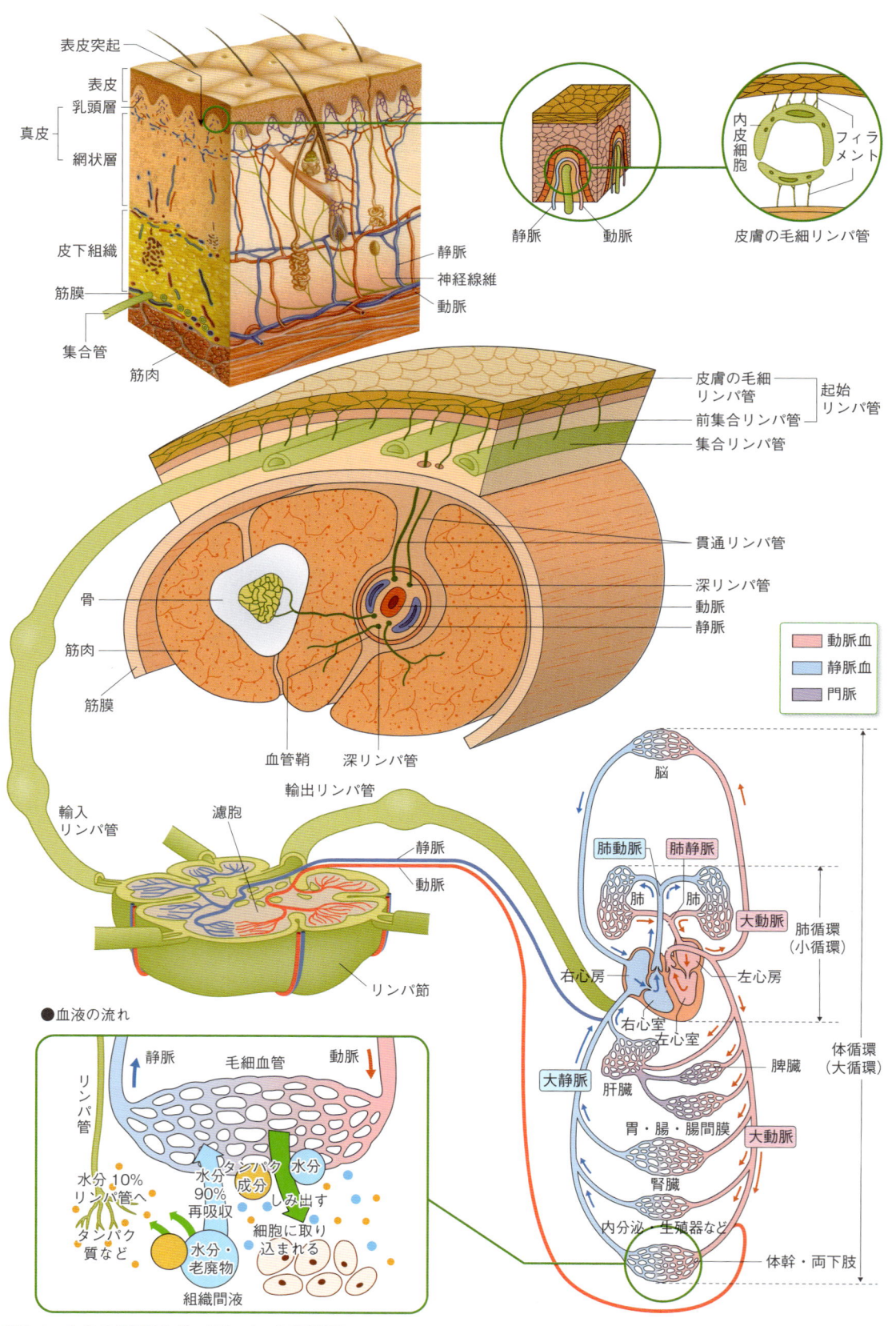

図A-1　全身の循環（皮膚, リンパ, 血液循環）

PART1　リンパ浮腫の基礎知識

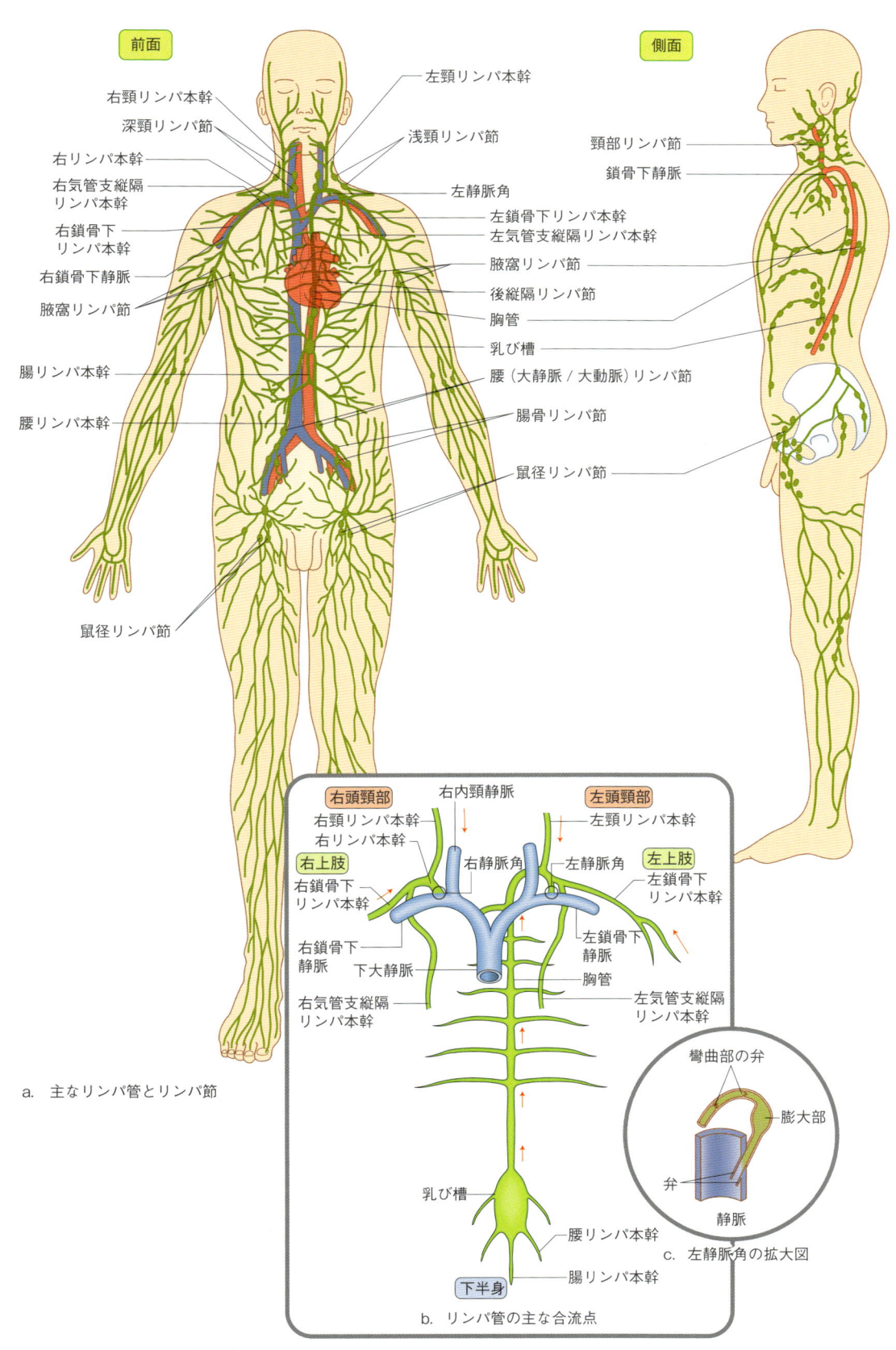

図A-2 全身のリンパ系(名称)

a. 主なリンパ管とリンパ節

b. リンパ管の主な合流点

c. 左静脈角の拡大図

A リンパとは 7

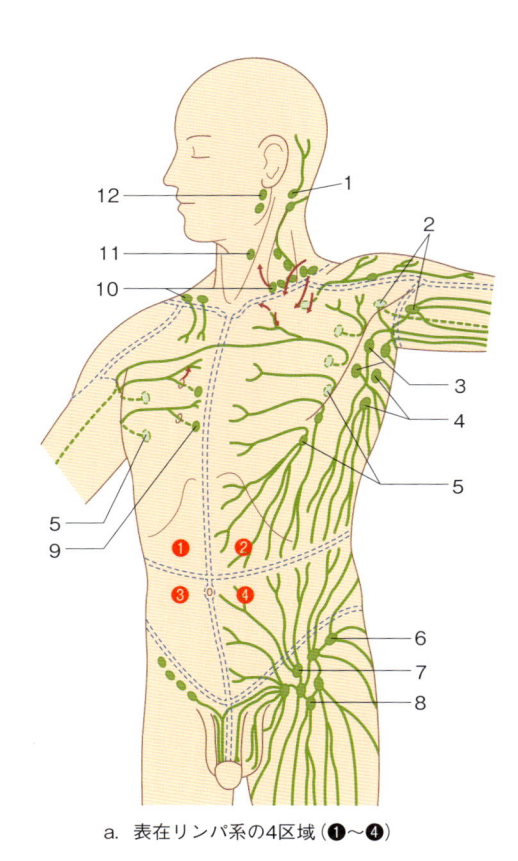

1　後頭リンパ節
2　外側腋窩リンパ節
3　中心腋窩リンパ節
4　肩甲下腋窩リンパ節
5　胸筋腋窩リンパ節
6　上外側浅鼠径リンパ節
7　上内側浅鼠径リンパ節
8　下浅鼠径リンパ節
9　胸骨傍リンパ節
10　鎖骨上リンパ節
11　浅頸リンパ節（外頸静脈リンパ節）
12　耳介前リンパ節

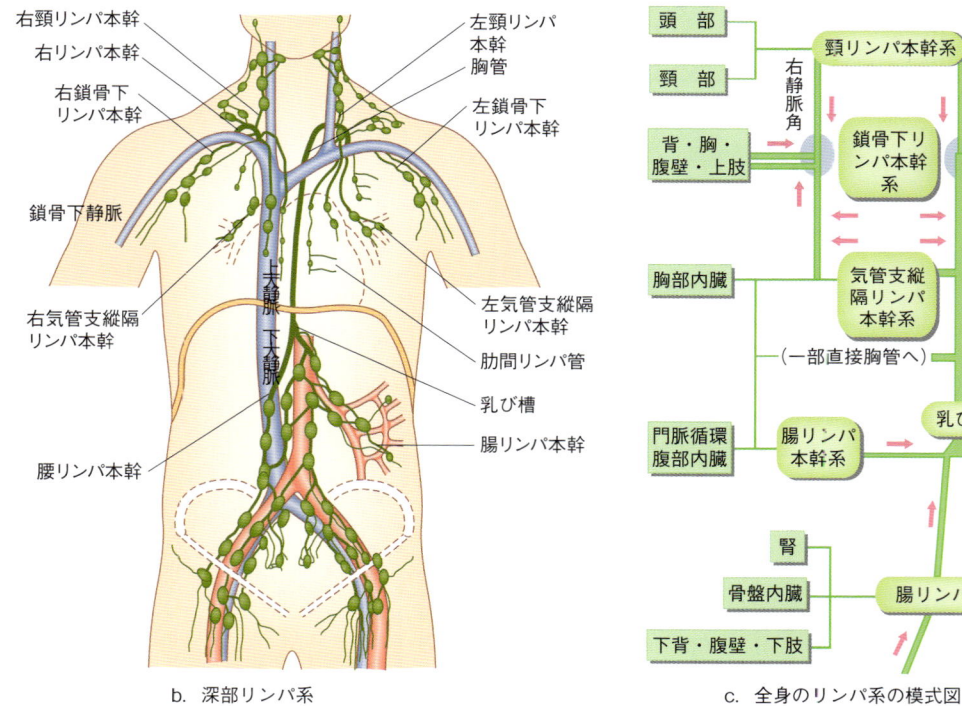

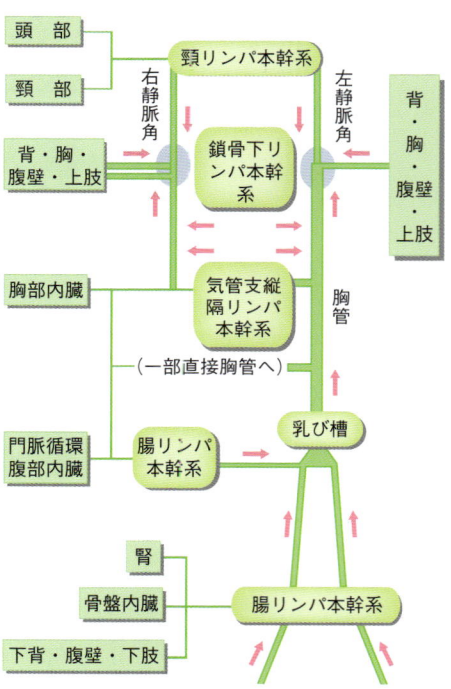

a．表在リンパ系の4区域（❶〜❹）

b．深部リンパ系

c．全身のリンパ系の模式図

（aはFoeldi M, Foeldi's E：Foeldi's Textbook of Lymphology. p.116, Urban&Fischer, 2006.　bはH and G Wittlinger：Textbook of Dr. Vodder's Manual Lymph Drainage――Vol. 1［Basic Course］．6 th ed., p.58, HAUG, 1998より作図）

図A-3　全身のリンパ系（表在リンパ系，深部リンパ系，分水嶺の模式図）

a. 上肢と胸部のリンパ管

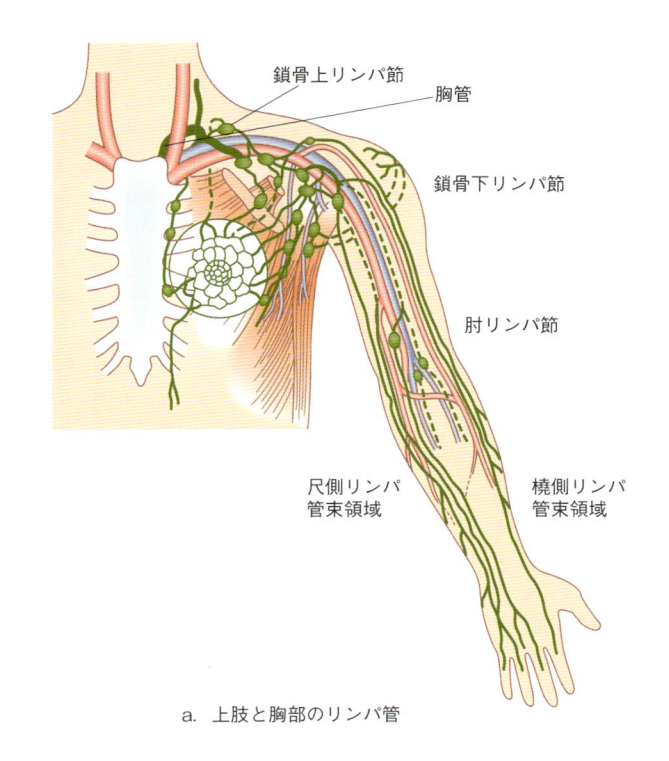

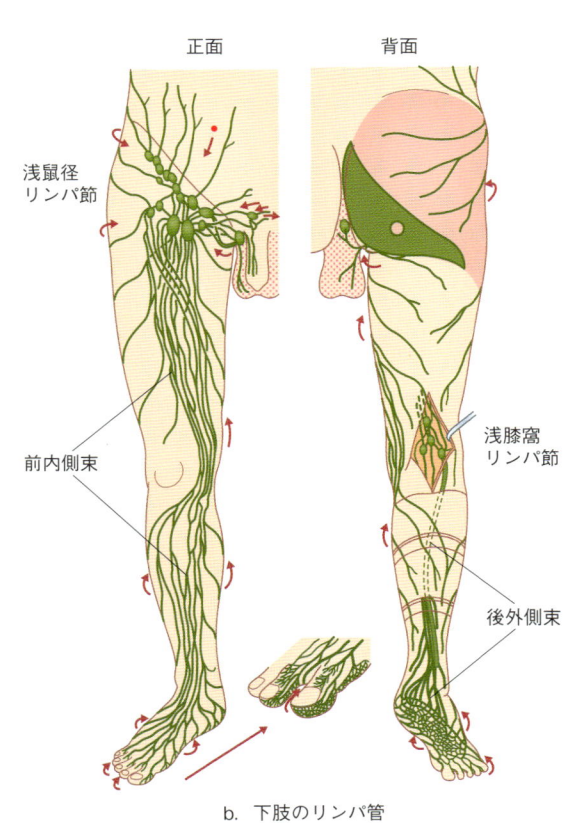

b. 下肢のリンパ管

(H and G Wittlinger：Textbook of Dr. Vodder's Manual Lymph Drainage──Vol. 1[Basic Course]．6th ed．p.55,56, HAUG, 1998より作図)

図A-4　全身のリンパ系（上肢と下肢）

リンパ液の流れ

リンパ液の輸送

- 組織間液の毛細リンパ管への移動には繋留フィラメントが大きな役割を担う．すなわち，毛細リンパ管内皮細胞外表面に付着する繋留フィラメントは周囲組織により固定されており，組織間液量が増加すると繋留フィラメントは外方に引っ張られ，毛細リンパ管内皮細胞間隙が開くようになり，その結果，組織間液はリンパ管内に移動していく．すなわち，組織間液が増加（浮腫）すると，リンパ管の動きは活発化する（図A-5）．
- いったんリンパ管内に入った液（リンパ液）は主に周囲の外力（呼吸運動，筋肉収縮，消化管運動，動脈拍動など）や集合リンパ管などの平滑筋自発性収縮などによって中枢へ運ばれる．
- リンパ系はリンパ液を輸送するなかで，水分を管外へ放出することによってタンパク質濃度を高めつつリンパ液を中枢側に送っている．

リンパ液はなぜ流れるか

筋肉収縮，呼吸による促進

- 筋肉活動時に四肢からのリンパ流は4～20倍に増加する．リンパ流が増加するうえでの大きな部分を占めているのは，筋肉収縮時の筋肉の毛細血管内圧や毛細血管壁からの濾過の増加である．
- 呼吸は，胸管や腹部，胸部のほかの大きなリンパ管のリンパ液を動かすのにかなり影響していると考えられる．

自動的収縮と受動的収縮

- リンパ管には交感神経および副交感神経が分布しており，リンパ管の自動収縮もあることが知られている．しかし，リンパ管の大部分は受動的運動により動き，リンパ液を中枢へと移送する．
- ほとんどの大きなリンパ管は動脈に隣接しているため，その拍動がリンパ流を促進するといわれるが，正常安静時のヒトにおいては動脈拍動の存在にもかかわらず，リンパ流はきわめて少なく，運動によって10倍ほどになることより，骨格筋による影響のほうが動脈拍動よりはるかに重要であることがわかる．
- リンパ管内圧，環境温度[8]もリンパの流れに影響する．

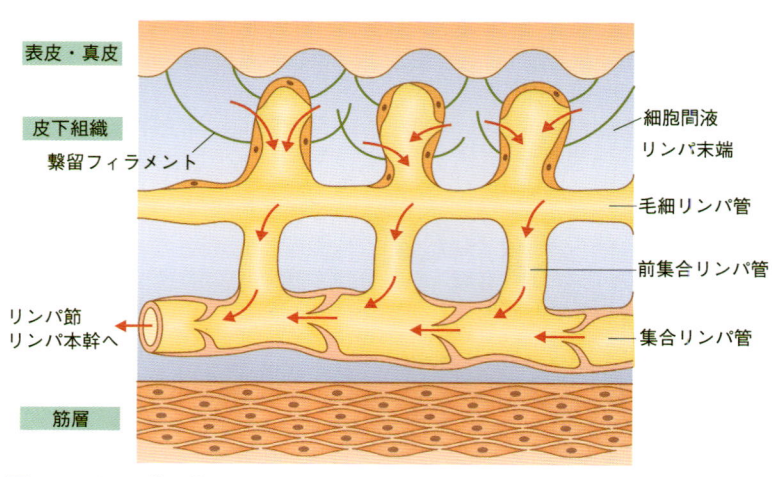

図A-5　リンパ管の構造

Step up 皮膚の構造と機能(図A-1)

皮膚面積は成人で約1.6m²に及び，眼瞼，口唇，肛門部などで粘膜に移行する．

皮膚は，外界と接している表皮から，内部へ向けて真皮，皮下組織となる．

皮膚の機能は，①物理的に生体内部を保護，②栄養や水分の代謝や調節，③体温調節，④微生物の侵入や物理的・化学的刺激からの感染防御，⑤皮膚損傷に対する治癒機転，⑥感覚器としての役割，などである．

[表皮]
- 厚さは平均約0.2mmで，その95％は角化細胞である．基底層，有棘層，顆粒層，角層の4層からなる重層扁平上皮である．表皮角化細胞は基底層で産生され，分化しながら上方へ移動し，顆粒層から角層ではがれ落ち（角化），再生を繰り返すことにより，機能を発揮する．

[真皮]
- 表皮と皮下組織のあいだに位置し，表皮とは基底膜によって隔てられており，乳頭層，乳頭下層と網状層の3層からなる．強靭な結合組織で，厚さは表皮の15〜40倍で，体重の15〜20％を占める．
- 乳頭層および乳頭下層は疎な結合組織で，脈管，神経，細胞成分に富む．網状層は密な線維成分からなり，血管，神経の分布は疎である．
- 主成分は間質成分であり，大部分が膠原線維であるが弾性線維（主成分エラスチン）も含み皮膚の弾力をつくり出している．細胞成分には，線維芽細胞，組織球，肥満（マスト）細胞，形質細胞や脈管，神経が存在する．
- 真皮深層においては動脈の皮下血管叢が分布し，乳頭下層では乳頭下血管叢を形成し，それらの真皮内の動脈を細動脈という．
- ここからさらに表皮方向へ毛細血管が乳頭層を上行し，真皮乳頭において毛細血管係蹄（capillary loop）を構成して細静脈に移行し，動脈同様2種の血管叢を経て皮静脈へ流れる．
- 毛細リンパ管は乳頭下層付近に存在し，真皮および皮下の皮膚リンパ管に移行する．ここには毛根，脂腺，汗腺や感覚受容器なども分布している．

[皮下組織]
- 真皮の下方，筋膜上に位置する間葉系組織である．大部分が脂肪細胞からなり，物理的外力に対する緩衝材の役割とともに，中性脂肪の貯蔵，体温保持，熱産生の役割も果たす．皮下脂肪の厚さは年齢や栄養状態，身体の部位によっても異なり，乳房，殿部，大腿，手掌足底などで厚く，眼瞼などでは薄い．

●引用・参考文献

1) Casley-Smith JR：The Efficiencies of the Initial Lymphatics. Z.Lymphologie, 2：24〜29, 1978.
2) 大谷　修ほか編：リンパ管——形態・機能・発生. p.1〜9, 西村書店, 1997.
3) 光嶋　勲編著［須網博夫］：リンパ浮腫のすべて. p.19〜27, 永井書店, 2011.
4) 金子丑之助：日本人体解剖学第3巻. p.252, 南山堂, 1968.
5) 大谷　修ほか編［早川敏之］：リンパ管——形態・機能・発生. p.286, 西村書店, 1997.
6) 向井良太：日本人における胸管の解剖学的研究. 慈恵医大誌, 99：767〜787, 1984.
7) 光嶋　勲編著［佐藤達夫］：リンパ浮腫のすべて. p.5〜18, 永井書店, 2011.
8) 武安宣明：下肢リンパ流に対する温熱負荷の影響. 脈管学, 27(9)：635〜643, 1987.
9) Kurpeshev OK, Konopliannikov AG：Effect of ionizing radiation and other factors on the thermal sensitivity of mouse skin. Med. Radiol, 32(3)：69〜74, 1987.
10) 清水　宏：あたらしい皮膚科学. 第2版, p.17, 中山書店, 2011.
11) 瀧川雅浩監：標準皮膚科学. 第9版, 医学書院, 2010.

B 浮腫とは

- ◆ 浮腫とは皮下組織内に水分（体液の一部）が過剰に貯留した状態である．
- ◆ 浮腫には全身性浮腫と局所性浮腫があり，リンパ浮腫は局所性浮腫に分類される．
- ◆ 全身性浮腫には起立性浮腫，心性浮腫，腎性浮腫，肝性浮腫や，抗がん薬などによる薬物性浮腫，低タンパク（アルブミン）性浮腫などがある．
- ◆ 局所性浮腫はリンパ性以外に，静脈性浮腫などが重要である．

体液量の調整

循環血液量により体液の量を調整

- 人間の身体の約60～70％は水分（体液）であり，その量は循環血液量によって調整される．
- 体液は大きく細胞内液と細胞外液とに分けられ，その比率は約2：1である．
- 細胞外液は，さらに血管内液，組織間液およびリンパ液に分けられる．
- 組織間液量は循環血液量によって間接的に調節される（図B-1）．

Na排泄による浸透圧で量を調整

- 人体では種々の圧受容体により循環血液量の過不足を感知し，主に腎におけるNa排泄によって調節されている（図B-2）．

> **MEMO　Na量と体液量の関係とは**
>
> 体液量調節は，直接Na排泄の増減によって行われる．すなわち，Na量は60mEq/kgであり[1]，Naが1mEq増減すれば7mLの水が増減する．つまりNa量を増減することによって体液量を調節することができる[2]．
> 一方，組織間液量は血管壁を隔てて微小循環におけるスターリングの仮説（Starling force）により規定されているので，極端にいうと体液における浮腫液の割合がいかに多くても，循環血液量が増えないと体液量が増えたことにはならないので人間の身体は浮腫の状態に気づかないことになる．

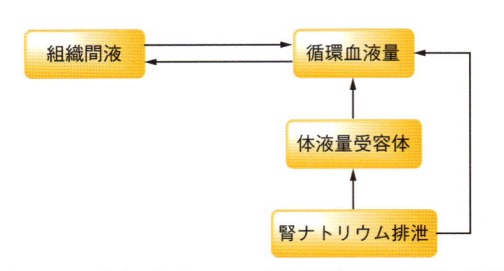

（越川昭三：輸液．第2版，p.37，中外医学社，1985を参考に作成）

図B-1　体液量調整系

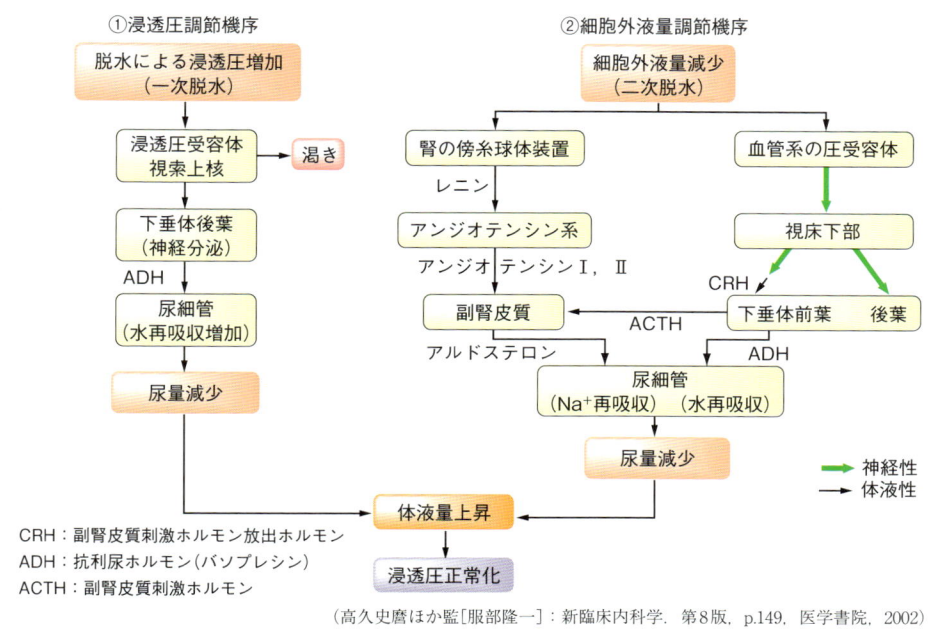

```
①浸透圧調節機序                    ②細胞外液量調節機序
脱水による浸透圧増加                    細胞外液量減少
  （一次脱水）                         （二次脱水）
      ↓                            ↓              ↓
 浸透圧受容体      → 渇き       腎の傍糸球体装置      血管系の圧受容体
   視索上核                         ↓                    ↓
      ↓                         レニン                    ↓
  下垂体後葉                        ↓                  視床下部
  （神経分泌）                  アンジオテンシン系       ↓ CRH    ↓
      ↓ ADH                   アンジオテンシンⅠ，Ⅱ      ↓        ↓
   尿細管                          ↓         ACTH   下垂体前葉   後葉
  （水再吸収増加）                 副腎皮質    ←─────              ↓
      ↓                    アルドステロン ↓                      ADH
   尿量減少                         尿細管
                              （Na⁺再吸収）（水再吸収）
                                    ↓
                                 尿量減少           → 神経性
                                    ↓              → 体液性
      └──────────→  体液量上昇  ←──────┘
CRH：副腎皮質刺激ホルモン放出ホルモン        ↓
ADH：抗利尿ホルモン（バソプレシン）       浸透圧正常化
ACTH：副腎皮質刺激ホルモン
```

(高久史麿ほか監［服部隆一］：新臨床内科学．第8版，p.149，医学書院，2002)

図B-2　脱水における体液の調整とそのメカニズム

- Naは細胞外液に多く存在する陽イオンであり，その液量や浸透圧を調節するが，結果的に細胞内液をも調節する．つまり浸透圧を上下することで，細胞内液と細胞外液のバランスを調整していることになる．
- 循環血液量は心血管系機能の維持に最も重要であるので，循環血液量の調整機能である浸透圧もまたきわめて重要である．

毛細血管での血液と体液の循環のしくみ

毛細血管から漏出する血液成分は1日約20L

- 心臓から拍出された血液は太い動脈から徐々に細い動脈を経て，最終的に最も心臓から遠い毛細血管に至る．
- 1日の循環血液量を約2,400Lと仮定すると，その全身の毛細血管壁から血液成分の一部が血管外に漏出する．これは主に毛細血管の動脈側で起こり，その量は1日約20Lとされる．
- 毛細血管から漏出した液体や物質はその周辺の組織間隙に至り，細胞代謝の影響を受けたのち，毛細血管の静脈側に還る．
- その量は16〜18Lであり，排出（濾過）量と再び入った（再吸収）量の差の2〜4Lがリンパ管に入ってリンパ液となり，最終的に頸部（静脈角）で静脈へ合流する．

リンパ液は血液中のタンパク質を運搬

- リンパ管内の液をリンパ液といい，タンパク質や脂肪を多く含み，赤血球は含まず，無色から淡いクリーム色を呈する．
- 血管外に漏出してきた水分，ガス，電解質，その他の溶質および少量のタンパク質などは組織間隙で細胞代謝の影響を受けたのち，大部分は血管内へ再吸収されるが，静脈に再吸収されなかった，タンパク質を多く含んだ組織間液は，リンパ管へ移行し静脈へ還流する．

タンパク質の漏出機序

- 水分や分子量の小さい溶質の動きはスターリングの仮説（後述）により説明されるが，分子量の比較的大きいタンパク質などの漏出については，bulk flow（容積流）で，細静脈ある

いは毛細血管の静脈側の壁から一様でなく多数の限局した点から漏出することが知られている．
- その漏出量は毛細血管壁の内外圧勾配，濾過係数，液の粘性などが関係しており，膠質浸透圧（膠浸圧：タンパク質濃度による．水を血管内に保とうとする力）の差とは関係ないと考えられている．また，血管壁透過性は組織によって異なる．

浮腫のメカニズム

浮腫発症の機序（図B-3）

- 浮腫を生じさせる体液を浮腫液という．浮腫液は組織間隙内に多量に貯留した水分であり，組織間液（間質液）の過剰と定義される．
- 皮下組織液が増えても発症当初は代償機能としてリンパ流が増加するため，結果的に間質液量は急には増加しない（浮腫が発生しない）が，ある一定量に達するとリンパ流量の増加の限界となり，今度は間質液量が増えて浮腫が発生する．
- 間質液量が増えてもすぐには全組織圧が上昇せず，ある一定量（約30％まで増加）に達してはじめて間質液圧が上昇し，すなわち浮腫として認識されることになる．

微小循環系におけるスターリングの仮説

- 毛細血管では器官により異なるが，物質の交換が行われている．毛細血管壁には，数種の輸送系路が存在する．
- 毛細血管壁を通しての水分の出入りについては，古くから微小循環系におけるスターリングの仮説[3]（図B-4）をベースに考えられてきた．すなわち，毛細血管壁内外の静水圧の差および膠質浸透圧の差により，それぞれ濾出力および再吸収力を求め，両者は健常ではバランスよく保たれているので，組織内の水分の貯留（浮腫）は起こらないとする考えである．
- 健常なヒトの毛細血管内圧は平均15～32mmHgで，組織圧は1～5mmHgであり，水分を血管外に押し出す力となるが，一方で

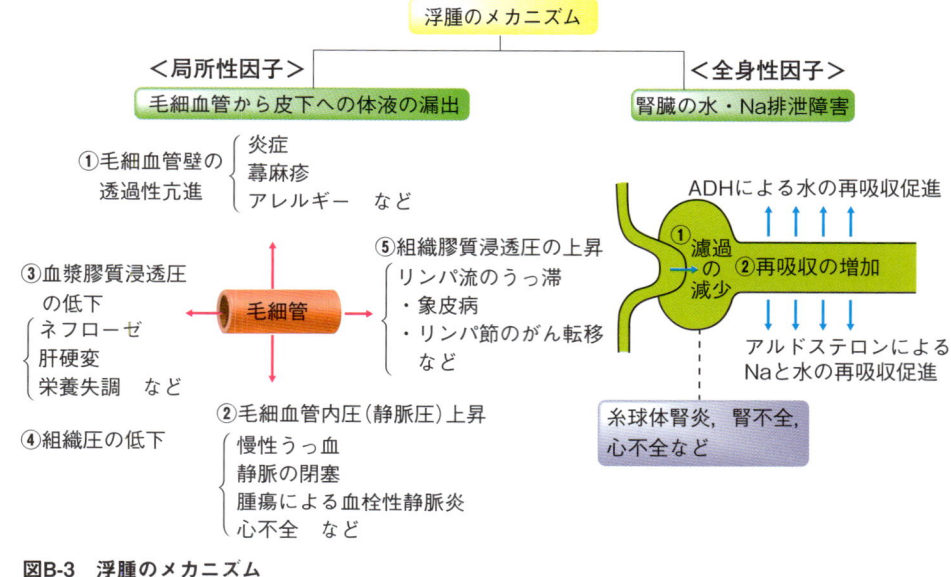

図B-3　浮腫のメカニズム

膠質浸透圧は血管内に水分を引き込む力となり，このバランスがとれているとリンパ液は生成されないことになる．
- しかし，実際には動静脈側でこれらの値は異なり，結果的に動脈側では水分が濾出されて静脈側では再吸収され，この差がリンパ液になるとされている．
- したがって，これらの式によれば，毛細血管内圧の上昇（静脈うっ滞），組織圧の低下（高齢者の皮膚など），組織膠質浸透圧の上昇（リンパ浮腫における皮下組織内タンパク質貯留など），血漿膠質浸透圧の低下（低タンパク血症，悪液質）などにより，毛細血管の内から外への水分移動（濾過）が増加し，これがリンパ流量を超えれば浮腫が発生することがわかる．逆に浮腫とはリンパ管による代償機能を超えた組織間液の過剰であるともいえる．さらに，毛細血管透過性の亢進（K値：濾過係数）などの要因も浮腫発生に関与してくる．

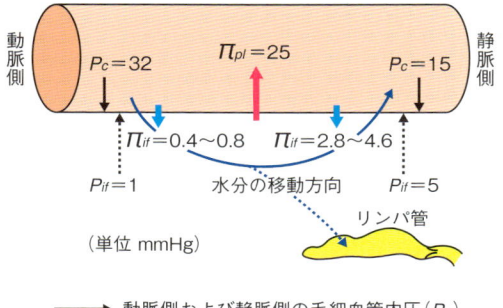

毛細血管内圧の上昇

- 動脈側内圧が上昇して濾過圧が増す場合と，静脈側内圧が上昇して再吸収が減る場合とがある．動脈側内圧上昇の原因は血管拡張薬の影響や温熱刺激によるものなどであるが，毛細血管内圧上昇の多くは静脈側内圧の上昇によるもので，種々の静脈圧上昇時に起こる．

血漿膠質浸透圧の低下

- 半透膜を隔てて濃度の異なる溶液が接すると，水は濃度の濃い液に入り込む．血漿浸透圧は約282mOsm/Lで，血漿タンパク質による浸透圧はそのうち25mmHgでしかない．しかし，タンパク質のほとんどは血管壁を通過しないため，血管壁内外で濃度差を有し，いわゆる膠質浸透圧効果を呈して，血管内に水分を吸引する力となる（図B-5）．
- 膠質浸透圧は一定容積内の分子の数によるので，グロブリンより分子量の小さいアルブミンのほうが影響が大きく，アルブミン1g/dLは5.54mmHg，グロブリンは1.43mmHgの

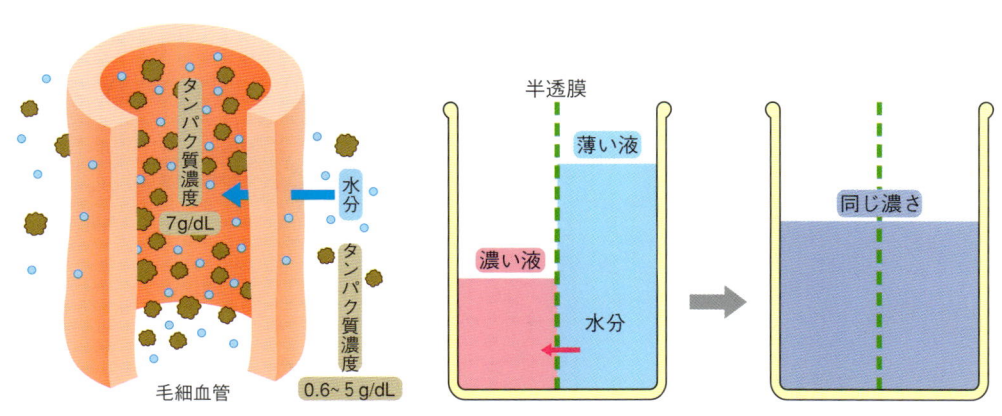

濾出量－再吸収量＝リンパ流
$FM = K[(P_c - P_{if}) - (\pi_{pl} - \pi_{if})]$
FM：毛細血管壁を通っての濾出量
K：濾過係数

図B-4 微小循環系におけるスターリングの仮説

図B-5 毛細血管と膠質浸透圧の模式図

膠質浸透圧を示す．
- 教科書的には総タンパク質濃度5.0g/dL（基準値6.3〜7.8g/dL），アルブミン濃度2.3g/dL（基準値3.7〜4.9g/dL）以下で浮腫が起こりやすいともされるが，臨床的にはタンパク質（アルブミン）濃度が低下した分だけ浮腫の発生に影響する．

組織圧の低下

- 毛細リンパ管の充満は繋留フィラメントが引っ張られ，毛細リンパ管が広がるために起こるが（図A-5参照），そのためにはまず繋留フィラメントが結合している組織自体が外方に繋留フィラメントを引っ張る力が必要であり，これは組織の緊張による．
- すなわち，皮膚コンプライアンスの低下（高齢者の皮膚など）や緊張度の乏しい組織（顔面，眼瞼，足背，外陰部など）に浮腫を生じやすい．

組織膠質浸透圧の上昇

- 組織間液のタンパク質濃度は部位や疾患で異なるが，健常では血漿タンパク質濃度の約5％以下とされる．
- 組織膠質浸透圧の上昇は，炎症や熱傷などによる血管壁透過性亢進時，リンパ浮腫のようなリンパ流のうっ滞による組織間隙内からのタンパク質の排除障害時にみられる．

血管壁透過性の亢進

- 炎症などに用いる，ヒスタミン，セロトニン，プロスタグランジンなどの薬物により毛細血管壁透過性が亢進し，血管内からの水分漏出が増大する．
- そのほか，毛細血管壁透過性を亢進させる因子には，低酸素血症，アシドーシス，カフェイン，アルコールなどがある．

原因・要因別による浮腫

起立性浮腫

- 人間の循環の仕組みは動物のように四つ足で生活していると有利な構造になっており，四つ足ならば下肢の静脈血も容易に心臓に還流する．
- 人間は立って生活しているため，足首には心臓からの水柱圧の力（約120cmH$_2$O，80mmHg）がかかり，その圧に抗して静脈血を心臓に還流しなくてはならない．これは通常たいへん困難なため，健常者でも夕方には脚がむくむことになり，これを起立性浮腫という．

> **MEMO　浮腫の程度**
> 両側下肢に浮腫が発生する場合，解剖学的理由などから，右側より左側のほうが浮腫の程度はわずかに強い．

静脈性浮腫

- 静脈が障害されて起こる浮腫である．リンパ浮腫と同様，片側に浮腫を発症する．
- 静脈疾患が原因で，静脈瘤，静脈血栓塞栓症が代表的であるが，とくに後者が重要である．
- 血栓のほか，がん自体や手術による瘢痕化，リンパ浮腫による圧迫で二次性に発症することもある（p.34「鑑別診断」参照）．
- 通常，下肢に痛みを伴って急激に発症し，患肢はうっ血のためチアノーゼを呈して静脈怒張を伴う．
- 上肢に発症する場合もあり，重要な疾患としては上大静脈症候群（図B-6）がある．頭部，

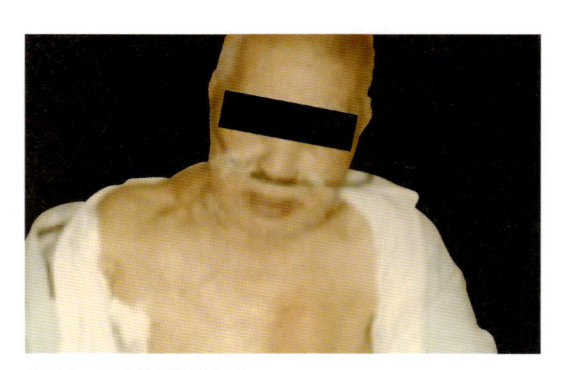

図B-6　上大静脈症候群

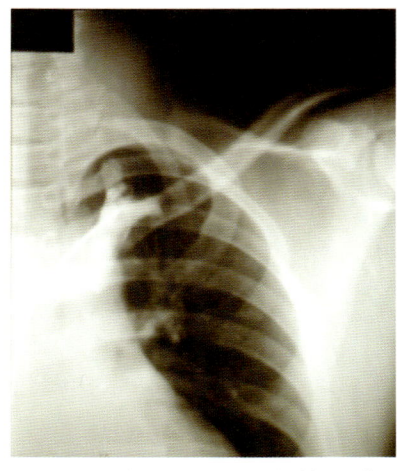

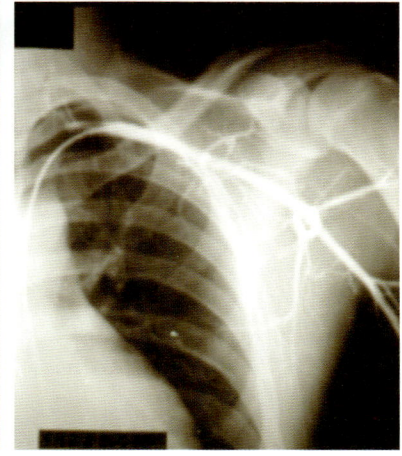

a. 中枢（心臓）側からの逆行性造影剤注入像　　b. 末梢（左上肢）側からの造影剤注入像
鎖骨下静脈に血栓を認め，造影剤がその上流と下流で途切れている
図B-7　鎖骨下静脈血栓症の静脈造影

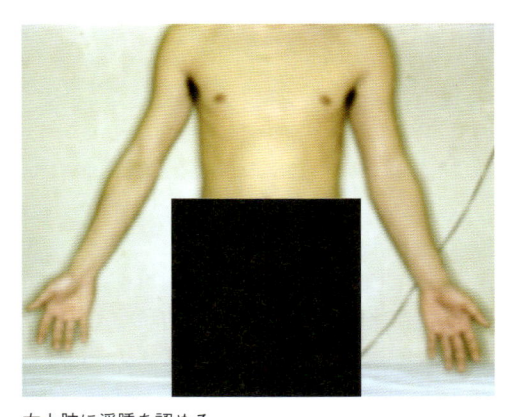

左上肢に浮腫を認める
図B-8　鎖骨下静脈血栓症

頸部および上肢からの静脈還流が障害され浮腫をきたす．

- 悪性腫瘍による場合が圧倒的に多いが，大動脈瘤，慢性線維性縦隔炎，収縮性心内膜炎などもある．
- 原発性鎖骨下静脈血栓症（パジェット・シュレッター[Paget-Schroetter]症候群）は，運動や骨格系異常に起因する上肢の血栓性静脈炎で，腋窩部に炎症性の索状病変をみる（図B-7，8）．

廃用性浮腫

- 脚または腕を動かさない状況では，静脈ポンプ機能がはたらかず浮腫が発症する．
- 車椅子に座ったままの姿勢で発症する浮腫をarm chair legsとよび，重力に従って下腿に軟らかい浮腫が発症する．炎症を伴い，発赤を呈することもある．片麻痺肢でも同様に患側に浮腫が発症する．

特発性浮腫

- ストレスによって起こる浮腫である．
- 起立性浮腫に特徴的な精神的要因が加わり，下肢静脈血のうっ滞が強く，日常起立時の尿量が激減して体液量が増え，体重の日内変動が1.5kg以上となる．
- 20～40歳代の未婚女性に多く，検査としては水負荷試験などがある．
- 病因は，抗利尿ホルモン（バソプレシン[ADH]）の抑制不全，心房性ナトリウム（Na）利尿ホルモン（ANP）の反応性低下，毛細血管壁透過性亢進，自律神経系障害などがあるが，詳細は不明である．

心臓性浮腫

- さまざまな心疾患によるうっ血性心不全により，心拡張末期圧が上昇し，静脈還流減少から毛細血管内静水圧上昇により浮腫が発症する（図B-9）．
- 前方障害としては血流低下により腎臓で腎血

B　浮腫とは　17

流量低下をきたし，レニン-アンジオテンシン（RAS）系，抗利尿ホルモンや交感神経系に作用し，Na^+再吸収が促進されて浮腫が増悪する[4]．

脂肪浮腫

- 脂肪浮腫（lipoedema）は皮下脂肪組織の増殖により，脂肪組織が左右対称に乗馬ズボン状に増殖したものをいう．女性に多く，ホルモン異常が考えられているが，典型的なケースは日本人ではほとんどみない．

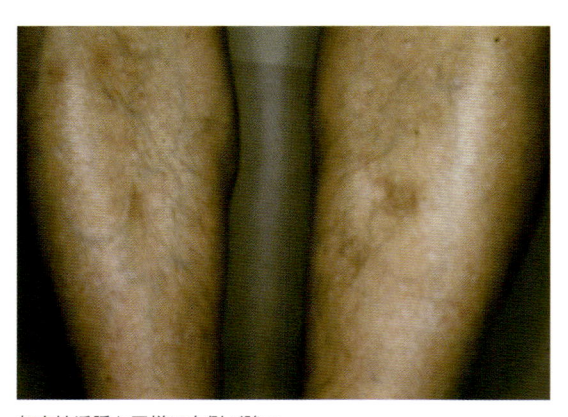

起立性浮腫と同様に左側が強い
図B-9　心臓性浮腫

---

column　むくみはどこを流れ落ちるか

健常者に比し，リンパ浮腫患者の皮下組織は弾性線維が挫滅しルーズとなっている．

健常者の皮下にアイソトープで標識したタンパク質（RISA）を注入すると，タンパク質はリンパ系により排除され，約24時間で放射能活性は半減する．一方，リンパ浮腫患者ではリンパ管の機能障害のためなかなかタンパク質は排除されず，弾性線維が挫滅しルーズになった皮下周囲に拡散する（皮膚逆流：dermal backflow）．さらには重力に従って流れ落ちていく．

同様の方法による研究では，静脈圧や体温が上昇したり，足首の屈伸運動を行ったり，さらに心不全，腎疾患などでむくんでいると，むしろリンパ流は活発化している（著者ら）．

このように，リンパ管は筋肉など周囲組織のリズミカルな動き（用手的リンパドレナージや，弾性着衣を使用した状態でのマッサージ効果はこの中に含まれる：「D リンパ浮腫の保存的治療」参照）や，静脈圧の上昇および温熱などによって活発化する．最も注目すべきは，むくむとリンパ流が活発化することが，代償機能としてはたらいていると考えられる．

したがって，日常生活では，①よく歩く（手足の静脈・リンパ流の活発化），②快活にしゃべり，笑う（顔のリンパ流の活発化），③適度な快いマッサージ，④規則正しい生活（過労，ストレス，身体の冷えの回避），⑤身体を鍛える（皮膚の緊張度，皮下組織圧，筋肉の静脈ポンプ機能などの亢進），⑥深呼吸（深部リンパ系の流れの促進）などが，リンパ流を活発化させることになる（図B-10）．

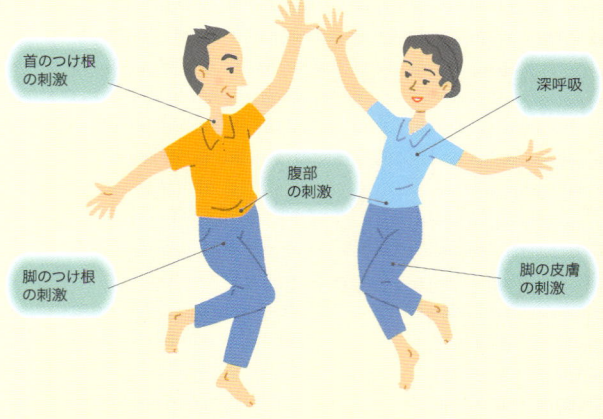

楽しく動いていること自体にマッサージ効果（ドレナージ）がある
図B-10　日常生活でのリンパドレナージ

Step up　静脈の機能が浮腫解消のカギ

　静脈血を心臓に還流させる力は，下肢の腓腹部の静脈ポンプとしての押し上げる力（図B-11）および心臓のポンプとしての引き上げる力などであるが，とくに前者の影響が大きい．

　起立時の足首の静脈圧（120cmH$_2$O）は一歩踏み出すと一気に約40cmH$_2$Oに低下する．したがって，皮下組織に貯留した過剰な水分（浮腫液）を排除するには，静脈の機能を活発化するため歩くことが重要である（図B-12）．

　一方で，起立性低血圧などでは，下肢静脈ポンプがはたらいても静脈壁の収縮反射が減弱しているため，その力を有効に受けることができない．

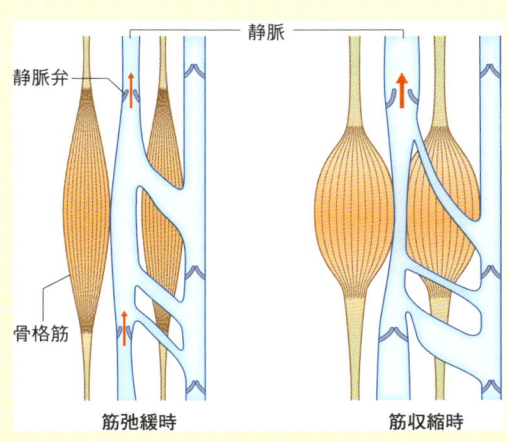

図B-11 腓腹部の筋運動と静脈還流

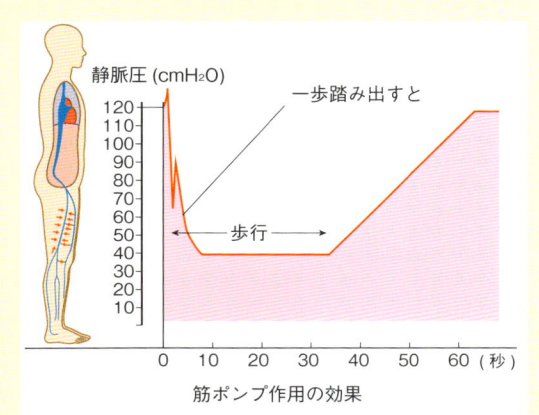

図B-12 歩行時の静脈圧の低下
（Pollak, AA, Wood, EH : Venous pressure in the saphenous vein at the ankle in man during exercise and changes in posture. J Appl Physiol, 1（9）：649〜662, 1949）

肥満に伴う浮腫

- 肥満によって起こる浮腫（図B-13）で，心臓に異常がない場合でも，肥満においては心肺への負荷，下肢の静脈ポンプ機能低下，脂肪による物理的な静脈還流障害および皮下リンパ還流低下などが考えられる．

アルコールによる浮腫（血管壁透過性の亢進）

- アルコールなどの影響での血管拡張により毛細血管壁透過性亢進が起こると，浮腫をきたす．
- 一方でアルコールは抗利尿ホルモンを抑制するため脱水，口渇をきたして水分摂取過多となり体液量は増加する．しかし，血管壁透過性亢進のため，水分はさらに血管外に漏出し，浮腫が増悪する．
- 腎機能が正常であれば1〜2日で解消する．

薬剤性浮腫

- 薬物の服用による浮腫（図B-14）で，たとえばインスリン抵抗性改善薬（TZD）では，インスリンとの協調によるNa再吸収の亢進作用などが推測されている．
- ジヒドロピリジン系Ca拮抗薬は動脈拡張作用により毛細血管内静水圧が上昇し，浮腫が生じることがある[5]．

代謝拮抗薬（抗がん薬）

- 発生機序は，①腎尿細管や糸球体への直接の障害，②心筋障害による心不全，③抗利尿ホルモン分泌増強作用，が考えられている．
- 代謝拮抗薬であるメトトレキサート（MTX）やシスプラチン（CDDP）は腎尿細管を障害す

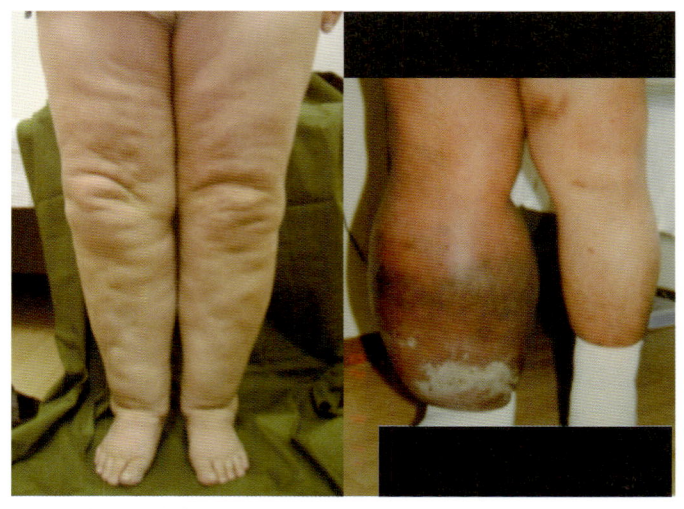

a. 両下肢浮腫で皮膚の凹凸を認める　b. 肥満に伴う浮腫に右脚のみ蜂窩織炎を合併し，著明に腫大している

図B-13　肥満に伴う浮腫

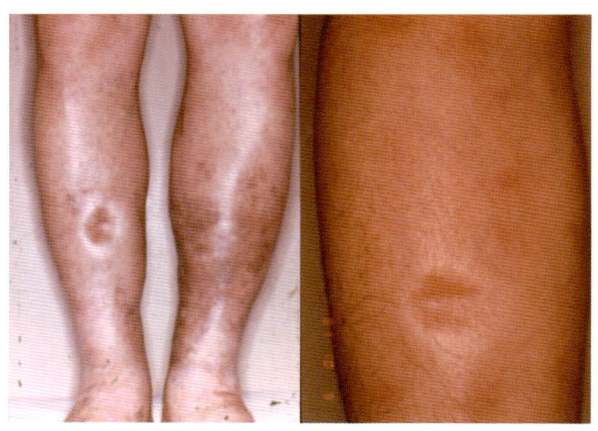

著明な圧窩性浮腫をを認める
図B-14　薬剤性浮腫

ることにより浮腫を呈する．
- ダウノルビシン（DNR），ドキソルビシン（DOX）は腎糸球体を障害し，ネフローゼを呈することがある[6]．また心筋障害作用があるため，心不全による浮腫を起こすことがある．
- アルキル化剤のシクロホスファミド（CPA）やアルカロイド系のビンクリスチン（VIN）は抗利尿ホルモン分泌増強作用により浮腫を起こす[7]．

微小管阻害薬（タキサン系）
- 乳がんなどで繁用されるドセタキセル（タキソテール®）は，パクリタキセル（タキソール®）と同じタキサン系の抗がん薬で，細胞の分裂に必要な微小管（チューブリン）のはたらきを阻害してがん細胞の分裂を防ぐ．fluid retention syndromeとよばれ，毛細血管壁透過性亢進のため間質液が貯留する[8]．
- むくみ（浮腫）感を強く訴えるが，視診ではそれほど明らかではない場合も多く（図B-15），強皮症様症状といわれる．抗がん薬中止とともに消褪するもので，いわゆるリンパ浮腫ではない．

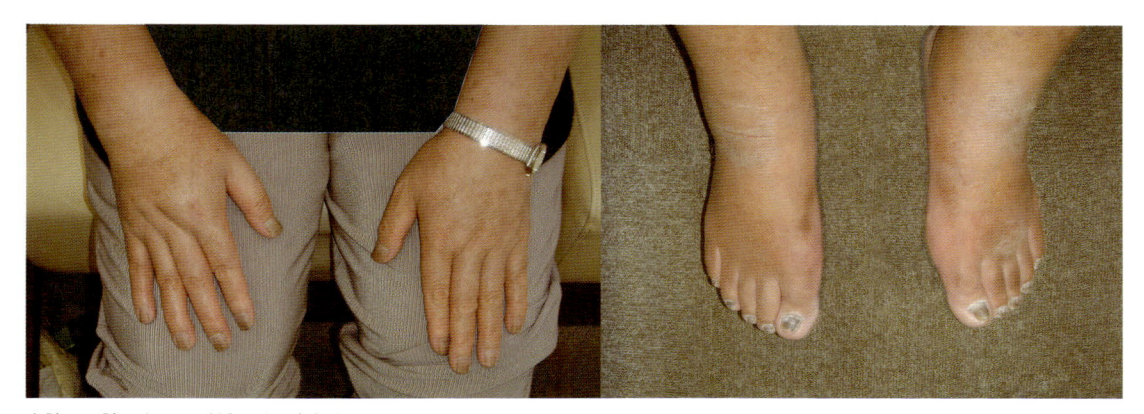

上肢，下肢ともに，浮腫と爪の変色を認める
図B-15　微小管阻害薬（ドセタキセル）による浮腫

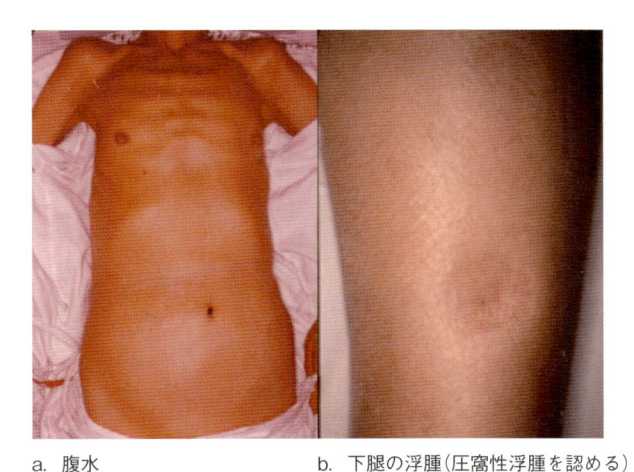

a. 腹水　　　　　　　　　　b. 下腿の浮腫（圧窩性浮腫を認める）
図B-16　肝疾患（肝硬変）による浮腫

血管性浮腫（旧血管神経性浮腫，クインケ浮腫）

- 突然発症する皮下・粘膜下組織の限局性浮腫である．顔面，とくに眼瞼，口唇などに好発する．
- 食物，薬物などの抗原曝露からのアナフィラキシーによる一過性の血管壁透過性亢進が原因である．

遺伝性血管性浮腫

- 遺伝性血管性浮腫（HAE：hereditary angioedema）は，C1インヒビター遺伝子の変異によるものであり，一般的な血管性浮腫に比べて気道の閉塞や消化器症状を伴うことが多く，より重症化することが多い[9]．

低タンパク性浮腫

- 疾患としては，タンパク質（アルブミン）の産生機能が低下する肝硬変，同じく排泄亢進する腎疾患が代表的な疾患である．

肝硬変
- 肝機能低下によりタンパク合成能が低下し，低アルブミン血症により全身性浮腫を発症する．
- 門脈圧亢進に伴い内臓血管の拡張が生じ，体循環の有効循環血液量低下からNa・水の貯留をきたして腹水が生成され（arterial vasodilation theory），四肢の循環を阻害する（図B-16）．

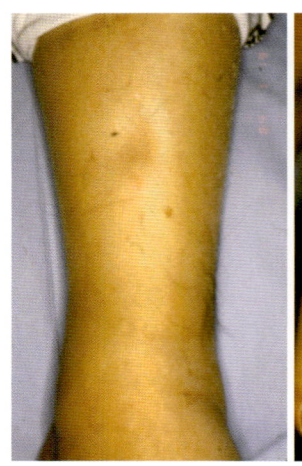

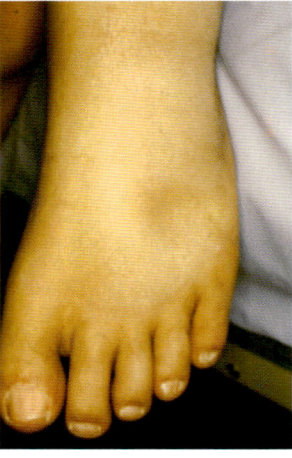

ネフローゼ症候群（軟かい圧窩性浮腫を認める）
図B-17　腎疾患による浮腫

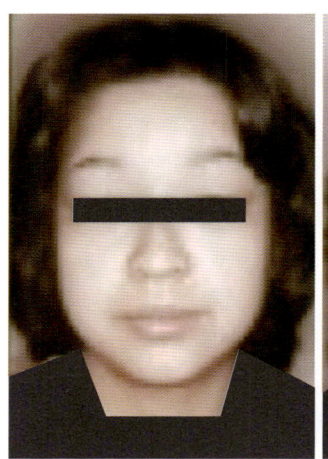

a. 治療前：浮腫（＋）　　b. 治療後：浮腫（−）
図B-18　甲状腺機能低下症

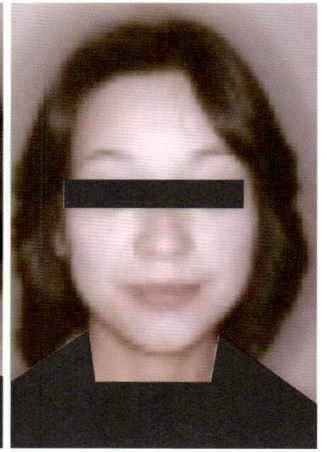

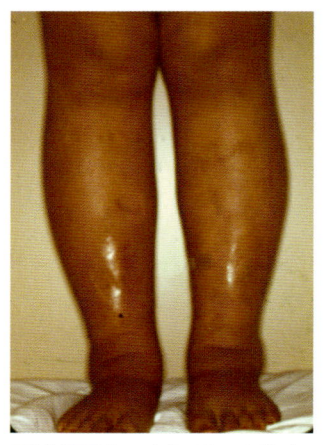

両側前脛骨部の皮膚が赤みを帯びて厚くなっている
図B-19　前脛骨性粘液水腫

腎不全・急性糸球体腎炎
- 腎不全ではNa・水排泄低下によりNa・水貯留が起こり，体液量が増加（overflow type）する．
- ネフローゼ症候群（図B-17）は尿中へのタンパク質漏出のための低タンパク血症から血漿膠質浸透圧低下により，循環血漿量が減少する．その結果，レニン-アンジオテンシン-アルドステロン（RAA）系，抗利尿ホルモン分泌の亢進および心房性ナトリウム利尿ホルモン（ANP）分泌の低下をまねき，浮腫は増悪する（underfilling type）が，Na排泄低下による循環血液量増加（overflow type）もある[10]．

甲状腺機能の異常

甲状腺機能低下症（粘液水腫，図B-18）
- 親水性ムコ多糖体（ヒアルロン酸やコンドロイチン硫酸など）が増加し，水分・Na貯留を引き起こし，非圧窩性浮腫（non-pitting edema）が生じる．続発する心不全症状も関係する．

甲状腺機能亢進症（前脛骨性粘液水腫，図B-19）
- TSH受容体（甲状腺刺激ホルモン受容体）に

対する自己抗体の刺激により，前脛骨部に粘液水腫をみることがある．

リンパ浮腫

- リンパ流の阻害と減少のために，組織間隙に高タンパク性の組織間液が貯留し，局所的に四肢が腫脹する病態である．
- 詳細は，次節「C リンパ浮腫の分類と診断」を参照のこと

浮腫を軽減するには

いわゆる浮腫を軽減するには

- 全身性浮腫疾患は，一部を除いていずれも重力によって浮腫液が体下部に移動するのが基本である（図B-20）．そのため，下肢の浮腫を軽減するには，まず下肢を挙上して寝ることが基本となる．
- 日常生活では当然寝続けていることはできない．そのため，静脈還流を促すためには何らかの形で脚を挙上したり，マッサージ効果を期待して意識的に脚を動かすとよい．
- 同時に，起立位では下方に移動してくる浮腫液を防ぐために弾性ストッキングの着用が最も理にかなっている．すなわち，強い圧は皮膚の緊張度を高めて浮腫液の貯留を防ぎ，弾力はマッサージ効果を生み出す．

静脈とリンパ管の役割分担

- 通常は，毛細血管から染み出る水分量のうち90％は静脈に戻り，リンパ管に入るのは10％のみであるため，静脈が十分に機能していれば浮腫は起こらない．
- リンパ管の役割は，腎臓や静脈が処理しきれない細胞外液を代償的に処理することである．すなわち，リンパ管系は補助的な役割で，静脈が排除しきれなかった水分やタンパク質，脂肪などの物質を排除する．
- リンパ管は浴槽の側孔（図B-21）にたとえられ，圧倒的に静脈の影響が強い．あふれそうになったお湯や湯垢は側孔に流れ込んで浴槽のお湯は一定量で，かつきれいに保たれる．ここで，あふれたお湯は浮腫であり，湯垢は脂肪，細菌，がん細胞などである．

図B-20 浮腫のサイクル

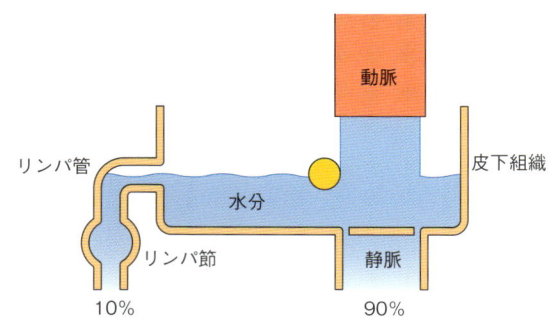

図B-21 静脈とリンパ管の役割分担

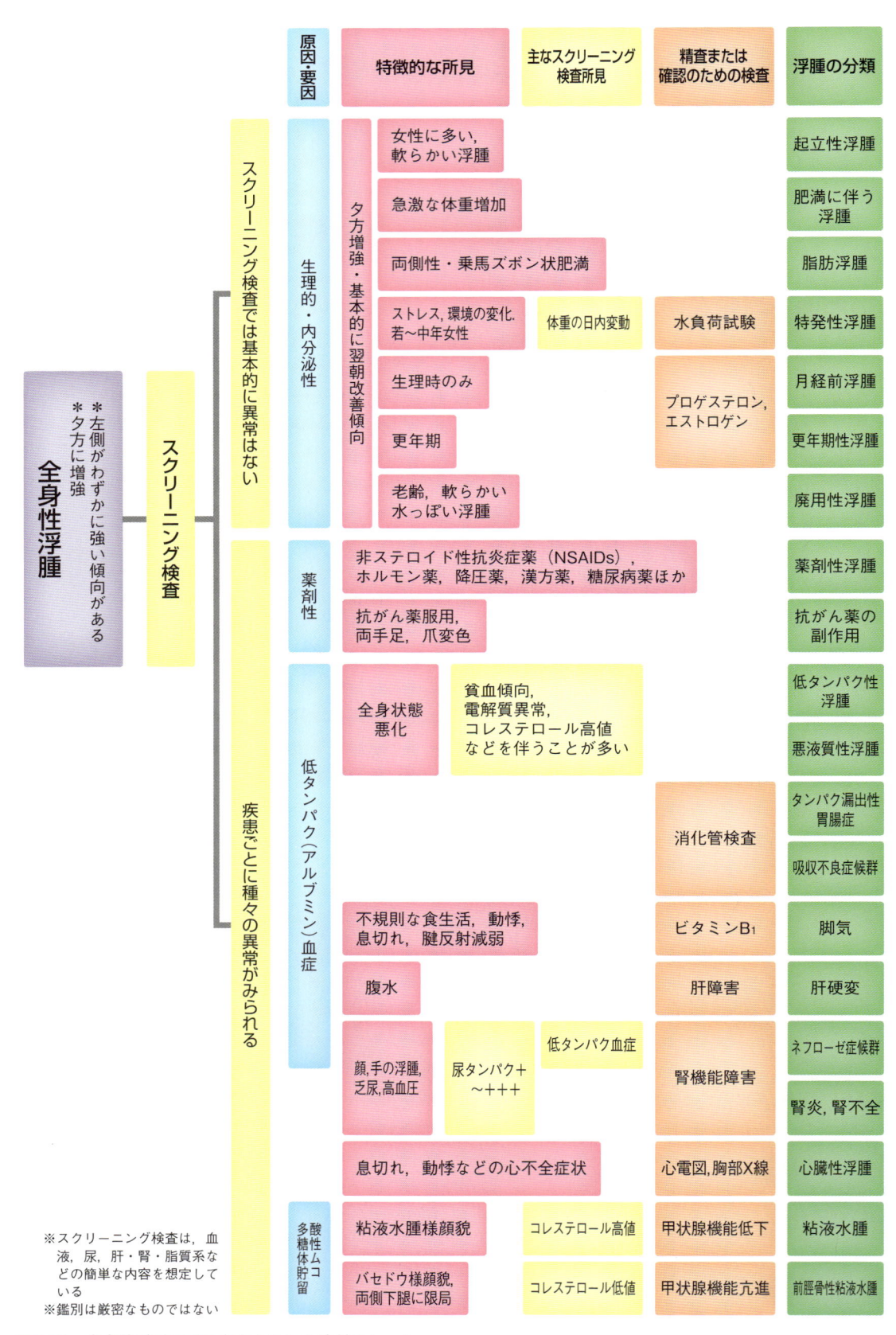

全身性浮腫	スクリーニング検査	原因・要因	特徴的な所見	主なスクリーニング検査所見	精査または確認のための検査	浮腫の分類
*左側がわずかに強い傾向がある *夕方に増強	スクリーニング検査では基本的に異常はない	生理的・内分泌性（夕方増強・基本的に翌朝改善傾向）	女性に多い，軟らかい浮腫			起立性浮腫
			急激な体重増加			肥満に伴う浮腫
			両側性・乗馬ズボン状肥満			脂肪浮腫
			ストレス，環境の変化，若～中年女性	体重の日内変動	水負荷試験	特発性浮腫
			生理時のみ		プロゲステロン，エストロゲン	月経前浮腫
			更年期			更年期性浮腫
			老齢，軟らかい水っぽい浮腫			廃用性浮腫
	疾患ごとに種々の異常がみられる	薬剤性	非ステロイド性抗炎症薬（NSAIDs），ホルモン薬，降圧薬，漢方薬，糖尿病薬ほか			薬剤性浮腫
			抗がん薬服用，両手足，爪変色			抗がん薬の副作用
		低タンパク（アルブミン）血症	全身状態悪化	貧血傾向，電解質異常，コレステロール高値などを伴うことが多い		低タンパク性浮腫
						悪液質性浮腫
					消化管検査	タンパク漏出性胃腸症
						吸収不良症候群
			不規則な食生活，動悸，息切れ，腱反射減弱		ビタミンB$_1$	脚気
			腹水		肝障害	肝硬変
			顔，手の浮腫，乏尿，高血圧	尿タンパク＋～＋＋＋ / 低タンパク血症	腎機能障害	ネフローゼ症候群
						腎炎，腎不全
			息切れ，動悸などの心不全症状		心電図，胸部X線	心臓性浮腫
		多酸性ムコ多糖体貯留	粘液水腫様顔貌	コレステロール高値	甲状腺機能低下	粘液水腫
			バセドウ様顔貌，両側下腿に限局	コレステロール低値	甲状腺機能亢進	前脛骨性粘液水腫

※スクリーニング検査は，血液，尿，肝・腎・脂質系などの簡単な内容を想定している
※鑑別は厳密なものではない

図B-22 全身性浮腫の所見を中心とした診断チャート

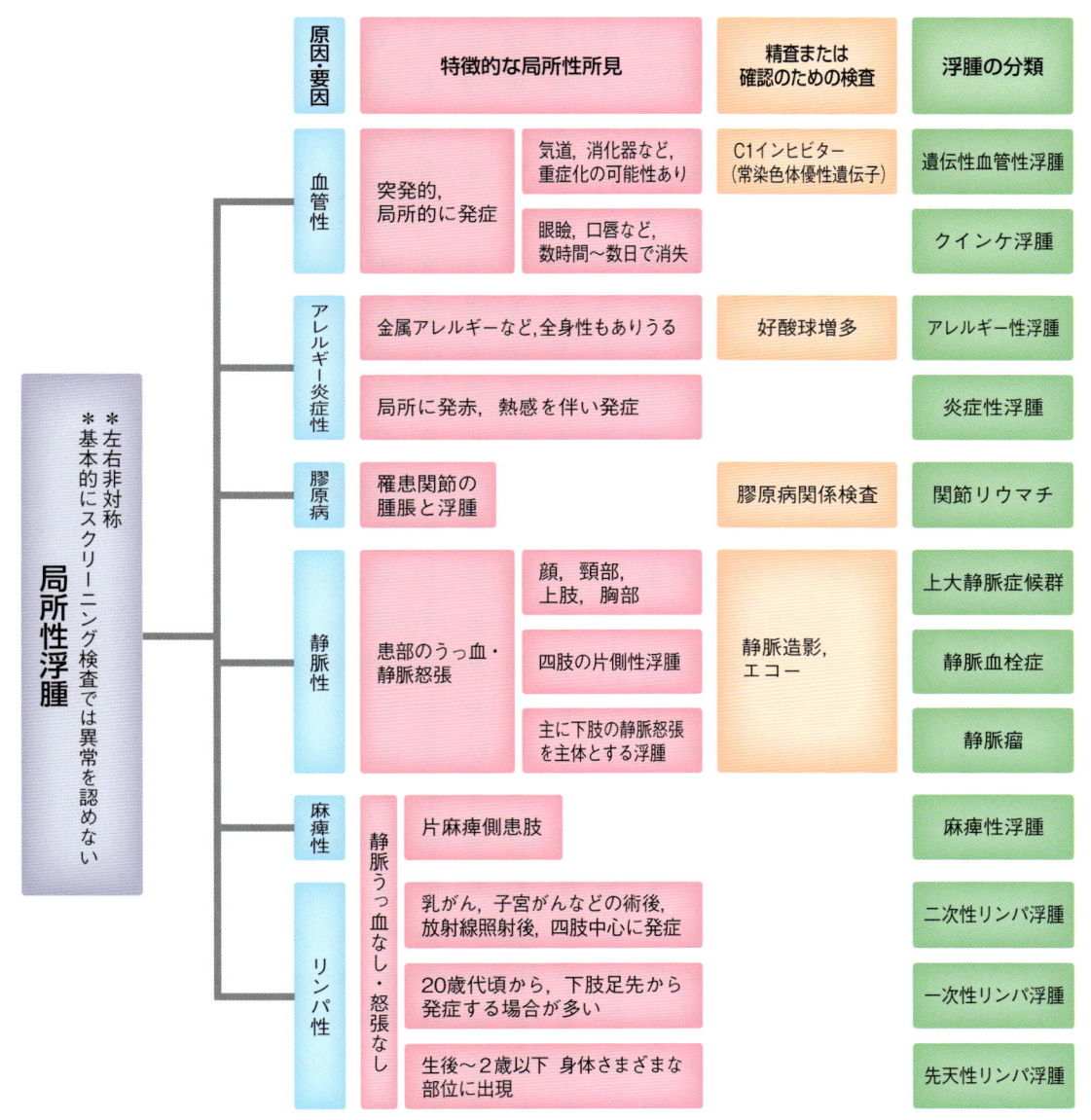

図B-23 局所性浮腫の所見を中心とした診断チャート

局所性浮腫 **左右非対称 基本的にスクリーニング検査では異常を認めない	原因・要因	特徴的な局所性所見		精査または確認のための検査	浮腫の分類
	血管性	突発的,局所的に発症	気道,消化器など,重症化の可能性あり	C1インヒビター(常染色体優性遺伝子)	遺伝性血管性浮腫
			眼瞼,口唇など,数時間〜数日で消失		クインケ浮腫
	アレルギー炎症性	金属アレルギーなど,全身性もありうる		好酸球増多	アレルギー性浮腫
		局所に発赤,熱感を伴い発症			炎症性浮腫
	膠原病	罹患関節の腫脹と浮腫		膠原病関係検査	関節リウマチ
	静脈性	患部のうっ血・静脈怒張	顔,頸部,上肢,胸部	静脈造影,エコー	上大静脈症候群
			四肢の片側性浮腫		静脈血栓症
			主に下肢の静脈怒張を主体とする浮腫		静脈瘤
	麻痺性	静脈うっ血なし・怒張なし	片麻痺側患肢		麻痺性浮腫
	リンパ性		乳がん,子宮がんなどの術後,放射線照射後,四肢中心に発症		二次性リンパ浮腫
			20歳代頃から,下肢足先から発症する場合が多い		一次性リンパ浮腫
			生後〜2歳以下 身体さまざまな部位に出現		先天性リンパ浮腫

●引用・参考文献

1) 安達政隆, 北村健一郎, 冨田公夫:腎における水・Naバランス. 日本臨牀, 63(1):45〜50, 2005.
2) 越川昭三:輸液. p.37, 中外医学社, 1985.
3) Starling EM:On the absorption of fluid from the connective tissue space. J. Physiol, 19:312, 1930.
4) 武藤真祐, 平田恭信:心疾患. 日本臨牀, 63(1):68〜72, 2005.
5) 前掲4)
6) Bertani T, et al:Adriamycin-induced nephrotic syndrome in rats:Sequence of pathologic events. Lab Invest, 46:16〜23, 1982.
7) 海津嘉蔵, 阿部雅紀:薬剤による浮腫. 日本臨牀, 63(1):102〜106, 2005.
8) Semb KA, et al:Capillary protein leak syndrome appears to explain fluid retention in cancer patients who receive docetaxel treatment. J Clin Oncol, 16:3426〜3432, 1998.
9) 日本皮膚科学会:蕁麻疹・血管性浮腫の治療ガイドライン 2005.
10) 前田国見, 富野康日己:腎疾患. 日本臨牀, 63(1):75〜79, 2005.

リンパ浮腫の分類と診断

- ◆リンパ浮腫は，一次性（原発性，特発性）および二次性（続発性）に分けられる．
- ◆二次性リンパ浮腫の発症は，悪性腫瘍手術に伴うリンパ節切除後が圧倒的に多い．
- ◆静脈血栓・塞栓症，低タンパク血症などとの鑑別が重要である．
- ◆蜂窩織炎の合併が多いので注意する．

リンパ浮腫とは

リンパ浮腫の定義

- リンパ浮腫とは，リンパ管やリンパ節の先天性の発育不全，または二次性の圧迫，狭窄，切除，閉塞などによる，リンパ流の阻害と減少のために組織（細胞）間隙内からリンパ管へのタンパク質（とくにアルブミン）の処理能が低下し，組織間隙に高タンパク性の組織間液が貯留したために組織や臓器の腫脹を生じた病態である（図C-1）．
- タンパク質の組織内貯留のため，次第に組織細胞の変性，線維化や脂肪蓄積も加わり，皮膚は次第に硬くなる．
- 通常，腕や脚に発症するが，胸部や腹部を一部含むことが多い．多くは片側で，ときに両側のこともある．初期や軽度の場合を除き，必ず左右差がある．上下肢とも左側に多い傾向にある．
- 先天性のものを含めた原因不明の一次性（原発性）と，明らかな原因のある二次性（続発性）に分かれるが，後者がほとんどを占める．
- 二次性などで中枢側の集合リンパ管の流れが阻害された結果，毛細リンパ管方向へリンパ液が逆流する現象を皮膚逆流（dermal backflow）という[1]．

リンパ浮腫発症の実態

患者の90％以上が高齢女性

- 婦人科がんの術後に発症することが多く，50歳以上の女性が圧倒的に多い．
- 1988年の厚生省（現厚生労働省）特定疾患系統的脈管障害調査研究班による全国集計では，77施設における1986年までの10年間で総患者数は2,268名である．

がん術後に多発

- 2001（平成13）年度がん克服戦略研究事業「機

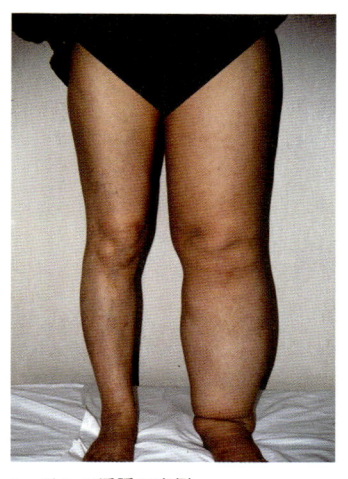

a. リンパ浮腫の症例

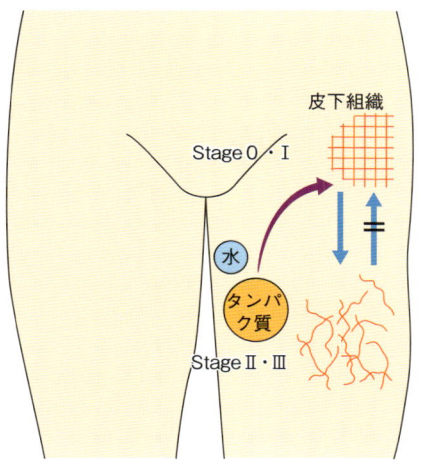

b. リンパ浮腫のメカニズムの概念

リンパ浮腫ではタンパク質などにより皮下組織が破壊され，皮膚を引きつけておく力（皮下組織圧）がが低下する．そのため，浮腫液がたまってしまう
弾性着衣で浮腫をおさえることができても，壊れた弾性線維を回復させる治療は現在のところない

図C-1　リンパ浮腫の皮下組織の状態

能を温存する外科療法に関する研究班」では，12施設636例中179例，28.1％に術後2年間でのリンパ浮腫発症を認めており[2]，2002（平成14）年度報告では婦人科がん（子宮，卵巣）術後3年以内に28％とされている[3]．
- 原因疾患は子宮がんが70％弱を占め，また，上肢と下肢の比率は1998年までは上肢が13.2％であったが，2003年では31.5％と増加しており，乳がん患者の増加などが影響しているものと思われる[4]．
- 著者の統計では，リンパ浮腫患者約3,500人のうち，下肢のリンパ浮腫は約2,000人で，その原因は子宮がん約1,500人，卵巣がん約200人，上肢は約1,500人で，ほとんどが乳がん術後の発症であった[5]．

年間5,000〜7,000人が発症

- 上山は厚生省国民統計（1997年）の乳がん死亡者8,393名（日本乳癌学会），子宮がん死亡者5,008例（日本子宮がん研究会）の記録より，乳がんの年間手術数は15,000〜20,000例，子宮がん年間手術数20,000〜30,000例と推測し，発症率を25％とすると上肢リンパ浮腫患者は3,750〜5,000例/年，同様に子宮がんでも25％とすると5,000〜7,500例/年の発症と推測している．さらに現存のがん手術後の生存年数を勘案して上肢リンパ浮腫は30,000〜50,000人，下肢リンパ浮腫症例は50,000〜70,000人と推測している[6]．

リンパ浮腫の分類

リンパ浮腫の原因別分類

- リンパ浮腫は，一次性か二次性かにより，また段階により症状が異なる．
- がん術後や，がんのリンパ節転移などのリンパ浮腫は二次性である．

一次性（原発性，特発性）リンパ浮腫

- 一次性リンパ浮腫（primary lymphedema, idiopathic lymphedema）は，①先天性（生後2年以内に発症），②早発性（35歳以前），③遅発性（35歳以後）に分類される（Kinmonth, 1957）．
- 女性に多く，早発性として一側足背から始まることが多い．

先天性リンパ浮腫 (congenital lymphedema)

- リンパ浮腫・睫毛重生症（FOXC2：lymphedema-distichiasis），Milroy's disease（VEGFR-3），貧毛症-リンパ浮腫-毛細血管拡張

C　リンパ浮腫の分類と診断

> **MEMO** クリッペル・トレノニー・ウェーバー症候群
> Klippel-Trenaunay-Weber syndrome（皮膚の血管性母斑，同部の骨肥大，静脈瘤）と，Parkes-Weber syndrome（動静脈瘻）を示すものの総称

症候群（SOX18：hypotrichosis-lymphedema-teleangiectasis）[7]などで遺伝子の変異が知られている．
- ターナー（Turners）症候群，クラインフェルター（Klinefelter）症候群，ダウン（Down）症候群，ヌーナン（Noonan）症候群，メージュ（Meige）症候群，黄色爪（yellow nail）症候群などに伴う特殊なタイプのものもある．
- クリッペル・トレノニー・ウェーバー（Klippel-Trenaunay-Weber）症候群では，静脈瘤と骨などの異常を伴う．
- 乳び逆流症（chylous reflux）は胸管の閉塞などが原因で腹水を伴い，先天性リンパ浮腫に合併することがある．

早発性リンパ浮腫および遅発性リンパ浮腫
- 先天性以外のものは，35歳以前に発症した早発性リンパ浮腫（lymphedema praecox）と，35歳以降に発症した遅発性リンパ浮腫（lymphedema tarda）に区別する．
- 一般に，一側の全下肢または両側（約50%）の下肢の下部に発症するが，まれにより狭い範囲に発症することもある．
- 通常はゆっくり発症するが，蜂窩織炎を契機に急速に発症することもある．
- 早発性は思春期〜20歳前半ころに，足背〜足首から発症し，患肢全体に及ぶことが多い．

二次性（続発性）リンパ浮腫

- 二次性（secondary lymphedema）は何らかの後天的な原因で，リンパ管が障害されて浮腫が生じるもので，悪性腫瘍手術に伴うリンパ節切除後が圧倒的に多い．
- 近年は乳がんが増加傾向にあるが，治療法として乳房温存療法が主流となり，リンパ浮腫発症の減少が期待される．
- その他の後天的原因として，悪性腫瘍のリンパ管およびリンパ節への転移がある．
- 後腹膜腫瘍，とくに悪性リンパ腫が原因になりやすいとされる．
- 乳び腹水（脂肪成分の多い腹水）を伴うことが多い．

リンパ節切除を伴う外科的治療
- リンパ浮腫は，乳がんや婦人科がん（子宮頸がん，子宮体がん）などの術後に発症することが多い．総説は専門書に譲り，ここではリンパ浮腫に関する知識のみ整理する．

乳がんの治療方法
- 近年増加傾向にあり，女性部位別がん罹患率は高いが死亡率は比較的低いこともあり，リンパ浮腫の原因疾患として最も多い．
- 乳がんでは化学療法，ホルモン療法，免疫療法とともに手術療法や放射線治療が行われる．
- 手術による各腋窩グループのリンパ節切除および放射線照射のために，リンパ流が障害されて浮腫が発症する．
- 非浸潤がん，腫瘍径約3cm以下で画像診断上広範な乳管内進展がない症例では温存手術が行われる．浸潤がんでも温存手術が施行されるが，放射線治療は多くの場合は必須である．
- 放射線治療の全乳房照射は40〜50Gy（1.8〜2Gy/回），4.5〜5.5週間前後が標準であるが，ブースト照射（腫瘍周囲への追加照射）も行われ，リンパ浮腫発症の危険性は高くなる．
- センチネルリンパ節（見張りリンパ）の考えが普及し，センチネルリンパ節切除のみのことも多くなったが，リンパ浮腫の発症はあり得る．
- 乳房切除術としては，胸筋合併乳房切除術（定型乳房切除，ハルステッド手術）と胸筋温存乳房切除術（大胸筋のみを温存するペティ［Patey］術式，大小両胸筋を温存するオーチンクロス［Auchincloss］術式，Kodama術式）がある．
- 腋窩リンパ節郭清は標準術式ではレベルⅠ，Ⅱ，ときにレベルⅢまで郭清される（図C-2）．
- 乳がん切除術後に患側上肢のしびれなどの感

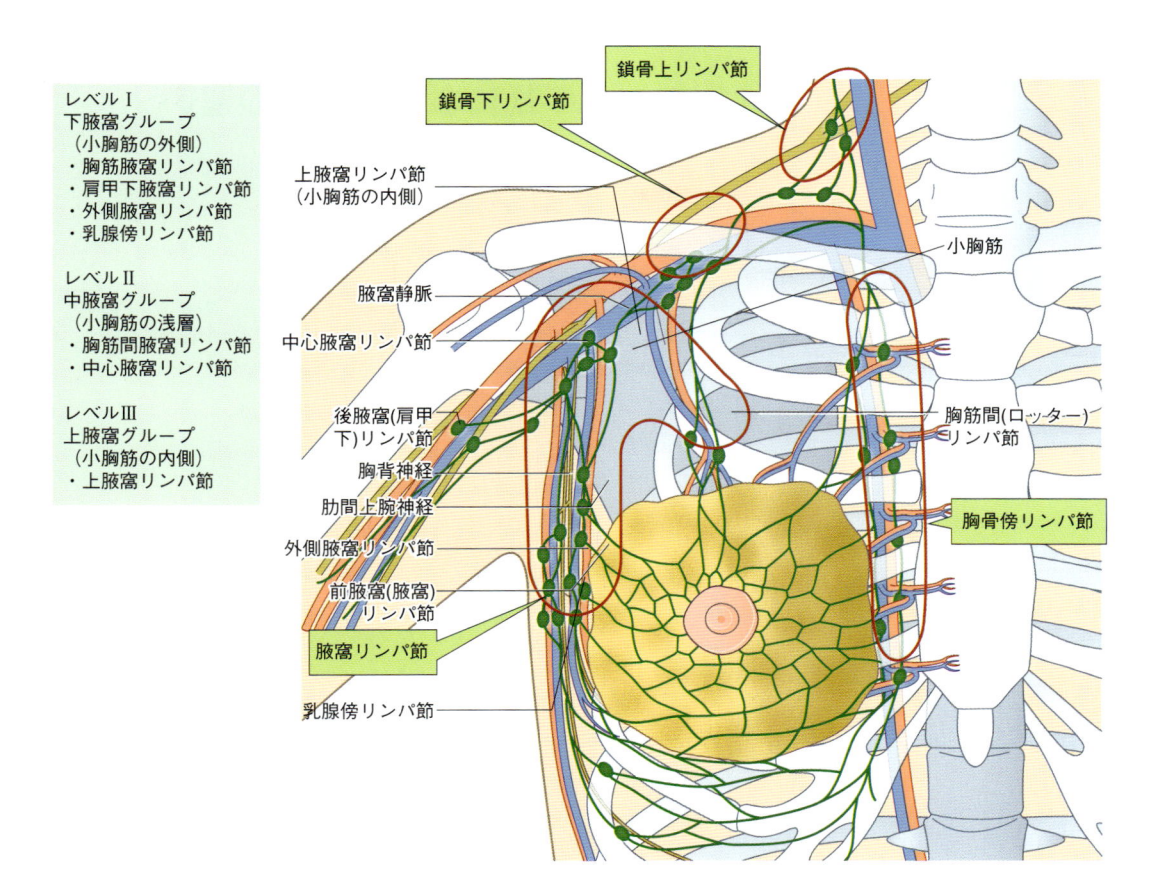

図C-2　乳がんの手術に関係するリンパ節

（図中ラベル）
- レベルⅠ　下腋窩グループ（小胸筋の外側）
  ・胸筋腋窩リンパ節
  ・肩甲下腋窩リンパ節
  ・外側腋窩リンパ節
  ・乳腺傍リンパ節
- レベルⅡ　中腋窩グループ（小胸筋の浅層）
  ・胸筋間腋窩リンパ節
  ・中心腋窩リンパ節
- レベルⅢ　上腋窩グループ（小胸筋の内側）
  ・上腋窩リンパ節

鎖骨上リンパ節／鎖骨下リンパ節／上腋窩リンパ節（小胸筋の内側）／小胸筋／腋窩静脈／中心腋窩リンパ節／後腋窩(肩甲下)リンパ節／胸背神経／肋間上腕神経／外側腋窩リンパ節／前腋窩(腋窩)リンパ節／腋窩リンパ節／乳腺傍リンパ節／胸筋間(ロッター)リンパ節／胸骨傍リンパ節

覚障害や疼痛を認めることが多いが，これはリンパ浮腫によるものではなく，手術による皮膚の拘縮，知覚および運動神経障害などによることが多い．これは腋窩リンパ節郭清による合併症であり，補助放射線療法施行例でリスクは上昇し，肋間上腕神経損傷が関係する可能性が考えられている[8]．したがって，リンパ浮腫とは別に考える必要がある．

- 乳房切除後の痛みは，乳房切除後疼痛症候群とよぶ．少なくともリンパ浮腫が原因ではないので，リンパ浮腫の治療を行っても顕著な改善は望めないことを銘記すべきである．

子宮頸がんの治療方法

- 2009年現在，年間発症数約8,000人，死亡数は2,500人である．子宮頸がんではIa2期以上はリンパ節郭清が考慮されるが，原則的にほとんどの骨盤リンパ節を切除し，補助療法として放射線治療も行われるため，組織の線維化を促進し，子宮体がんや卵巣がんよりリンパ浮腫の発症率は高い[9]．
- 骨盤リンパ節のみより傍大動脈リンパ節郭清を伴うほうが発症率は高いとされている[10]．
- 子宮頸がんの基本術式は広汎子宮全摘術（radical hysterectomy）であり，所属リンパ節（基靱帯リンパ節，内腸骨リンパ節，閉鎖リンパ節，外腸骨リンパ節，仙骨リンパ節，総腸骨リンパ節，鼠径上リンパ節）を郭清し，膀胱側腔，直腸側腔にも及ぶ（図C-3 参照）．
- 準広汎子宮全摘出術（modified radical hysterectomy）は，広汎子宮全摘出術と単純子宮全摘出術との中間的な術式であり，リンパ節郭清の有無は問わない．
- 子宮頸部円錐切除術（cervical conization）は子宮頸部を円錐状に切除する術式であり，単純子宮全摘出術（total hysterectomy [abdominal or vaginal]）は腫瘍性病変の存在

Step up 婦人科系がん手術における用語の違い

『子宮頸癌取扱い規約』と『日本癌治療学会リンパ節規約』の用語の比較を表C-1に示す.
図C-3に腹部リンパ節を示す.

表C-1 リンパ節に関する用語の比較

『子宮頸癌取扱い規約[改訂第2版](1997)』	『日本癌治療学会リンパ節規約(2002)』ではリンパ節の番号付けを廃止
① 傍大動脈リンパ節(左腎静脈下縁から下腸間膜動脈根部まで)	腹部大動脈周囲リンパ節(左腎静脈下縁から下腸間膜動脈根部まで)
① 傍大動脈リンパ節(下腸間膜動脈根部から大動脈分岐部の高さまで)	腹部大動脈周囲リンパ節(下腸間膜動脈根部から大動脈分岐部の高さまで)
(該当なし)	大動脈分岐部リンパ節
② 総腸骨リンパ節	総腸骨リンパ節
③ 外腸骨リンパ節	外腸骨リンパ節
④ 鼠径上リンパ節	大腿上リンパ節
⑤ 内腸骨リンパ節	内腸骨リンパ節
⑥ 閉鎖リンパ節	閉鎖リンパ節
⑦ 仙骨リンパ節	正中仙骨リンパ節　外側仙骨リンパ節
⑧ 基靱帯リンパ節	基靱帯リンパ節
⑨ 鼠径リンパ節	鼠径リンパ節

(日本産科婦人科学会, 日本病理学会, 日本医学放射線学会編:子宮頸癌取扱い規約. 改訂第2版, 金原出版, 1997. 日本癌治療学会編:日本癌治療学会リンパ節規約. 金原出版, 2002を参考に作成)

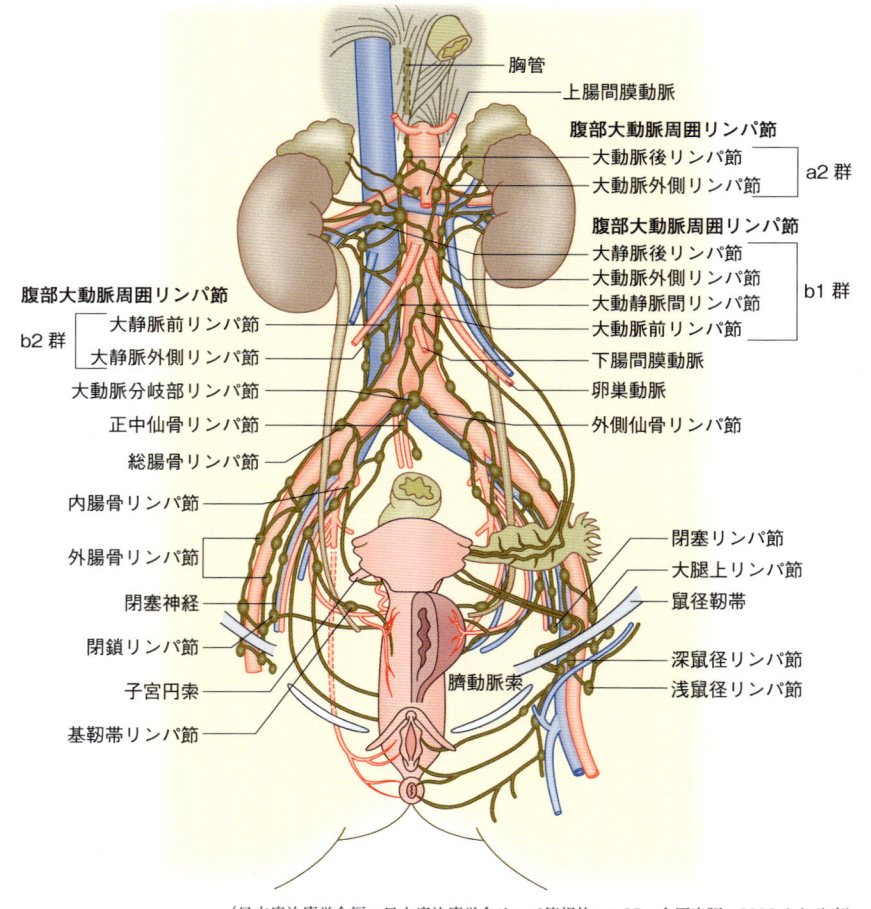

(日本癌治療学会編:日本癌治療学会リンパ節規約. p.35, 金原出版, 2002より改変)

図C-3 腹部のリンパ節

する子宮のみを摘出する方法である．
- 扁平上皮がんが約80％と最も多いが，放射線感受性が高いため，子宮頸がんでは有効な治療法とされている．照射範囲は通常全骨盤領域とされ，外部照射（全骨盤照射）の線量は45〜50Gy/1回線量1.8〜2.0Gyが用いられるが，下肢の浮腫を発症しやすいとされる[11, 12]．

> **MEMO　子宮頸がん**
> 子宮頸がんはヒトパピローマウイルス（HPV：human papillomavirus）感染が原因と考えられており，ワクチンによる予防が期待される．

子宮体がんの治療方法
- 閉経後女性に多く発症する．子宮体がん治療の基本は手術療法であり，手術進行期分類が用いられている．
- 定型化された標準治療法が確立されていないが，子宮全摘出術，両側付属器摘出術，骨盤および傍大動脈リンパ節郭清/生検，放射線治療，抗がん薬治療も考慮されるため，リンパ浮腫発症の可能性は高い．

卵巣がんの治療方法
- 日本の卵巣がん罹患数は　毎年約8,000人と推定され，子宮がんに比して少ないが，増加傾向にある．
- 骨盤内臓器であるため自覚症状に乏しく，Ⅲ，Ⅳ期の進行がんで発見されることが多い[13, 14]．
- シスプラチン，パクリタキセルの導入により，生存率が改善している（SEER：National Cancer Institute Surveillance, Epidemiology and End Results，米国地域のがん登録システムのデータより）が，治療成績は現在も必ずしも良好とはいえない．
- 基本術式は，両側付属器摘出術・子宮摘出術・大網切除であり，staging laparotomy（卵巣がんや腹部腫瘍の試験開腹術）では，後腹膜リンパ節（骨盤，傍大動脈）郭清（または生検）もある．
- 婦人科系がんでは，乳がんにおけるセンチネルリンパ節の考え方はまだ普及していない．

泌尿器科系がんの治療方法
①膀胱がん
- 50歳以上の男性に多く，膀胱の尿路上皮すなわち移行上皮がんが95％を占める．
- 表在性膀胱がんは経尿道的腫瘍切除，筋層浸潤膀胱がんはTNM分類のpT2以上では膀胱全摘術が標準治療であるが，部分切除あるいは経尿道的腫瘍切除術（TUR-BT）後に化学療法と放射線治療を併用（膀胱温存治療）する場合もある．
- 膀胱全摘術では広範なリンパ節郭清が推奨され，リンパ浮腫発症の原因となる[15]．

②前立腺がん
- 多くの場合アンドロゲン受容体が発現しており，内分泌療法として拮抗薬を用いることが多いが，前立腺全摘除術もありうる．
- 臨床的に限局がんでは放射線治療も行われる．

放射線治療の影響
- 放射線の影響には身体的・遺伝的影響がある．
- 皮膚障害は放射線のエネルギー，部位，深さなどによりその影響が異なる．放射線被曝により，細胞内外の分子生物学的損傷が引き起こされる[16, 17]が，皮膚は放射線感受性が高くDNA損傷を起こしやすい組織であり，とくに表皮の基底細胞層が強く傷害される．
- 放射線治療による副作用は照射期間中における急性期反応と照射後の晩期反応があり，主に後者によりリンパ浮腫が発症または増悪する．
- 急性期には組織透過性亢進による浮腫が発症し，晩期には結合組織増生による皮下組織の変性をきたす[18]．

リンパ管炎
- 蜂窩織炎とほぼ同義語に用いられることもある．
- 外傷などで体内に侵入した細菌がリンパ管に取り込まれ，リンパ管の走行に沿って炎症を起こしたものである．皮膚表面にリンパ管に沿った赤い線状の発赤として認められる．
- しばしば白癬（水虫）のほか一般細菌も原因となる．リンパ管内に侵入してリンパ流を阻害

し，一方で細菌性二次感染も起こして浮腫が増強する．再発によりリンパ管内に塞栓，瘢痕収縮，狭窄，閉塞が生じて浮腫をきたし，感染を助長して悪循環を形成する．

寄生虫感染

- フィラリア(Filaria)症にみられ，リンパ浮腫の原因としては有名であるが，頻度は高くない．年齢，性別には関係しない．
- 蚊に刺されることにより未成熟型であるミクロフィラリアが皮膚よりリンパ系に侵入し，6か月以内に成熟し，細菌と同様に，機械的閉塞とリンパ管炎を起こす．
- 急性期には発熱，リンパ管炎の所見があり，とくに夜間にリンパ液や血中にミクロフィラリアを証明する．
- 高齢者では，浮腫をもって発症して徐々に進行し，リンパ管炎の症状を示さないこともある．
- 陰嚢，陰茎，大陰唇，脚，乳腺，腕，躯幹を侵す．陰嚢はしばしば侵され，赤色の光沢を帯び，乳白色のフィラリア含有の水疱がみられる．
- 診断にはフィラリアの検出，補体結合反応を行う．

血栓性静脈炎に伴うリンパ浮腫 (phlebolymphedema)

- 血栓性静脈炎を起こすと，同時にリンパ浮腫も伴っていることが多く，脚は赤紫色を呈する．

外傷性リンパ浮腫

- 四肢軟部の損傷または結紮後に起こることもある．本態は不明であるが，血管運動神経の反射機構の変化によるともいわれる(Braeucker, 1927)．リンパ浮腫といっていいのかどうかも不明である．
- 通常は次第に回復するが，ときに軽度ながら永続する．持続すると一次性のものと区別がつきにくいことも多い．

リンパ浮腫の症状

リンパ浮腫の特徴

- 足，踵および下肢，または手背および上肢の腫脹が一般的である．下肢では鼠径，下腹，外陰部，上肢では腋窩，前胸，背部を含む．原則的に疼痛，色の変化，潰瘍および静脈のうっ滞もない(図C-4)．
- 基本的にゆっくり発症するびまん性の浮腫であるが，浮腫が急速に進んだ場合の皮膚の緊満感，重圧感，しびれや浮腫に起因する静脈うっ滞のために皮膚が青紫色になってくることもある．
- リンパ節の腫脹は通常みられない．炎症，とくに蜂窩織炎を起こすごとに増悪する．
- 国際リンパ学会によるリンパ浮腫の重症度分類を表C-2に，患肢容量による重症度分類を表C-3に示す．
- 二次性リンパ浮腫の重症度の分類と診断を図C-5に示す．

リンパ浮腫の経過(図C-6)

潜在性リンパ浮腫(Stage 0)

- 初期には臨床的にほとんど浮腫を認めず，リンパ管造影によってのみその異常が確認される時期がある．この時期は副行路が十分にはたらいて間に合っている時期ともいえる．
- きわめて微細な外傷(虫刺され，挫傷など)や感染などで浮腫が顕在化することもある．

可逆性リンパ浮腫(Stage I)

- ついで腕や脚の腫脹に気づくようになるが，朝には軽減する．二次性では腋窩や脚のつけ根からむくみ始めるはずであるが，手や足先から気づく場合も多い．一方，一次性では足先から浮腫が上行することが多い．
- 上記の時期が続き次第に浮腫は強くなる．浮腫のため腕や脚が太くなっても毛細血管の増生は追いつかず，皮膚表面の血流は悪いので，皮膚は蒼白で冷たく感じる．しかし，組織の

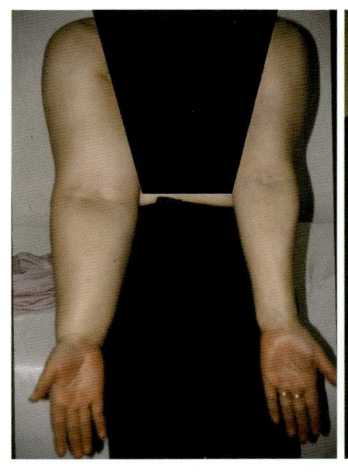

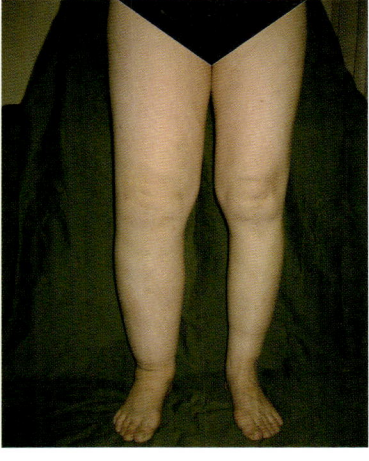

図C-4　リンパ浮腫（上肢，下肢）

表C-2　国際リンパ学会によるリンパ浮腫の重症度分類（2009）

Stage	症状
Stage 0	リンパ循環不全はあるが，臨床的に症状のないもの
Stage I	タンパク濃度の比較的高い（静脈性浮腫などに比較して）浮腫液の早期の貯留で，患肢挙上で改善する
Stage II	患肢挙上のみでは腫脹は改善しない圧窩性浮腫．Stage IIの晩期では過度の脂肪蓄積や線維化が伴うと非圧窩性となることもある
Stage III	象皮病で非圧窩性．皮膚の肥厚，脂肪の沈着，疣贅の増殖などの皮膚変化を認める

表C-3　患肢容量による重症度分類

分類	患肢容量	増加比
軽度	Minimal	<20%の増加
中等度	Moderate	20〜40%
重度	Severe	>40%

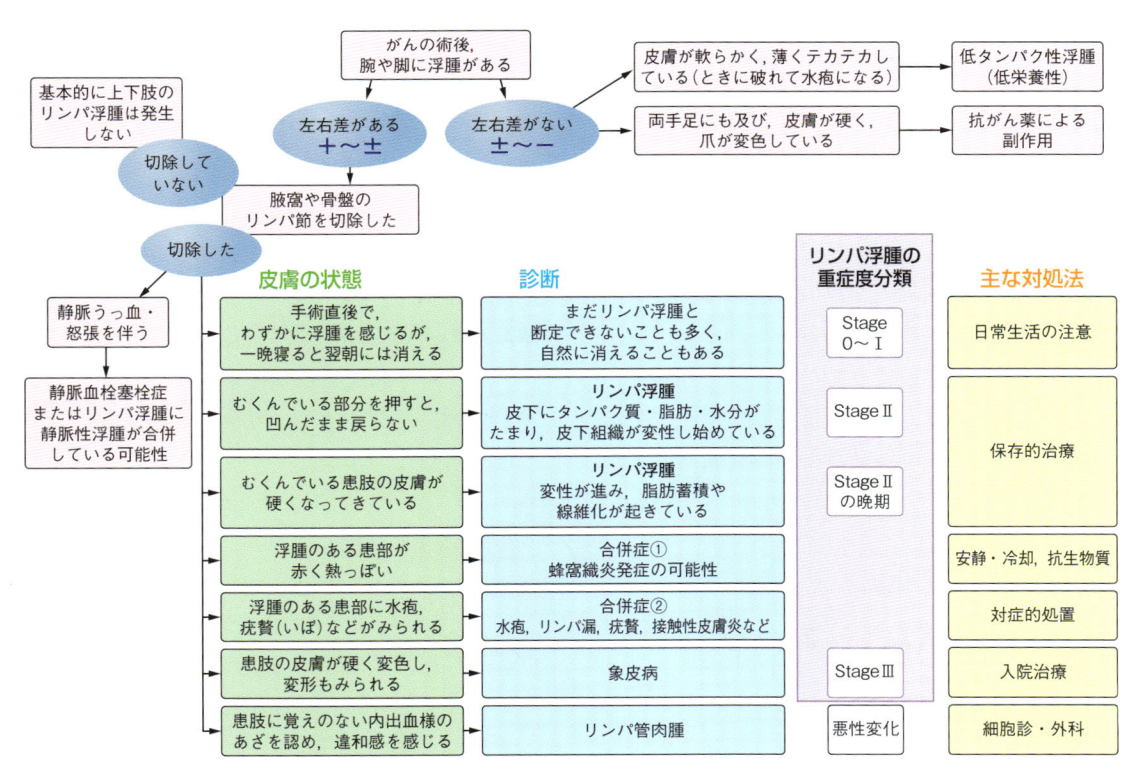

図C-5　二次性リンパ浮腫の重症度の分類と診断

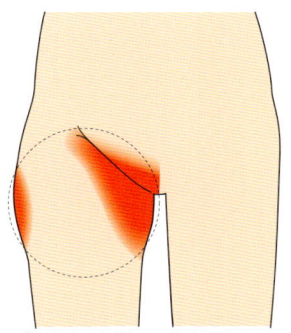

①浮腫は初期には鼠径周辺，とくに大腿内側，下腹，外陰，大腿外側にみられる（赤い部分は浮腫を示す）

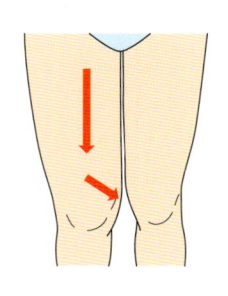

②次いで下方に向かい，大腿（とくに膝直上内側）に目立つようになる

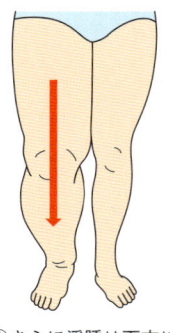

③さらに浮腫は下方に向かい，下腿が腫脹する

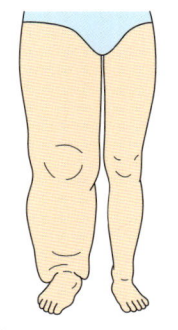

④最終的に足首～足部まで及ぶ

a．二次性リンパ浮腫の広がり方

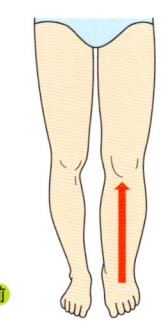

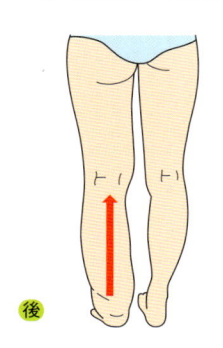

前　後

①足首～踝付近からの発症が多い

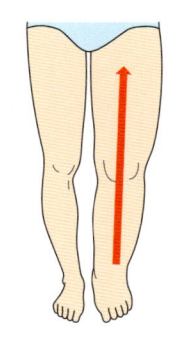

②経過とともに浮腫は上方に及ぶ

b．一次性リンパ浮腫の広がり方

図C-6　リンパ浮腫の広がり方（下肢）

硬さなどは変わらず，軟らかいままである．

非可逆性リンパ浮腫（Stage Ⅱ）

- さらに浮腫は，朝にもそれほど軽減しないようになり，晩期には皮膚も徐々に硬くなってきて指で押しても凹みにくくなる．これは，それまで組織間隙内を自由に流れていたタンパク質や脂肪が変性し沈着してしまい，組織の一部となってしまったためと考えられる．
- 蒼白で無痛性であることは変わらないが，皮膚は少し硬くて滑らかさや弾力を欠いてくる．

象皮病（Stage Ⅲ）

- 以上のような状態が長く続くと，組織間隙内のタンパク質は変性し線維網を形成して，皮膚にまで及ぶ．また，脂肪などとともにも組織化してくる．この状態は際限なく続き，腕や脚は極端に太くなり変形する．
- 皮膚の表面も固くなり，その状態が象の皮膚に似ているので象皮病といわれる．
- 乳頭腫，リンパ小疱，リンパ漏，蜂窩織炎などを合併しやすい．

リンパ浮腫の鑑別診断

鑑別診断のプロセス

- 通常は既往歴と身体所見だけで，おおよその診断が可能である．
- リンパ浮腫は左右差のある，色調の変化のない（むしろ健側より白い）無痛性腫脹である．徐々に皮膚が硬化し，そのために皮膚をつまみにくくなり，とくに足背指示と中指間の皮膚をつまめない所見を シュテンマーサイン（Stemmer sign，図C-7）という．皮膚の硬化

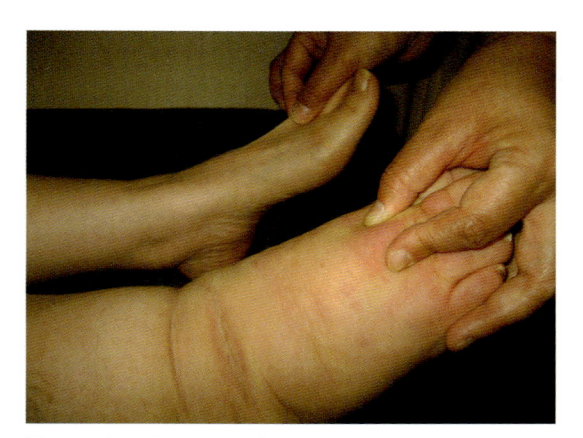

図C-7 シュテンマーサイン

表C-4 触診による浮腫の分類

1＋	ごく軽度の浮腫
2＋	皮膚を押すとわずかに凹む
3＋	指で押したのち凹むが，15～30秒間後もとに戻る
4＋	四肢が正常のサイズの1.5～2倍ほど

(The diagnosis and treatment of peripheral lymphedema 2009. Consensus document of te International Society of Lymphology. Lymphology, 42：51～60, 2009)

のため足指が箱状となることもある．
- 初期では浮腫のために静脈がみえにくくなることで判断する．
- ときに肥満，静脈性不全，表面化していない外傷や繰り返される炎症などが病状を複雑なものとしている．うっ血性所見は静脈疾患の関与を疑わせる．
- 基本的に全身性の疾患についてはスクリーニングしておく．皮膚の弾力性，伸展性，湿潤度，熱感，また，患肢の多毛，角化，リンパ漏，疣贅(ゆうぜい)の有無などにも注意する．
- 片側性浮腫では静脈疾患を鑑別して初めてリンパ浮腫の診断が可能であるが，リンパ浮腫の診断は除外診断ではない．
- 肥満を伴うことが多く，初期，軽度の時期を除いてほとんどの場合は左右差があるので，両側で対称性の浮腫は基本的に否定される．
- 二次性では上肢では乳がん，下肢では婦人科がん，直腸がん，前立腺がんなどの原因疾患を確定する．一次性（含む先天性）では発症時期，発症の始まりの部位や進行，遺伝性の有無などに注意する．
- 一次性早発性では若い女性で比較的脚が長く，捻挫などの外傷をきっかけに発症することが多いので確認する．
- 少なくとも，がんの術後の両側性，全身性浮腫をリンパ浮腫と診断し，安易に用手的リンパドレナージや弾性包帯法などの治療を積極的に行うことをしてはいけない．
- リンパ浮腫の半数以上は炎症を伴っており，この場合も複合的理学療法の適応外となる．

リンパ浮腫の鑑別診断の基本

- ①浮腫の分布状態，②皮膚の状態（皮膚の色調や圧痕），③全身状態，を確認する．

圧痕の状態による鑑別診断のための分類

- 浮腫は間質液が正常の30％以上（2～3L以上）に達するまでは臨床的に検知されない．
- 圧痕の有無により，以下に分類される．
  ①圧窩性浮腫(pitting edema)：浮腫は水分の貯留が多いため，指で押すと凹む．
  ②非圧窩性浮腫(non-pitting edema)：線維・脂肪組織が増加したため押しても圧痕が残らない．
  ③全身性水腫(anasarca)：浮腫が高度になり，胸水，腹水を伴う．
- 浮腫の重症度を示す指標は厳密なものはないが，従来から使われている触診による浮腫の分類（表C-4）がある．

他疾患との鑑別（図C-8，9）

- 四肢にびまん性浮腫をきたす疾患：低タンパク性浮腫，腎性浮腫，肝性浮腫，心不全，特発性浮腫，タンパク漏出性胃腸症，アレルギー性浮腫，甲状腺機能低下症，脂肪浮腫，肥満に伴う浮腫
- 左右差のある疾患：静脈血栓・塞栓症，クリッペル・トレノニー・ウェーバー症候群
- リンパ浮腫の患肢にみられるリンパ管肉腫(lymphangiosarcoma)には十分注意する．

	リンパ浮腫	静脈血栓性浮腫	低タンパク性浮腫
症例			
患肢	片側性	片側性	両側性
皮膚の色	白～青紫	青紫(うっ血)，立位で強くなる	白
皮膚の硬さ	硬い	中間	軟らかくて，てかてか
疼痛	違和感	あり	なし
発症	緩徐	急	中間
潰瘍	ない	ありうる	ありうる
剛毛，多毛	ある	ない	ない
静脈怒張	ない	ある	ない
蜂窩織炎	多い	少ない	少ない
その他	リンパ漏，疣贅	——	リンパ漏

図C-8 リンパ浮腫，静脈血栓性浮腫，低タンパク性浮腫の鑑別

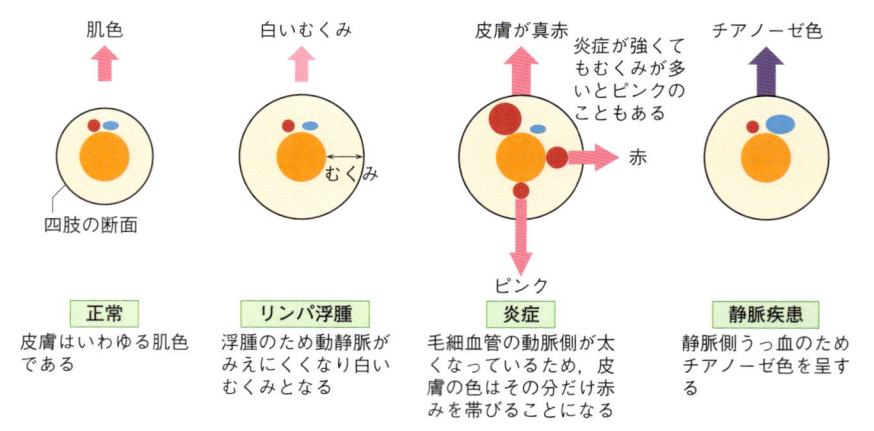

正常
皮膚はいわゆる肌色である

リンパ浮腫
浮腫のため動静脈がみえにくくなり白いむくみとなる

炎症
毛細血管の動脈側が太くなっているため，皮膚の色はその分だけ赤みを帯びることになる

静脈疾患
静脈側うっ血のためチアノーゼ色を呈する

図C-9 皮膚の色による鑑別の考え方

リンパ浮腫の検査

RIリンパ管造影（リンパシンチグラフィ）

- 手背や足背に，^{99m}Tc標識スズコロイドまたは^{99m}TcHSAなどの放射性物質（アイソトープ）を皮下注射し，リンパ管に取り込まれて運搬される状態を描出する（図C-10）．
- 正常では注入部位（足首または手首付近）からほぼ1本のリンパ管像が中枢部へ延び，鼠径部または腋窩でリンパ節に繋がる．
- 一次性リンパ浮腫ではアイソトープの注入部位への残存と皮膚逆流，主要リンパ管および所属リンパ節像の消失などがみられ，二次性リンパ浮腫では所属リンパ節像の低下〜消失，リンパ管像の不連続性や不明瞭化，副行路の発達などがみられることが多い．

超音波検査

- 約10MHz弱のリニアプローブを用いる．
- 正常では皮膚表面から約1〜2mmの表皮，真皮に続き，皮下脂肪層が観察できる．さらに深層には筋膜〜筋肉層が判別できる．リンパ浮腫では表皮から筋膜間に浮腫液の貯留がみられる（図C-11）．
- 皮膚および皮下組織の肥厚と皮下組織内コントラストの低下，浮腫液の貯留（水分貯留［echo-free space］），線維化および断裂した線維組織像，敷石状（玉石を敷きつめたような不正形の区切りがある）所見などを認める．
- 軽症リンパ浮腫では浮腫液の貯留，中等症では浮腫液の貯留と線維化，重症では線維化などを示す．リンパ囊胞の検出も容易である．
- 静脈血栓の検出のほか，脂肪浮腫では皮下組織の均一な肥厚と高輝度ラインなどから，リンパ浮腫との鑑別に有用である．しかし，リンパ浮腫の確定診断までは困難なことが多い[19]．

CT検査

- 皮膚の肥厚，皮下組織層の増大と変性像などを確認する．とくにハニカム（蜂の巣状）構造はリンパ浮腫に特異的である．
- 深部静脈血栓症では筋肉の肥大がみられる．
- 脂肪浮腫では単に脂肪の増加をみるだけであり，CT検査で鑑別可能である[20]．

MRI検査

- 皮膚の肥厚と皮下にハニカムパターンや網様状パターン，また，線維化組織の周囲には浮

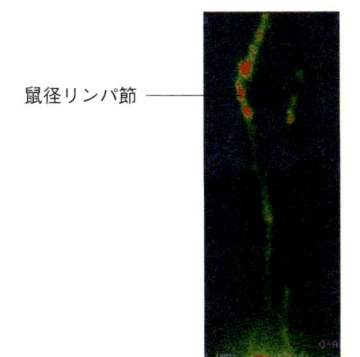

鼠径リンパ節

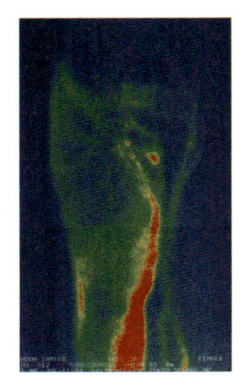

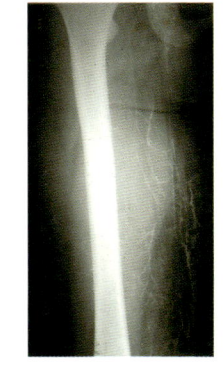

a. 正常　　b. RIリンパ管造影　　c. 油性剤によるリンパ管造影

正常（a）では1本のリンパ管像と鼠径リンパ節像を認める．リンパ浮腫（b）ではリンパ節像の消失とそれに伴う大腿部でのRIのびまん性拡散を認める．油性剤によるリンパ管造影（c）では糸くずを散りばめたような多数の副行路を認める

図C-10　下肢の二次性リンパ浮腫のRIリンパ管造影

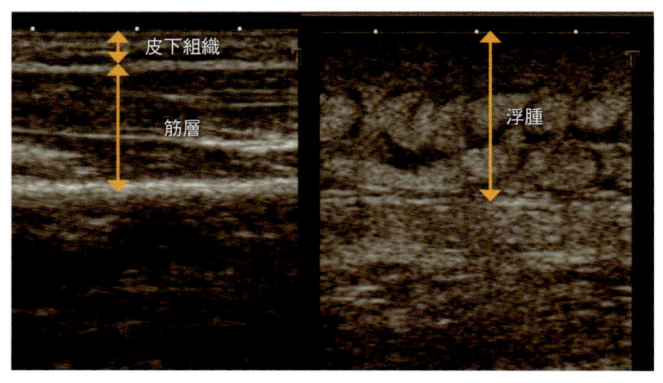

　　　　a. 健常肢　　　　　　b. リンパ浮腫患肢
同時に，ドップラー検査で静脈疾患の有無を確認する
図C-11　超音波像

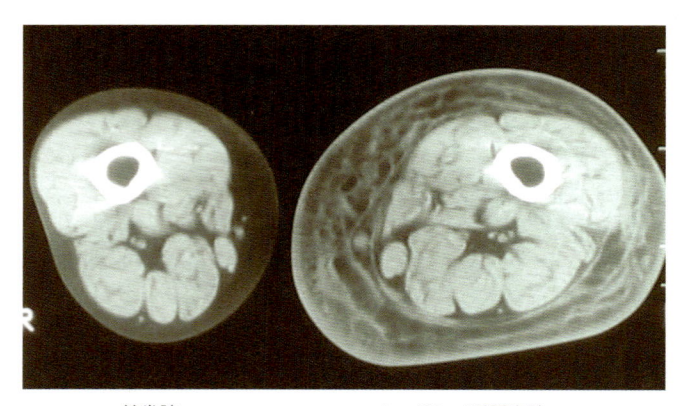

　　　a. 健常肢　　　　b. リンパ浮腫患肢　　　　**図C-13　高精度体成分分析装置**
図C-12　MRI画像　　　　　　　　　　　　　　　　　　　（インボディ®）

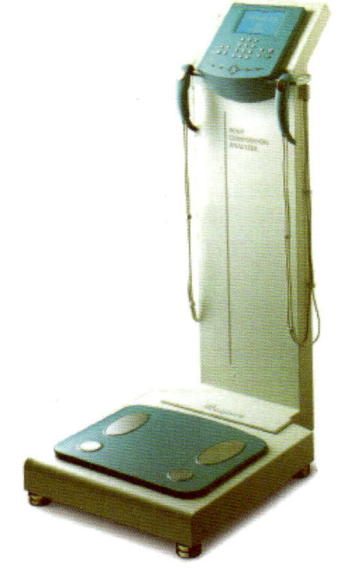

腫液の貯留をみる（図C-12）．
- 静脈性浮腫では筋膜下にも浮腫液の貯留がみられる．ときに拡大したリンパ管自体や，リンパ管閉塞の原因を知ることができることもある．
- 静脈性浮腫や脂肪浮腫についてはCT検査と同様である．
- MRIリンパ管造影では深部リンパ管および胸管の描出も試みられている．

高精度体成分分析装置（インボディ®）（図C-13）

- インピーダンス法（生体の組織ごとにおける電気伝導性の差異を利用して，その身体構成を予測する方法）により，体内の脂肪分，水分，およびその分布を測定する．
- 左右差をみることで浮腫の存在および経過観察に有用である[21]．

ICG蛍光リンパ管造影法（PDE®：Photodynamic Eye®）

- ICG（インドシアニングリーン）を皮下に注入し，近赤外線（750nm）を照射してリアルタイムで観察し，表在リンパ管の走行を確認することができる．
- RIリンパ管造影同様，正常では線状所見で，リンパ流のうっ滞，逆流があると皮膚逆流所見を示す．
- RIリンパ管造影より皮膚表面に近いリンパ管が描出される[22]．

遺伝子検査

- 既述のVEGFR-3，FOXC2のような遺伝子関係の検査も最近は行われるようになった．しかし，確定した遺伝子異常は得られていないものが多い．

足関節／上腕血圧比（ABPI）

- 上下肢の血圧差によって下肢の虚血性変化・動脈硬化の程度を評価する方法である．
- 健常では脚と腕の血圧はほぼ同じ（ABPI＝1）であるが，下肢の動脈に狭窄や閉塞があると脚の血圧が低下する．
- 基準値は1.0〜1.3で，0.9以下は何らかの虚血があることを示唆する．
- 間欠性跛行や冷感などの自覚症状に注意し，ABPI値と併せて虚血性変化が疑われる場合は圧迫療法に注意する[23]．
- 臨床的には足背動脈などを触知して左右差をみる．

> **MEMO　生検**
> リンパ浮腫では腫大したリンパ節の生検はほとんど有用ではない．むしろリンパ浮腫を悪化させる．熟練した医師による針生検やセンチネルリンパ節生検は行われることがある．

リンパ浮腫の合併症

合併症の見分け方

- リンパ浮腫患部では免疫機能が低下しており，さまざまな合併症が起こりうる．
- 基本的に皮膚は過敏になっており，皮膚の正常な構造が壊されてしまうため，乾燥した柔軟性を欠いた皮膚となる．これは線維芽細胞の増殖および脂肪増生による．一方で，浮腫により腫脹した患部が互いに密着し，湿潤になる現象も起こる．
- 浮腫による関節の機能障害や，浮腫自体の負担による運動障害もみられることがある．
- 術後リンパ浮腫では，腹腔内または胸部のリンパ管断端にリンパ嚢胞（lymphoceles：ピンポン球状にリンパ液がたまる）ができ，リンパ浮腫の発症に影響することもある．

角化症（keratosis，図C-14）

- 皮膚表面の線維化で，皮膚が硬くなり弾力がなくなる．さらに疣贅状を呈したり，経過とともに色素沈着（pigmentation）を伴うこともある．

多毛症（hypertrichosis, hirsutism，図C-15）

- 患肢，とくに下腿部では剛毛がみられることが多い．性別に関係ない多毛化をhypertrichosis，女性のアンドロゲン誘導による多毛化をhirsutismというが，リンパ浮腫における本症の本態は不明である．

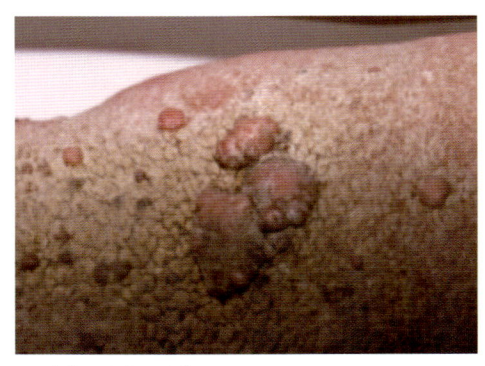

a．皮膚の角化と疣贅

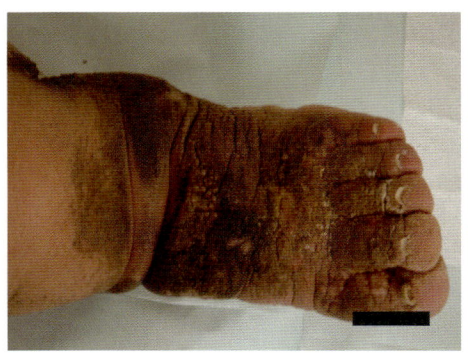

b．箱状の足指

図C-14　角化症

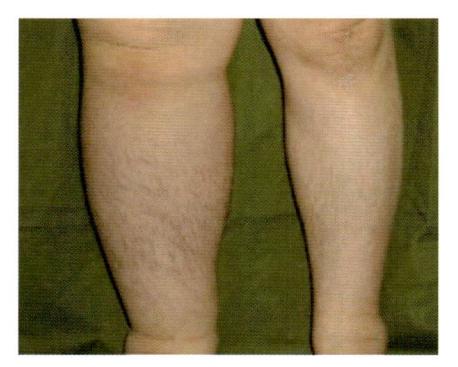

図C-15　多毛症：皮膚の硬化と多毛症

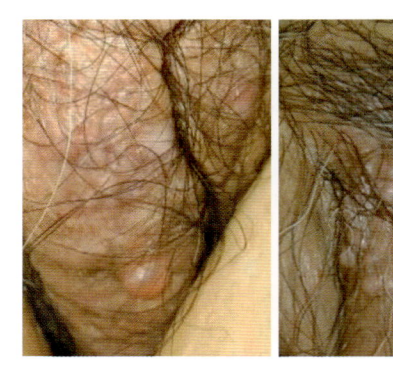

図C-16　リンパ小疱（右：乳頭腫化）

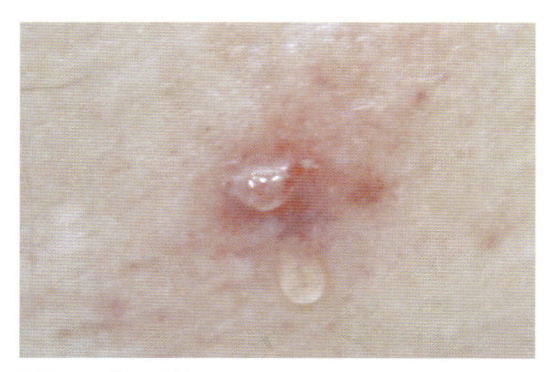

図C-17　リンパ漏

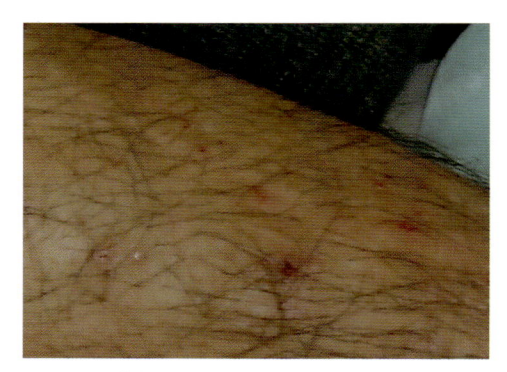

図C-18　毛嚢炎

リンパ小疱（chylous cyst，図C-16）
- リンパ浮腫の患部皮膚表面に発生する小さな水疱である．破れるとリンパ漏となる．陰部などにできやすい．
- 真皮表層のリンパ管拡張によって透明な小水疱の集簇ができたものである．表皮が肥厚して乳頭腫（papillomatosis）状を呈することもある．

リンパ漏（lymphorrhea，図C-17）
- 皮膚からのリンパ液（浮腫液）漏出である．
- 慢性的に浮腫が存在することにより皮膚が傷害されたり，リンパ小疱が破れたりすることが原因となる．蜂窩織炎の原因ともなる．

毛嚢炎（folliculitis，図C-18）
- 毛孔に一致した紅斑や膿疱である．

接触性皮膚炎（contact dermatitis，図C-19）
- 腫脹肢が互いに接触し，かぶれやアレルギー反応を起こす．引っかいて二次感染を起こす原因となる．

陥入爪（ingrown nail，巻き爪，図C-20）
- リンパ浮腫では，浮腫があるため爪甲が側爪郭に食い込みやすい．

蜂窩織炎（phlegmone，図C-21），蜂巣炎（cellulitis），丹毒（erysipelas），リンパ管炎（lymphangitis），急性皮膚炎
- 細菌感染による広範な皮下組織中心の炎症である．リンパ管炎や丹毒もほぼ同義語として用いられるが，前者はリンパ管に沿った有痛性の線状の発赤であり，後者は真皮の炎症である．
- A群β溶血性レンサ球菌や黄色ブドウ球菌が原因菌となる．血液検査で白血球やCRPなどの炎症所見を認めない場合を急性皮膚炎とする場合もある．これらを急性炎症性変化（AIE：acute inflammatory episodes）と総称する．
- リンパ浮腫患部では，腫脹による皮膚の伸展，乾燥や弾力性低下などにより，外傷をきたしやすい状態となっており，細菌感染症などを

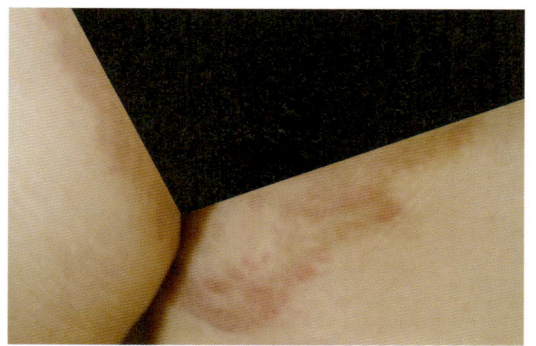

図C-19　接触性皮膚炎

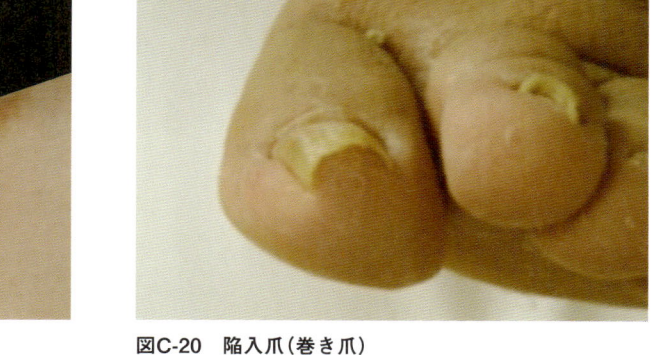

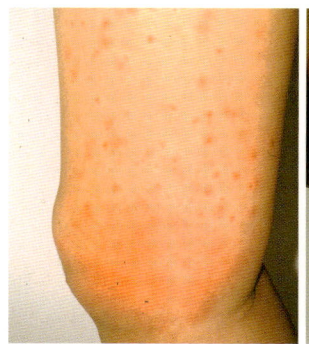

図C-20　陥入爪（巻き爪）

図C-21　蜂窩織炎

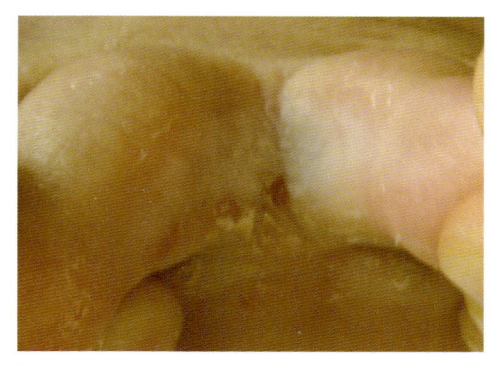

図C-22　白癬

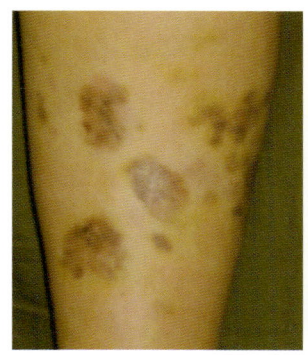

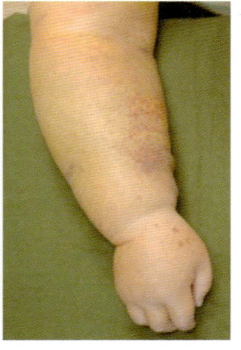

図C-23　リンパ管肉腫（右：スチュワート・トレブス症候群）

きたしやすい．
- すなわち，患部の皮膚免疫機能が低下しているため，炎症により血管壁透過性亢進が起こり，水分が大量に組織間隙内に漏出し浮腫は増悪する．浮腫液は菌の培養地となり炎症はさらに悪化し，悪循環に陥る．
- 再発が多く，患肢内に菌が残存していると考えたほうが理解しやすい（Twicross, R：Lymphedema, 2000）．

- 症状としては，患肢が蚊に刺されたような赤い斑点，または全体が一様に境界不鮮明な発赤を示す場合がある（図C-21参照）．発熱，高熱，悪寒・戦慄などを伴う場合もあり，きわめてまれに敗血症に移行することもある．

真菌感染症（fungal infection），白癬（tinea, 図C-22），皮膚糸状菌症（dermatophytosis）

- 蜂窩織炎と同様に白癬菌感染もきたしやすい．足指・手指間は密着しているため，湿潤になりやすいのが原因である．蜂窩織炎のきっかけともなる．

リンパ管肉腫（lymphangiosarcoma），スチュワート・トレブス（Stewart-Treves）症候群（上肢），（図C-23）

- リンパ浮腫の患肢がきわめてまれに悪性化し，リンパ浮腫患部に内出血様所見を認めることがある．自分では打ち身などの原因は思い当たらず，局所に軽い熱感や違和感を感じることが多い．
- 確定診断は生検である．

●引用・参考文献

1）The diagnosis and treatment of peripheral lymphedema 2009. Consensus document of the International Society of Lymphology. Lymphology，42：51～60，2009.
2）佐々木　寛：平成13年度がん克服戦略研究事業「機能を温存する外科療法に関する研究」第2回班会議．リンパ節郭清後の下腿浮腫とその対策について．国立がんセンター東病院，2002年2月28日．
3）佐々木　寛：腹腔鏡補助膣式広範子宮全摘術の予後および婦人科がんにおける術後下肢浮腫改善手術の開発，厚生科学研究（がん克服戦略研究事業）平成14年度報告書．
4）加藤逸夫監［上山武史］：リンパ浮腫診療の実際；現状と展望．p.129～135，文光堂，2003.
5）廣田彰男：リンパ浮腫治療の実際．静脈学，16：305～311，2005.
6）前掲4）．
7）前掲1）．
8）Gärtner R, et al：Prevalence of and factors associated with persistent pain following breast cancer surgery. JAMA, 302：1985～1992，2009.
9）高橋　威，児玉省三：女性性器癌術後の下肢リンパ浮腫の発症とその対応について．産婦人科の世界，55(4)：15～23，2003.
10）加藤友康ほか：子宮悪性腫瘍に対する骨盤・傍大動脈リンパ節郭清後の下肢リンパ浮腫の発生と予防，日本産科婦人科学会雑誌，54；815～818，2002.
11）Hong JH, et al：Postoperative low—pelvic irradiation for stage I—IIA cervical cancer patients with risk factors other than pelvic lymph node metastasis. Int J Radiat Oncol Biol Phys, 53：1284～1290, 2002.
12）日本癌治療学会HP：http://www.jsco-cpg.jp/
13）Buchsbaum HJ, et al：Surgical staging of carcinoma of the ovaries. Surg Gynecol Obstet, 169：226～232, 1989.
14）Helewa ME, et al：Staging laparotomy in early epithelial ovarian carcinoma. Am J Obstet Gynecol, 154：282～286, 1986.
15）橘　政昭：膀胱がん．がん診療update．日本医師会雑誌，138(特別号1)：238～242，2009.
16）Sitton E：Early and late radiation-induced skin alteration. PartⅡ；Nursing care of irradiated skin. Oncol Nurs Forum, 19(6)：907～912, 1992.
17）Tucker SL, Turesson I, Thames HD：Evidence for individual differences in the radiosensitivity of human skin. Eur J Cancer, 11：1783～1791, 1992.
18）青木芳朗，前川和彦編著：緊急被曝医療テキスト．医療科学社，2004.
19）Balzarini A, et al：Ultrasonography of arm edema after axillary dissection for breast cancer：A preliminary study. Lymphology, 34(4)：152～155, 2001.
20）Monnin-Delhom ED, Gallix BP, et al：High Resolution Unenhanced Computed Tomography in Patients with Swollen Legs Achard. Lymphology, 35(3)：121～128, 2002.
21）Cornish BH, et al：Early Diagnosis of Lymphedema Using Multiple Frequency Bioimpedance. Lymphology, 34(1)：2～11, 2001.
22）光嶋　勲編［海野直樹］：よくわかるリンパ浮腫のすべて．p.97～101，永井書店，2011.
23）日本脈管学会編：脈管専門医のための臨床脈管学．メディカルトリビューン，2010.
24）小西郁生，万代昌紀：がん診療update．日本医師会生涯教育シリーズ，日本医師会雑誌，第138巻(特別号1)：254～257，2009.
25）青木大輔：がん診療update．日本医師会雑誌，日本医師会生涯教育シリーズ，138(特別号1)：258～261，2009.
26）落合和徳：がん診療update．日本医師会雑誌，日本医師会生涯教育シリーズ，138(特別号1)：267～271，2009.

PART 2
リンパ浮腫の治療とケア

D. リンパ浮腫の保存的治療

E. リンパ浮腫患者の日常生活の援助

F. 社会的資源の活用・今後の課題

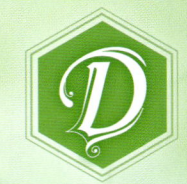

リンパ浮腫の保存的治療

◆二次性リンパ浮腫の治療には，効果的な薬物や完治を目指す外科的治療はなく，貯留した浮腫液を静脈へ還流する保存的治療が選択される．

◆保存的治療の考え方は，リンパ節切除後に形成されるリンパ管のバイパス（副行路）を活かし，患部から浮腫液を排除するものである．

◆基本となるのは患肢挙上である．次いで用手的リンパドレナージの施行，弾性着衣（弾性スリーブ，弾性ストッキング）の着用，圧迫下の運動療法，スキンケア，弾性包帯などである．

◆一次性リンパ浮腫では，低下したリンパ管機能をより活発にはたらかせる治療法が用いられる．

◆このような治療法を「複合的治療（複合的理学療法を中心とする保存的治療）」とよぶ．

リンパ浮腫の保存的治療の考え方

リンパ管のバイパスとは

- リンパ節切除を施行されると，リンパ管の流れは障害されるが，その脇にバイパスができるので多くの場合，浮腫は発生しない（図D-1）．そのため，乳がんや婦人科がんでリンパ節切除が施行されてきたともいえる．
- 切除によりリンパ管内圧が上昇し，リンパ管のポンプ機能は低下するが，リンパ管のバイパスが増加する．このバイパスはリンパ管の正常な発生とは異なり新生であり，発芽（増殖，遊走）と過形成によるとされ，とくに後者が頻繁に観察される（図D-2）[1]．
- 保存的治療とは，バイパスを有効にはたらかせる方法であるともいえる．一方でこのバイパスができる部位に放射線照射または手術の瘢痕が存在すると，バイパス機能自体が障害されるため，不利であることは容易に考えられる．
- 膠質浸透圧（膠浸圧）とは，健常であれば血管

> **MEMO　膠質浸透圧（膠浸圧）**
> 浸透圧とは，半透膜を隔てて濃い液と薄い液があった場合，濃いほうに水分が移動して同じ濃度になろうとする力である．毛細血管壁内外ではタンパク質に関してこの力がはたらき，これを膠質浸透圧という（p.15 図B-5参照）．

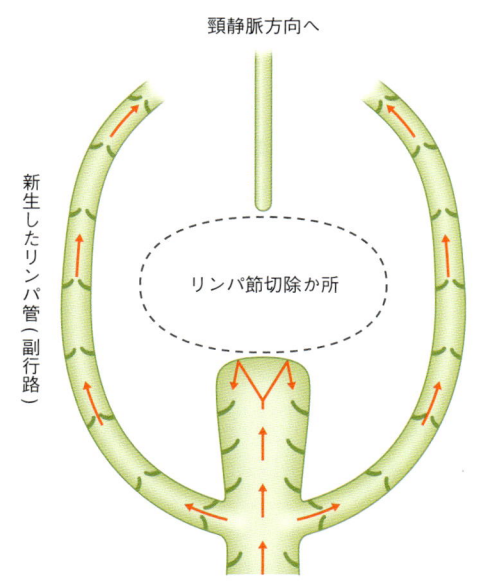

図D-1 リンパ節切除後のリンパ管のバイパス

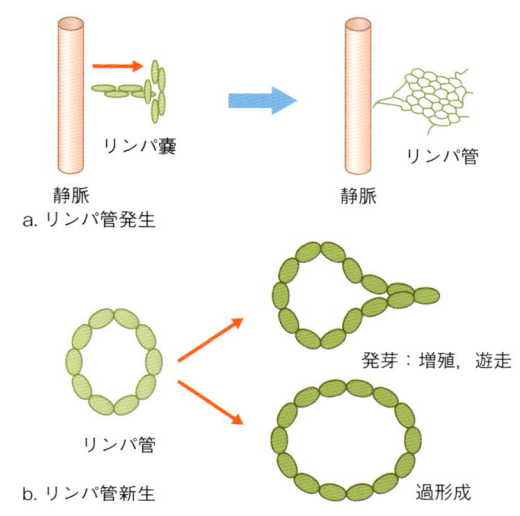

図D-2 リンパ管の発生と新生

リンパ管の発生は静脈からの分化であるが，リンパ管新生は過形成が主体である
（久保 肇：リンパ管形成を司る分子機構．実験医学，26(6)：856，2008より改変）

内のタンパク濃度が高いため，水分は血管内に貯留するが，リンパ浮腫では血管外にタンパク質がたまり，その分だけ血管外に水分が貯留して浮腫液となる．この力のことである．

リンパ（浮腫）液の排除方法

リンパ排液の基本は患肢挙上

- リンパ浮腫の治療の目的は，早期からの浮腫の予防や軽減を行い，組織の変性や合併症を最小限に抑えることである．
- リンパ浮腫の治療は，患肢から体幹部へのリンパ液の排除（移動）である．リンパ管は外からの刺激により活発化する要素が大きいので，それを利用してリンパの流れを活発化する．
- リンパの流れは静脈と似ており，水のように移動するので，リンパ液の排除の基本は，患肢の挙上である．
- 患肢を心臓より高い位置に保つ方法は，臥床中は容易に行うことができる．
- 患肢の挙上のみで排液できない部分を積極的にマッサージ（用手的リンパドレナージ[MLD]）し，中枢方向へ浮腫液を誘導する．安静状態を持続できるなら，これらの方法でかなり浮腫は改善される．

- しかし，日常生活では起立位となるので，重力によるリンパ液の逆流を阻止するため，弾性着衣または弾性包帯（バンテージ）を使用する．
- 弾性着衣（弾性スリーブ，弾性ストッキング）は，患肢の挙上と同じ「圧」であるが，当然，挙上よりはその圧の効果は劣る．
- 一方，弾性着衣はその弾性により着用するだけでマッサージ効果（用手的リンパドレナージの役割）もあるが，患肢を動かしていることが条件である．
- 通常，患肢の挙上は夜間の就寝時と，それ以外はわずかに日常生活に取り入れることができる程度である．また，用手的リンパドレナージは時間的な余裕のあるときに限られる．したがって，日中活動時に弾性着衣を着用して圧をかけ，マッサージ効果を期待することがリンパ浮腫の治療の主体となる．

複合的治療（複合的理学療法を中心とする保存的治療）とは

- 上記のような治療法が，保存的治療の考え方である．その骨子は，「複合的理学療法」とよばれるが，日本では，さらに広い概念として

「複合的治療(複合的理学療法を中心とする保存的治療)」がある(図D-3).

患肢の挙上

- 起立性浮腫を含む全身性浮腫と同様,リンパ液が重力により体下部(立位:上肢は手の先,下肢は足底)に貯留しないようにする.つまり,上肢や下肢を挙上する,または,患部を高めに保持することが基本である.
- 上肢は吊るのではなく,わずかに心臓より高い位置に保てればよい.上肢では高く上げ過ぎると腋窩や肩に,下肢では鼠径部や殿部にリンパ液が貯留することになり,かえって上肢や下肢からのリンパ液の流れを阻止する(図D-4).

複合的理学療法の定義

- このような保存的治療は,複合的理学療法(CPT:complex physical therapy)として知られている.ポイントは,以下の4つであるが,患肢の挙上は治療上きわめて大きな影響があるので,基本として常に念頭におくべきである(図D-4).

① 用手的リンパドレナージ
② 用手的リンパドレナージ後の圧迫療法(弾性着衣や弾性包帯による患肢周径の維持)

図D-3 複合的治療(複合的理学療法を中心とする保存的治療)の考え方の概念

複合的治療
- 複合的理学療法
  1. 用手的リンパドレナージ
  2. 圧迫療法:弾性着衣,弾性包帯
  3. 圧迫下の運動療法
  4. スキンケア
  ＋
  5. 患肢の挙上
  6. 生活指導(減量,無理はしない)

MEMO 複合的理学療法

複合的理学療法は,CPT(complex physical therapy),CDT(complex decongestive therapy),CDT(combined decongestive therapy)などともよばれる.
1998年に米国がん協会のリンパドレナージワークショップにおいてDLT(decongestive lymphatic therapy)に統一がはかられたが,広まってはいない[2].

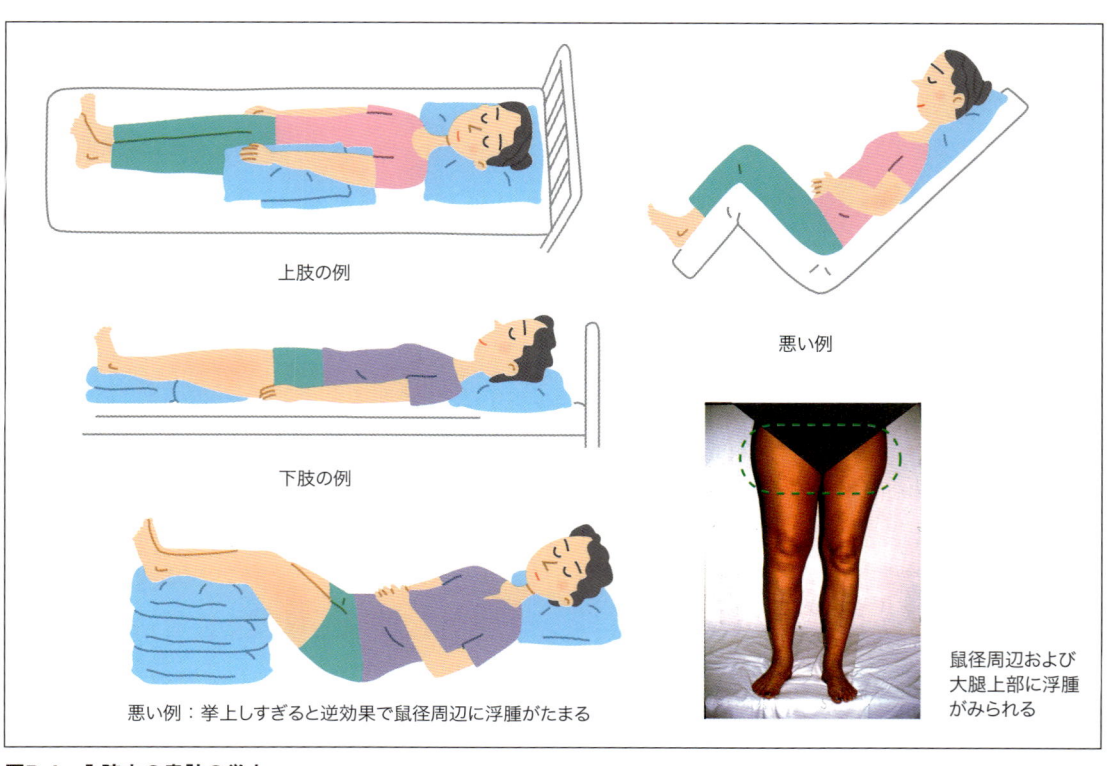

図D-4 入院中の患肢の挙上

上肢の例

下肢の例

悪い例:挙上しすぎると逆効果で鼠径周辺に浮腫がたまる

悪い例

鼠径周辺および大腿上部に浮腫がみられる

③圧迫したうえでの患肢の運動(弾性着衣の使用によるリンパ管へのマッサージ効果)
④患肢のスキンケア(蜂窩織炎の予防)

複合的理学療法の段階

- 複合的理学療法は，第1期の集中治療期と，第2期の維持治療期に分けられる．
- 第1期は，浮腫発症後に約1か月間入院し，スキンケア，用手的リンパドレナージ，運動療法，弾性包帯法を行い，集中的に過剰な組織間液の排除，および組織間隙の線維化などの変性を改善させ，可能なかぎりリンパ浮腫の軽減をはかる期間である．入院中は患肢の挙上が容易であり，急速な浮腫の改善が期待できる．
- 第2期は，外来でセルフケアにより軽減した状態を維持・軽減する期間である．日常生活での治療はかなり不利となるが，通常，自分では弾性包帯を巻くことは難しいため弾性着衣の着用に変更する．
- 必要に応じて用手的リンパドレナージ，またはセルフリンパドレナージ(シンプルリンパドレナージ)を行うこともある．
- 運動療法は病院内でのリハビリテーションではなく，日常生活活動での注意が中心となる．
- 第1期の入院治療は保険適用の問題も含め，現状では難しいので，日本では一部の重症例を除いては，十分な説明をしたうえで第2期から始めるのが現実的と考えられる．

複合的理学療法を段階的に行う目安

- 複合的理学療法は，リンパ浮腫の重症度分類(p.33 表C-2参照)のStage II(患肢の挙上によっても浮腫は消失しない，いわゆるリンパ浮腫)を想定したものと考えてもよく，明らかな浮腫が認められる場合には，複合的理学療法を中心に行うことで，安全かつ積極的な効果が期待できる．
- しかし昨今，手術後間もない状態(Stage 0, Stage I)の患者に対しても複合的理学療法を型どおりに指導・施行してしまうことによる弊害がみられてきた．
- そのため，平成21年度厚生労働省委託事業リンパ浮腫研修委員会では，患肢の挙上や日常生活指導(減量，日常生活内での運動療法など)などの重要性を改めて掲げ，合意事項をまとめ「複合的理学療法を中心とする保存的治療」(または複合的治療)とよぶこととし，喚起を促した(p.130 F 社会的資源の活用・今後の課題：平成21年度厚生労働省委託事業リンパ浮腫研修委員会における合意事項参照)．
- 手術後間もない時期は，手術後の低栄養状態や抗がん薬の副作用が関与していることも多く，安易にリンパ浮腫として治療を開始することは，患者への経済的・精神的負担も強く，厳に慎むべきである．

スキンケア

- リンパ浮腫のスキンケアの最大の目標は，炎症(蜂窩織炎)の予防である．そのため，外傷を避けることはもちろん，患肢の清潔や身体的・精神的過労を避けることを心がける．
- 具体的な内容に関しては，p.86「蜂窩織炎(急性炎症性変化[AIE])」を参照されたい．

Step up 一次性リンパ浮腫の治療法とは

基本的には二次性リンパ浮腫と同様である．しかし，浮腫の発症機序が異なるため，むくむ部位や状態が異なる．手術後などの二次性では，リンパ節切除周辺からむくむことが多いが，一次性では足先からむくみことが多い．したがって，弾性着衣は主に下腿に圧がかかるようにする．

二次性より治療効果は上がりにくいことが多く，発症は若い女性に多いため，美容上の問題も大きい．

社会的には，一次性における弾性着衣に保険適用がないことも大きな問題である．

用手的リンパドレナージ(MLD：manual lymph drainage)

用手的リンパドレナージの考え方

- 2009年(平成21年度)にリンパ浮腫研修委員会でリンパ浮腫の治療における用語の統一が行われ(p.136 F 社会的資源の活用・今後の課題：平成21年度厚生労働省委託事業リンパ浮腫研修委員会における合意事項参照)、「マッサージ」はいわゆる肩や腰のこりをとるための「マッサージ」であり、リンパ浮腫における「マッサージ」は優しく皮膚をずらすように行うもので本質的には異なるため、「用手的リンパドレナージ」として区別することとした。
- ドレナージとは「排液」という意味で、リンパ液を皮下から排液するという意味であり、本書でも基本的に「用手的リンパドレナージ」という言葉を用いているが、リンパ流を活発化する意味でのマッサージ効果として、マッサージという使い方も用いる。

用手的リンパドレナージの禁忌

絶対禁忌
- 活動性悪性腫瘍：状況により緩和ケア(p.77 Step up参照)の一環として行うこともある。
- 急性炎症：病原菌を体内に拡散する可能性がある。
- うっ血性心不全：循環血液量をさらに増し、心不全の悪化、肺水腫に至る可能性もある。
- 新しい静脈血栓：血栓を動かし、塞栓を促す可能性がある。

相対的禁忌
- 気管支喘息、低血圧、静脈瘤、甲状腺機能亢進症/低下症、がんの治療直後(再発のおそれ)、皮膚の外傷や大きな母斑、慢性炎症、月経障害、妊婦

用手的リンパドレナージの基本

皮膚表面のリンパ液を深部リンパ系に送り込む

- 上肢や下肢からのリンパ液はおのおの腋窩や鼠径リンパ節から深部リンパ系を経て、最終的に首のつけ根付近(頸静脈角)で鎖骨下静脈に合流する。リンパ系は皮膚から始まっており、全体の70％が皮膚周辺に集合しているので、ドレナージの標的部位は皮膚の表層である。
- 体表面上で、正中線、胸腹部などで毛細リンパ管ネットワークが粗になり、流れが途切れるラインを体液区分線(分水嶺)という(図D-5)。
- 区分された左右各胸・腹部のリンパ液は、各左右腋窩・鼠径リンパ節に向かう。一方、各区分域間には連絡路があり、いずれかの区分

---

column 用手的リンパドレナージの起源

用手的リンパドレナージは1936年、健康と美容のための方法として、Emil & Estrid Vodder夫妻のInternational Health and Beauty Exhibition in Parisにおける発表がはじめとされる。

リンパ浮腫における医療としての位置づけは、すでに1892年に整形外科医(Winiwarter)が用手的リンパドレナージの基礎を提案し、象皮病の治療として複合的理学療法を行っていた。しかし普及せず、1936年Vodder夫妻の発表後、1970年代からAsdonk, Foeldi, Casley-Smithなどが出現し、リンパ浮腫における複合的理学療法の一環として位置づけられた。

1995年にリンパ浮腫の治療のコンセンサスとして国際リンパ学会で採用され、数年ごとに更新されている[3,4]。

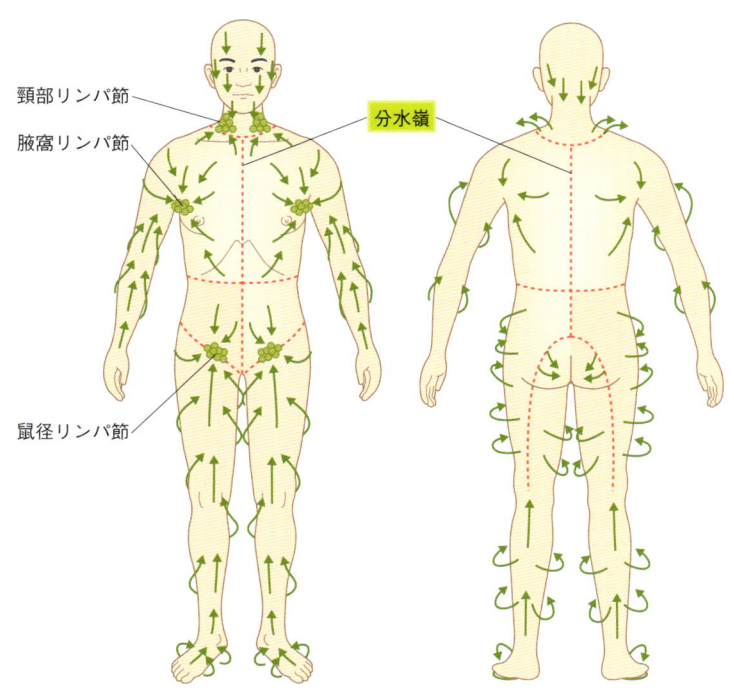

リンパ液は左右の頸部，腋窩，鼠径の6か所のリンパ節に，それぞれの区分け部位から集まる

図D-5　体液区分線（分水嶺）

域のリンパ液の流れが悪い場合は，隣接の他の区分域に流すことが可能となる（図D-6）．
- 腕や脚の用手的リンパドレナージの概念図を図D-7に示す．
- リンパ管は自動的に収縮する構造となっており，この動きは，①自律神経，②ストレッチ（伸展）受容体への刺激によるリンパ管に存在する平滑筋の収縮，③リンパ管内にある細胞からの刺激，などの内部刺激によって行われている（p.10 図A-5 参照）．

用手的リンパドレナージの実際

- 用手的リンパドレナージは患部に貯留した浮腫液を，障害のない他の領域のリンパ節を介して，皮膚表面をゆっくり，ずらしながら，深部リンパ系に送り込む手技である．
- 用手的リンパドレナージの効果は，組織液の流れを促し，リンパ液の生成を増大し，リンパ液流量が増え，リンパ管分節の動きが活発化することにより，皮下組織の線維化の改善が期待される．また，局所的に血液への圧を高めずに血流量を増加させることである．

皮膚のストレッチはゆっくり行う

- リンパ液の流れるスピードは血流に比べてはるかに遅く，皮膚から始まり静脈角で静脈内に流入するまで24〜48時間かかる．
- 用手的リンパドレナージによって集合管のはたらきが促進されても最大収縮は30回/分である．そのため，1〜2秒に1回の目安で皮膚のストレッチを行う．速過ぎるとリンパ系は痙攣を起こす可能性がある．
- リンパ系は皮膚表面に浅く分布しており，外力により影響されやすいため，ゆっくり，かつリズミカルに行う．
- リンパ液の流れを意識し，その圧は痛みを伴わず，皮膚の発赤を起こさない程度がよい．
- 逆に強過ぎる圧は皮膚および毛細リンパ管を傷つけ，毛細血管透過性亢進をまねき，浮腫を増強させるので好ましくない．
- リンパ系は体内のタンパク質の循環にも関与し，タンパク質が組織液中から排除されることにより，浮腫の増強は抑えられる．
- 用手的リンパドレナージの基本手技は4種類あり（図D-8），これらをドレナージ部位のリ

D　リンパ浮腫の保存的治療

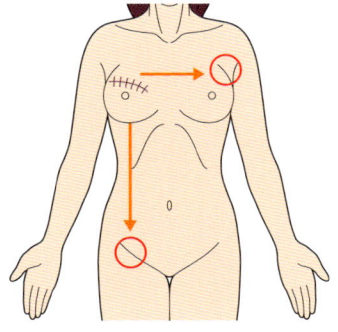

①右乳がん術後：腋窩リンパ節郭清　　②子宮がん術後：骨盤内リンパ節郭清

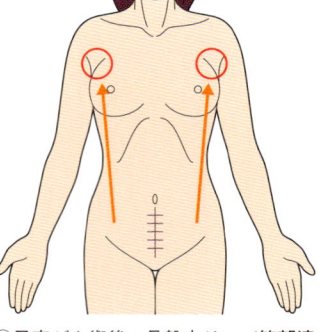

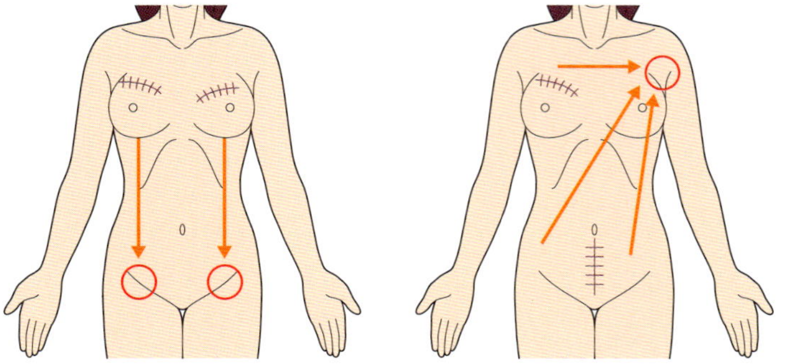

③両側乳がん術後：両側腋窩リンパ節郭清　　④右乳がん＋子宮がん術後：右腋窩リンパ節，骨盤内リンパ節郭清

図D-6　用手的リンパドレナージにおけるリンパ液の流れの向き

> 弁のある集合リンパ管を流れるリンパ液は，それぞれ流れ込むリンパ節が決まっている
>
> ↓
>
> 郭清により処理能力が低下すると，処理しきれず漏れ出して浮腫となる
>
> ↓
>
> いちばん近い健康な腋窩リンパ節か鼠径リンパ節に誘導
>
> 毛細リンパ管（皮膚表面下）には弁がないため，分水嶺を越えることが可能

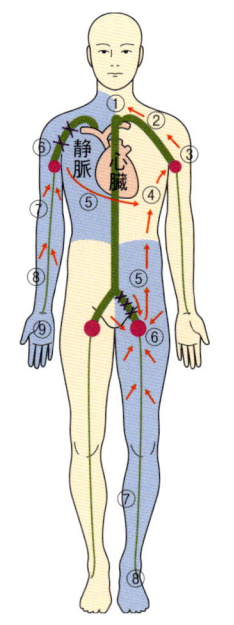

図A-2〜4に示すとおり無数のリンパ管が全身に分布しており，腕や脚にも多数のリンパ管が体幹部に向けて流れている　ここではあくまで概念として，その流れをグリーンの線で示している．体幹部の太い線は深部リンパ系である

本図は右腋窩または左鼠径部で深部に流入できない場合の用手的リンパドレナージの手順を示してある．右腕と右上半身，左脚と左下半身（青の部分）は，それぞれ右腋窩，左鼠径部付近のリンパ節切除の際に浮腫が発症する可能性のある部位を示している

図D-7　腕や脚の用手的リンパドレナージの概念図

ンパ管に適した組み合わせで行う．適していない手技で行うと十分な効果を得られない．

用手的リンパドレナージの経路の考え方

●たとえば左下肢の場合，左下肢の皮下のリンパ液は徐々に1つの大きな流れ（図D-7：下肢

の中心を走る線)になり，通常は左鼠径部のリンパ節から深部リンパ系へ流入し，腹腔内から胸腔内(胸管)へと進み，頸静脈角で静脈に合流する．
- 子宮がんなどの手術で鼠径部や腹腔内のリンパ節が切除されていると，下肢からのリンパ液の流れは阻害され下肢の浮腫となる．
- 一方，鼠径部のリンパ節へは下肢のみでなく下腹部からもリンパ液が流入するので，浮腫は下肢だけでなく外陰部も含めた下腹部にも及ぶことになる．
- 左下肢の浮腫液を排除するには，左鼠径部のリンパ節は使えないので，他のリンパ節(たとえば左腋窩部)から深部リンパ系に流し込み最終的に頸静脈角を目指す．この場合，車の渋滞と同様で最終目的地に近い部分から順次マッサージしていく．すなわち，用手的リンパドレナージではまず深部リンパ系の流れをよくすることから始める．

用手的リンパドレナージの手順

- 参考までに用手的リンパドレナージの手順を図D-9，10に示すが，あくまでも医療従事者が，別途専門技術を習得した場合に施行可能である．単に本書を参考に施行することは避けていただきたい．

右上肢が患肢の場合(図D-9)

- 最初に，最終目的地である首のつけ根の静脈への合流地点の流れをよくする(図D-9❶).
- 次いで深部リンパ系への入り口である，左腋窩のリンパ節をドレナージする(図D-9❶).
- 深部リンパ系の流れをよくしたうえで，リンパ節に近い胸部(図D-9❷)，ついで鼠径部や体側(図D-9❸)をドレナージする．患側背面のドレナージを行う(図D-9❹)．右上肢や右腋窩周辺の浮腫液を腋窩リンパ節へ誘導して流し込む．
- 右上肢の浮腫液をドレナージする(図D-9❺〜⓬).
- 指までドレナージしたら，逆の順で❷まで戻る．
- 最後に左腋窩リンパ節，右鼠径部をドレナージする．

右下肢が患肢の場合(図D-10)

- 最初に，最終目的地である首のつけ根の静脈への合流地点の流れをよくする(図D-10❶).
- 次いで深部リンパ系への入り口である，右腋窩のリンパ節をマッサージする(図D-10❶).
- リンパ液の通り道をドレナージする(図D-10❷).
- 腹部のリンパ液を側腹部方向に(図D-10❸〜❺)，大腿部の浮腫液を腹部に動かし(図D-10❻〜❽)，順次，膝(図D-10❾)，下腿(図D-10❿〜⓫)，足部(図D-10⓬〜⓯)のドレナージを行う．
- 足の裏までドレナージしたら，逆の順で❷まで戻る．

---

column: 用手的リンパドレナージの準備

[環境整備]
- プライバシーの保持
- 快適な室温，湿度など
- 高さを調整できるベッドが望ましい

[患者の準備]
- 身体を締めつけるような下着は脱ぐ．何も着ていない状態が理想的である．
- 時計や貴金属類ははずす．
- 排尿を済ませておく．

[実施者の注意]
- 患者の身体に直接触れる手の清潔(爪の手入れ)
- 指輪やブレスレット，ボールペンなど，患者を傷つける可能性のある物ははずす．

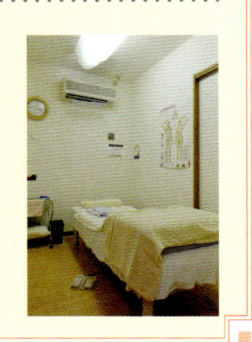

a. 静止円の技術：Stationary Circle	b. すくい上げの技術：Scoop Technique
①手指を伸ばし，手首を固定して手掌全体を皮膚上に平らに置く．このスタート地点をzero phase（ゼロフェーズ）とよぶ．この手技は，実施者の肘と肩を動かして行う	①四肢に行われる手技．片手または両手を交互に使う．リンパの排液方向に対して手掌を垂直に圧は加えずに置く（ゼロフェーズ）
②皮膚上を滑らせずに円を描くようにわずかに小指側にストレッチさせ，リンパ液の排液方向に軽く圧をかける	②手首を前方に送り出すように対角方向にストレッチする
③皮膚がもとの位置に戻るように力を抜く	③手首を中間位に戻しながら，リンパの排液方向に皮膚をストレッチさせる
④ゼロフェーズに戻る	④近位方向に回転させて，手の力を抜く

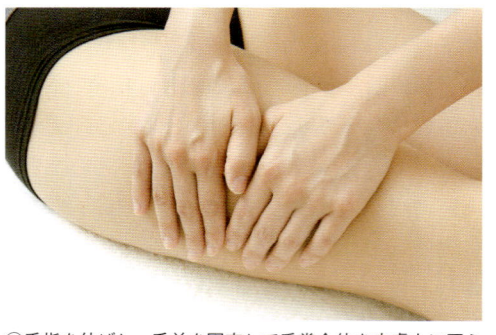

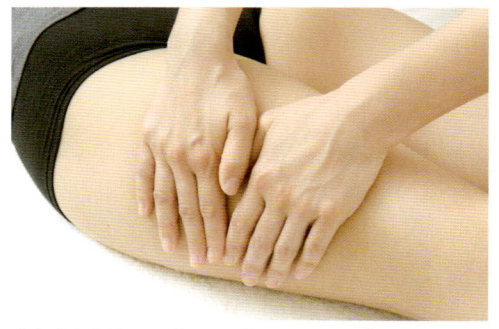

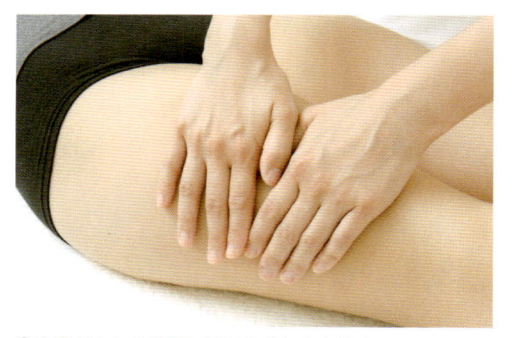

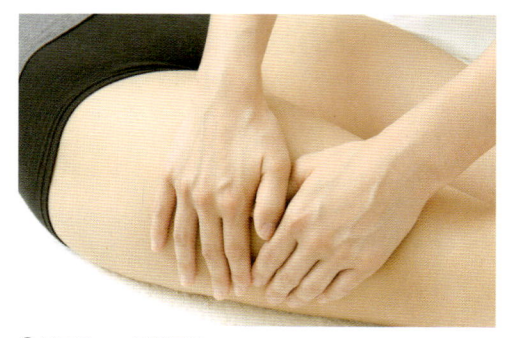

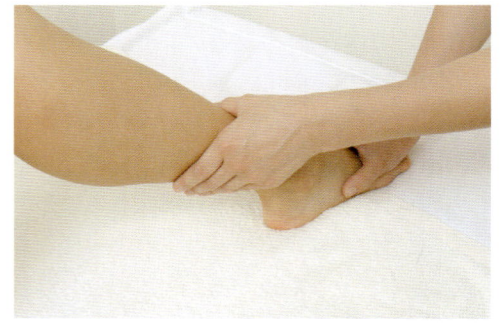

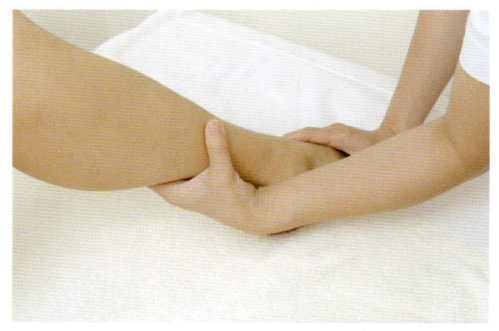

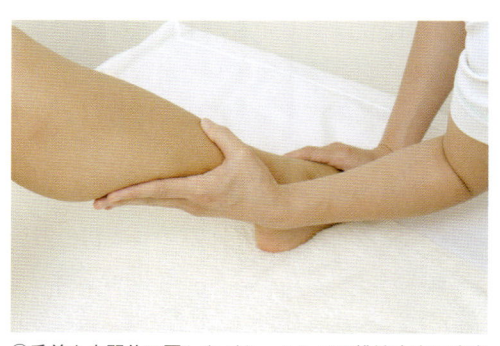

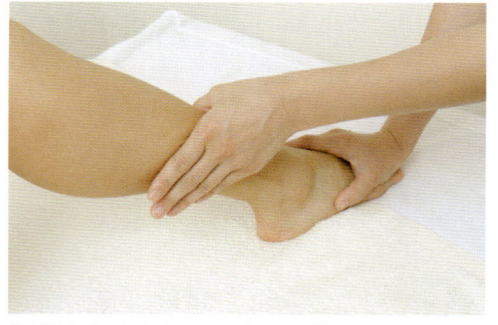

図D-8　用手的リンパドレナージの基本手技①

c. ポンプの技術：Pump Technique	d. 回転の技術：Rotary Technique
①四肢に行われる手技．リンパの排液方向に対して手首をやや尺屈させて皮膚の上に手掌を平らに置く（ゼロフェーズ）	①両手または両手を交互に用いて，背中のような広い面に行う．母指を広げた状態で，手掌全体をリンパの排液方向に沿って平らに置く（ゼロフェーズ）
②一度手首を持ち上げ手掌を浮かしたのち，母指と他の4指で皮膚を上方にストレッチしながら，少しずつ手首を下ろす	②前方に皮膚をストレッチさせたのち，わずかに手首を尺屈する
③掌全体が皮膚に触れると同時にリンパ液の排液方向に皮膚をストレッチさせ，皮膚がもとの位置に戻るのを確認する	③手をリラックスさせ，皮膚がもとの位置に戻るのを確認する
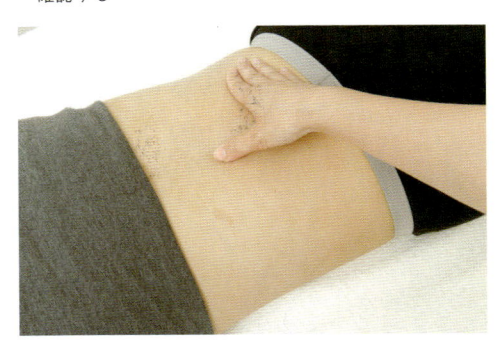	④母指を戻し，次いで母指を起点に，さらに手を前方へ進めていく

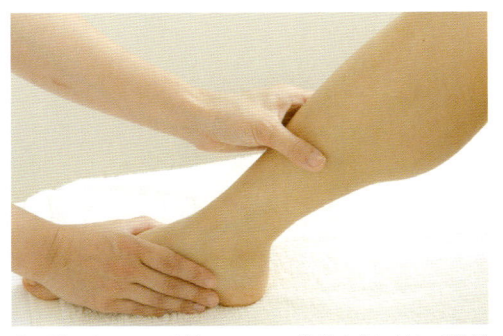

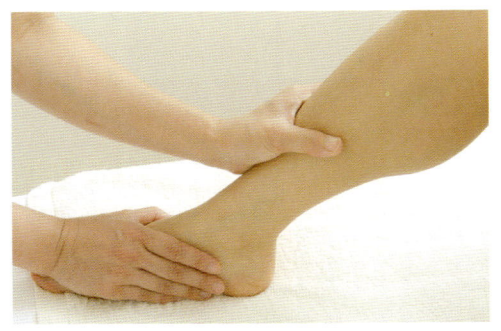

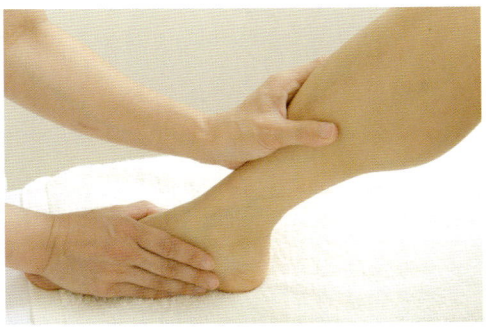

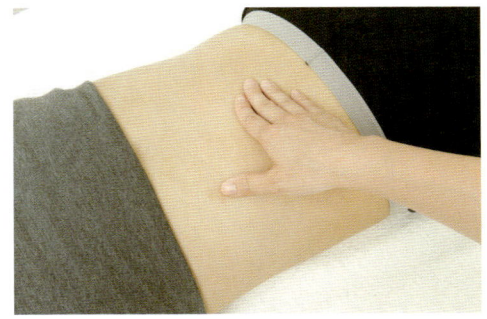

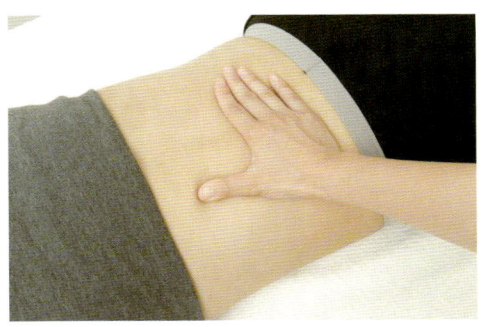

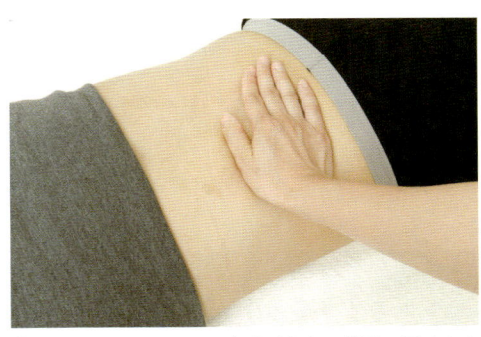

図D-8　用手的リンパドレナージの基本手技②

❶基本手技①(頸部のリンパ節)

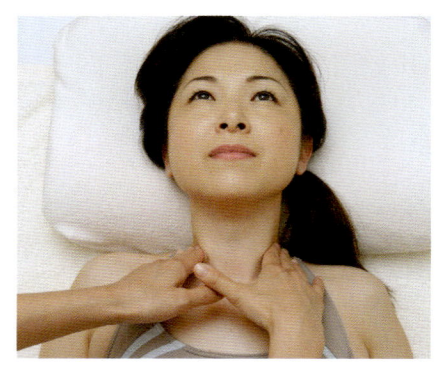

a. 鎖骨上窩のリンパ節を刺激(5回)

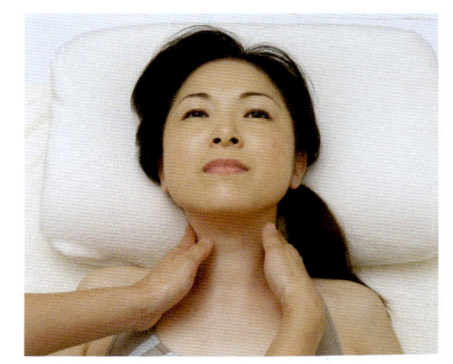

b. 側頸部の中央のリンパ節を刺激(5回)

❶基本手技②(健側の腋窩リンパ節)

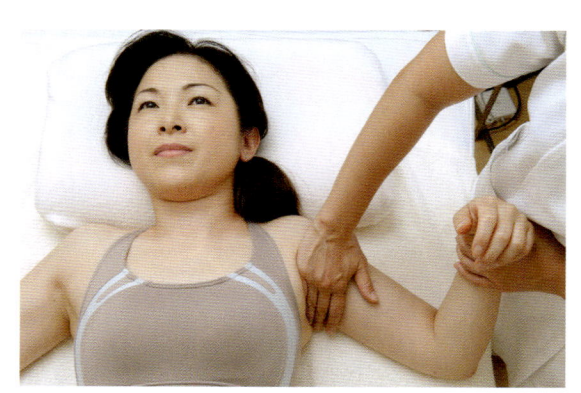

健側の腋窩リンパ節を両手か片手の静止円で刺激する(10回)

❷患側の肩から健側の腋窩へ

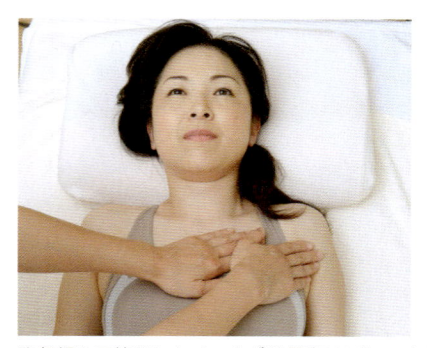

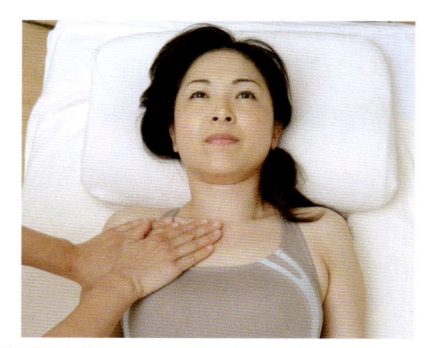

胸部幅を三等分にして，まず健側寄り3分の1を静止円で健側腋窩方向へドレナージ(3〜5回)．続いて3分の2を健側腋窩方向へドレナージし，最後に患側肩から健側腋窩へドレナージする

図D-9　用手的リンパドレナージの手順(右上肢患肢)①　　　＊施術は医療従事者が別途専門技術を学んだ場合のみ可能

❸患側腋窩から患側鼠径部へ

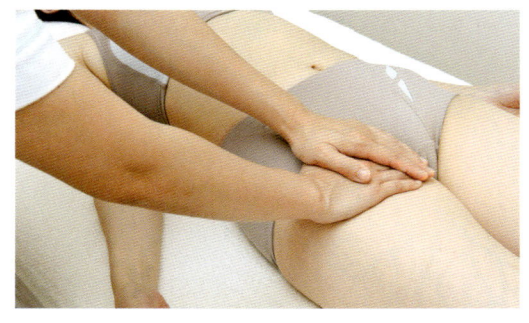

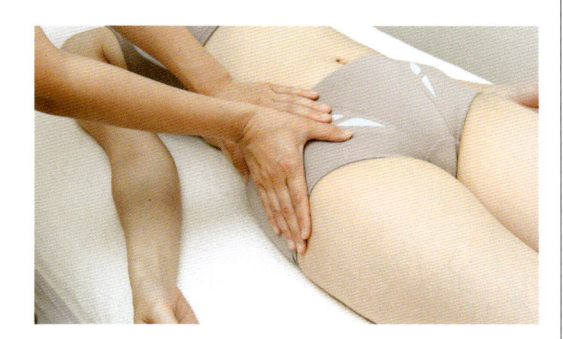

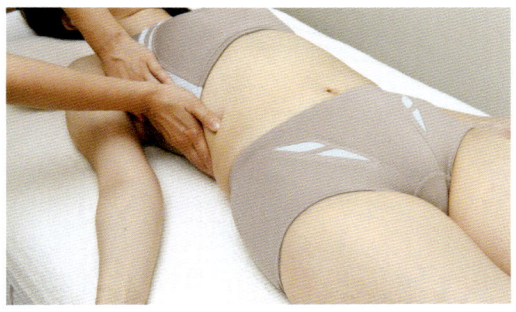

患側の鼠径部を静止円，ポンプなどでドレナージ（10回），分水嶺を越えて腋窩部を鼠径方向へドレナージ（3回）

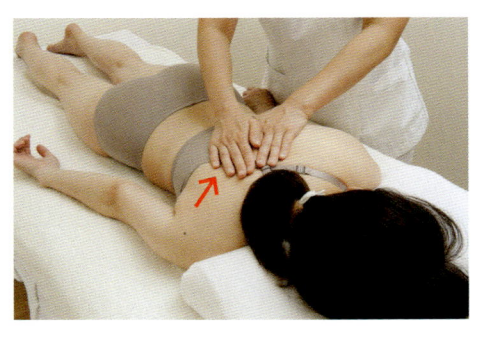

❹背面〜脇

背面は患側から健側へ，背幅を三等分して静止円・回転などでドレナージ（各3回）
側臥位の場合は，患側を上にする

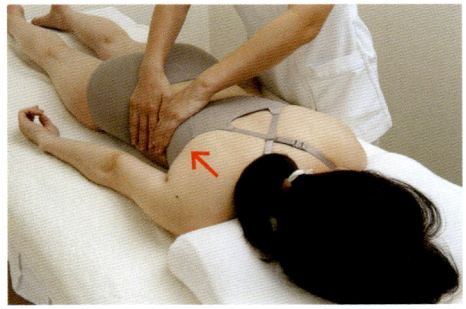

ついで患側の側背部を腋窩から鼠径部へ静止円でドレナージ（排液方向は鼠径部）

図D-9　用手的リンパドレナージの手順（右上肢患肢）②　　　＊施術は医療従事者が別途専門技術を学んだ場合のみ可能

❺患側上腕外側

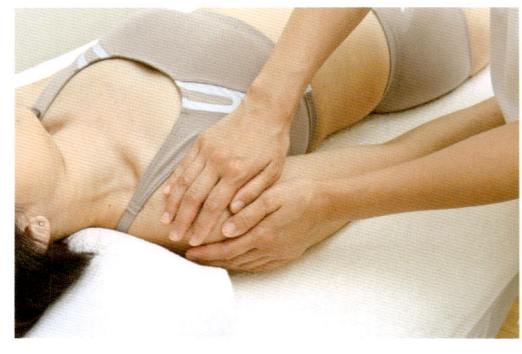

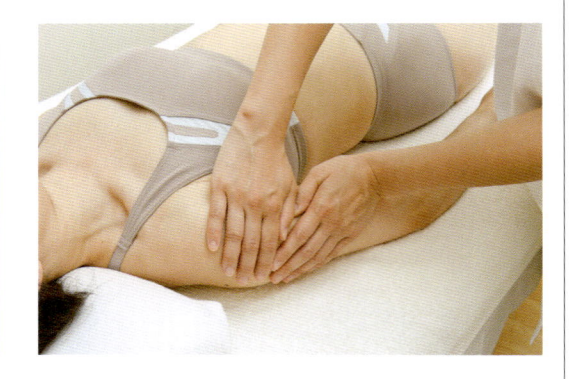

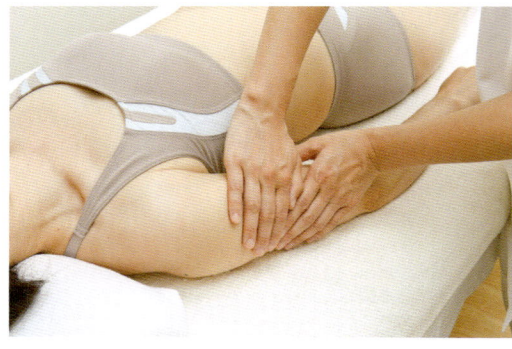

患側肩を包むようにして静止円（3〜5回），ついで上腕外側の肘から肩までドレナージ

❻患側上腕前後面

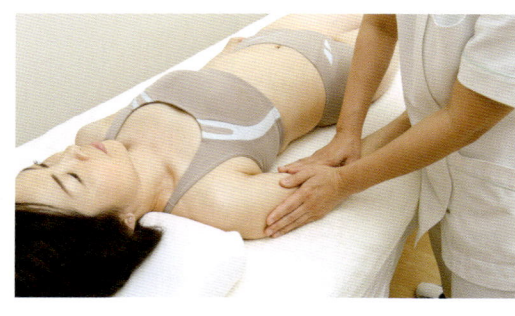

上腕前面を二〜三等分して斜め上方外側へ静止円でドレナージ

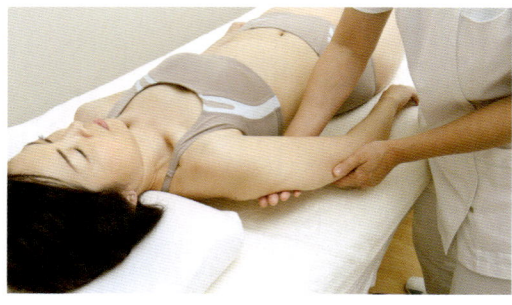

後面も二〜三等分して斜め上方外側へ

図D-9　用手的リンパドレナージの手順（右上肢患肢）③　　＊施術は医療従事者が別途専門技術を学んだ場合のみ可能

❼ 患側肘部

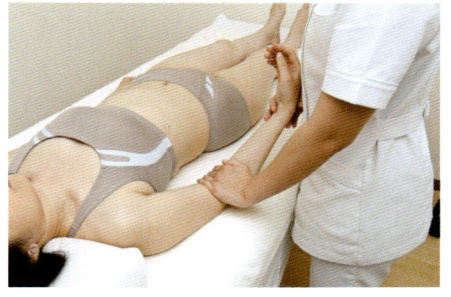

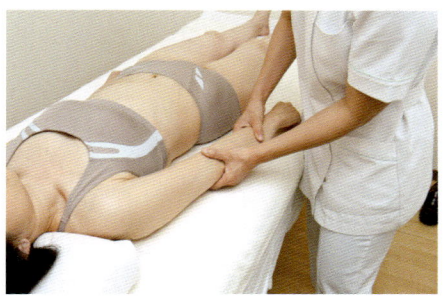

肘の内側および外側を静止円またはポンプでドレナージ

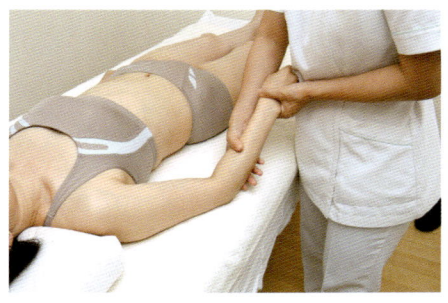

❽ 前腕

手首から肘までを静止円またはすくい上げなどでドレナージ

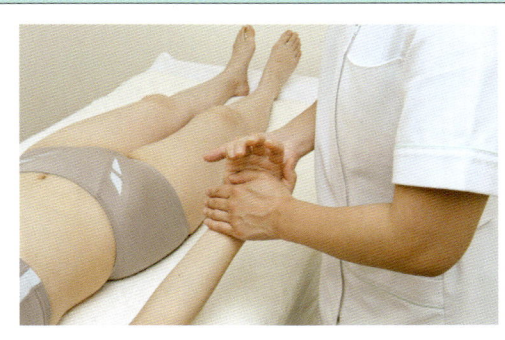

❾ 患側手首

手首を動かしながら，静止円でドレナージ

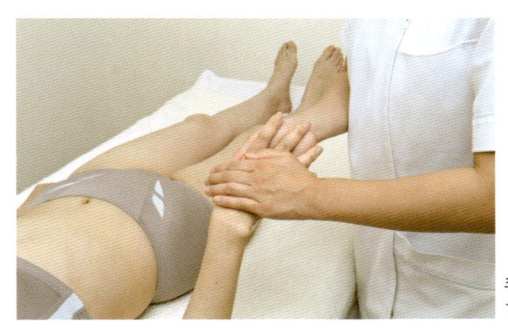

❿ 手背

手背の全体を静止円で，さらに中手骨間を指で静止円でドレナージ

図D-9　用手的リンパドレナージの手順（右上肢患肢）④　　　＊施術は医療従事者が別途専門技術を学んだ場合のみ可能

⓫手掌

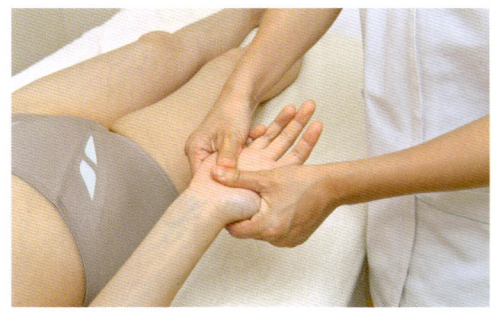

静止円で手首,手背部へドレナージ

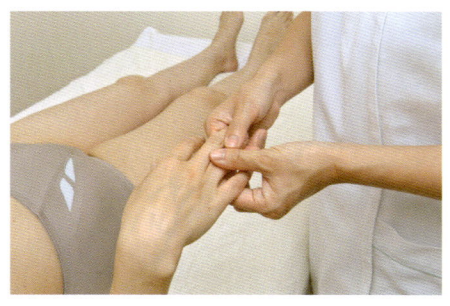

⓬指

静止円で1本1本行う

⓭やってきた順を逆にたどってドレナージして終了する

最後に健側腋窩リンパ節,患側鼠径部をドレナージする

図D-9　用手的リンパドレナージの手順（右上肢患肢）⑤　　　＊施術は医療従事者が別途専門技術を学んだ場合のみ可能

❶基本手技①（頸部のリンパ節）

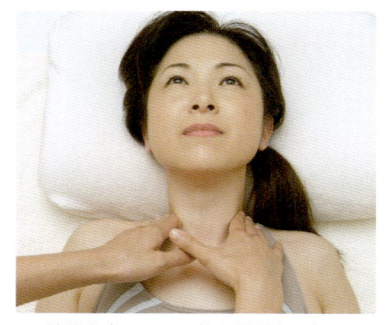

a. 鎖骨上窩のリンパ節を刺激（5回）

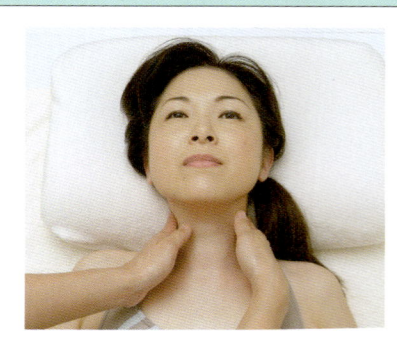

b. 側頸部の中央のリンパ節を刺激（5回）

図D-10　用手的リンパドレナージの手順（右下肢患肢）①　　　＊施術は医療従事者が別途専門技術を学んだ場合のみ可能

❶基本手技②(健側の腋窩リンパ節)

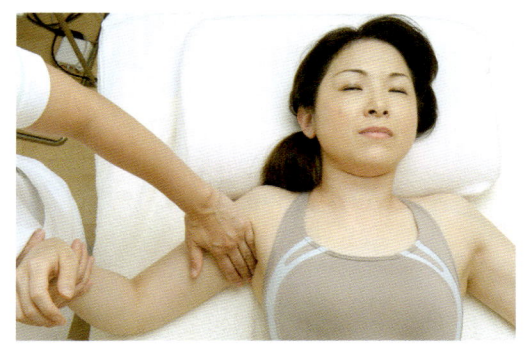

患側の腋窩リンパ節を両手か片手の静止円で刺激する(10回)

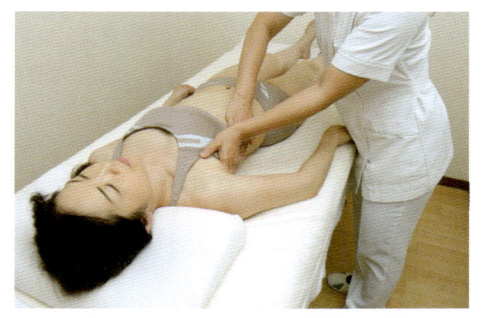

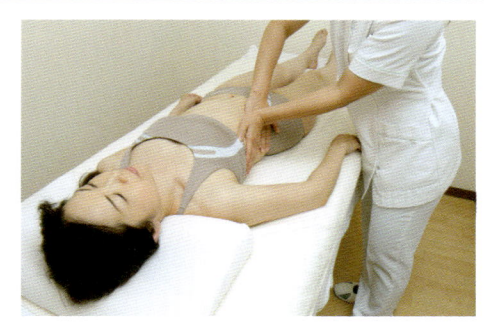

❷患側体側部

患側の腋窩，ついで脇に沿って腸骨部までを，順次腋窩方向へドレナージ(各3〜5回)

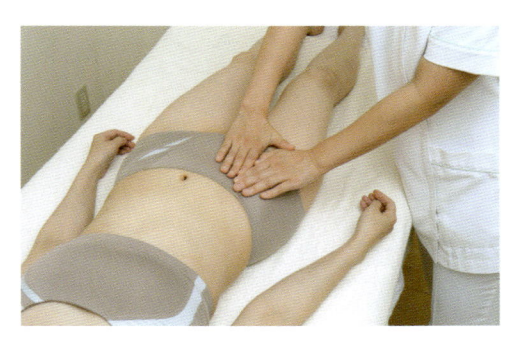

❸腹部

患側の腸骨から恥骨までドレナージ

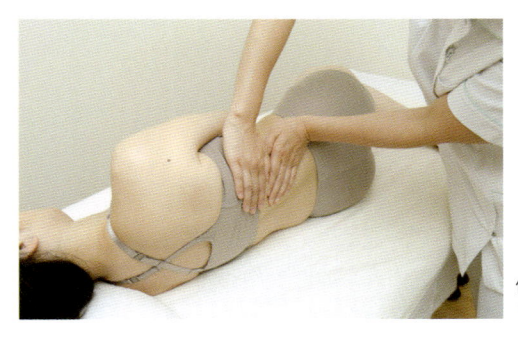

❹腰から腋窩

側臥位(患側上)で背中から腋窩までドレナージ(腹臥位でもよい)

図D-10 用手的リンパドレナージの手順(右下肢患肢)②　　＊施術は医療従事者が別途専門技術を学んだ場合のみ可能

❺ 殿部

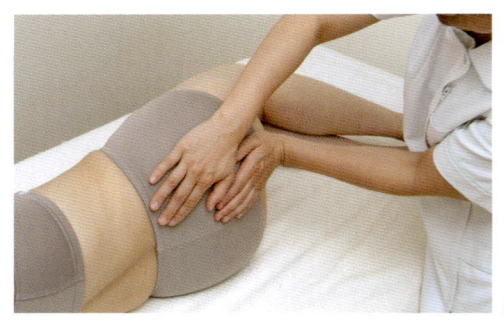

患側殿部をドレナージ

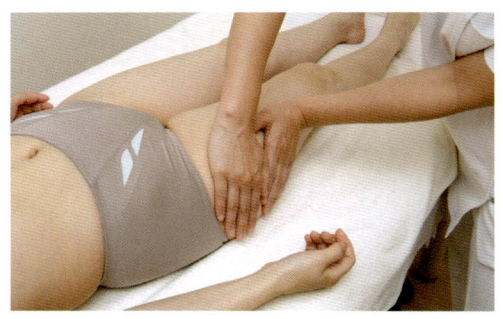

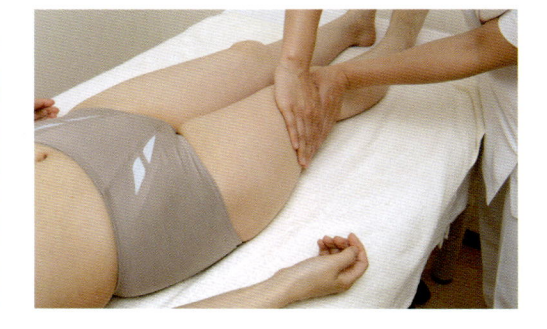

❻ 大腿部外側

大腿部の外側を静止円かポンプでドレナージ

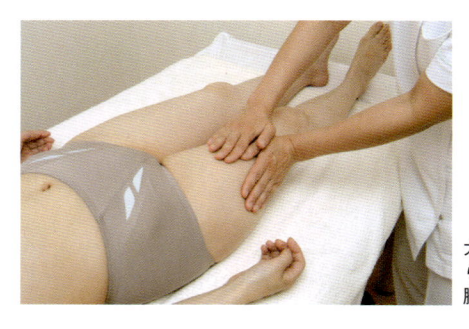

❼ 大腿部前面

大腿部つけ根から膝までを三等分して、つけ根に近いほうから前面を外側から内側に向かってドレナージ（排液方向は大腿外側）

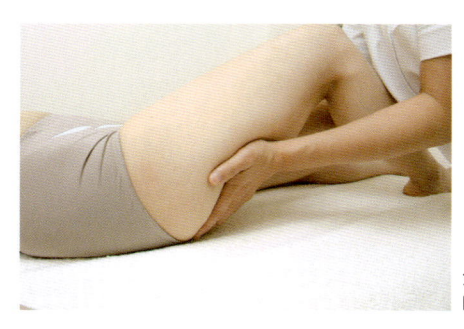

❽ 大腿部後面

大腿部の裏側を外側に向かってドレナージする．徐々に膝へ向かっていく

図D-10　用手的リンパドレナージの手順（右下肢患肢）③　　＊施術は医療従事者が別途専門技術を学んだ場合のみ可能

❾膝

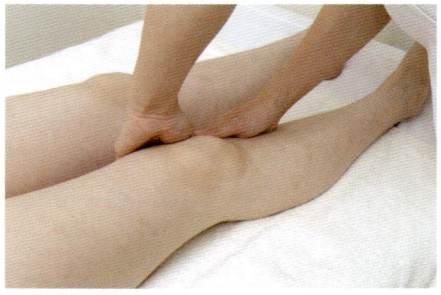

膝の前面は両手の静止円・ポンプなどでドレナージ

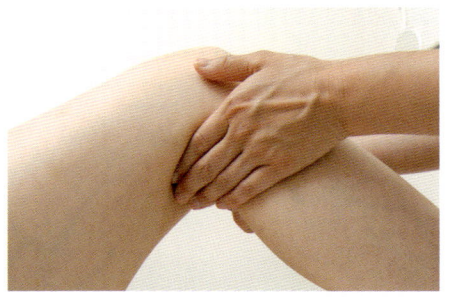

膝裏側は静止円でドレナージ

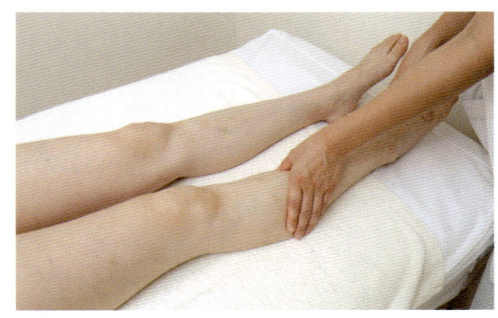

❿脛

ポンプで膝方向へドレナージ

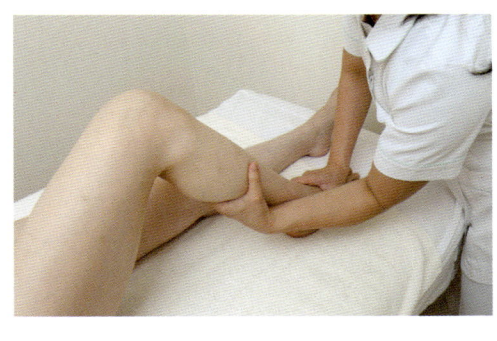

⓫下腿の裏側

ふくらはぎはすくい上げで内側・外側を膝方向へドレナージする．膝下から足首までを3か所くらい行う

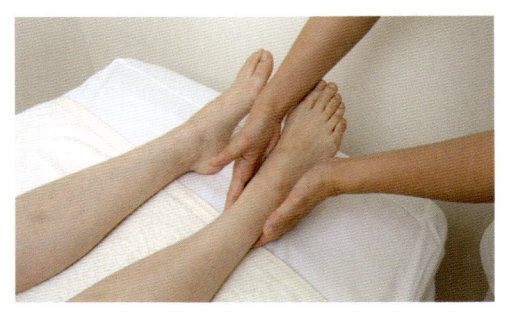

⓬足首（踝回り）

アキレス腱は両手で，静止円などでドレナージ

図D-10　用手的リンパドレナージの手順（右下肢患肢）④　　＊施術は医療従事者が別途専門技術を学んだ場合のみ可能

⓭ 足背

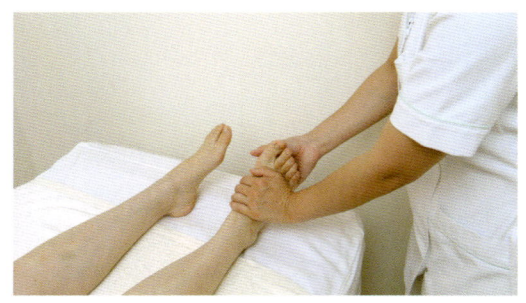

足背全体を静止円（足関節を底背屈させながら行ってもよい），中足骨間を手指で静止円でドレナージ

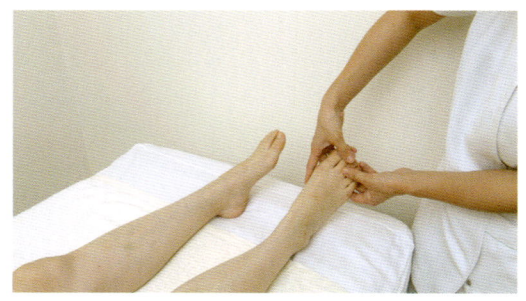

⓮ 足趾

趾全体と趾1本ずつを行う

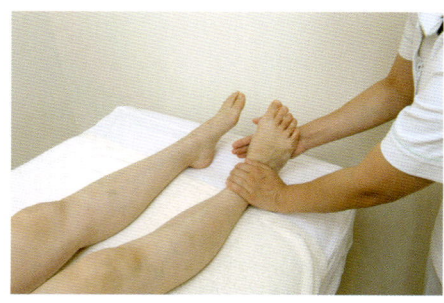

⓯ 足の裏

踝や足背方向にドレナージ

⓰ やってきた順を逆にたどってドレナージして終了する

最後に患側腋窩リンパ節をドレナージする

図D-10　用手的リンパドレナージの手順（右下肢患肢）⑤　　＊施術は医療従事者が別途専門技術を学んだ場合のみ可能

間欠的空気圧迫法（SIPC）

間欠的空気圧迫法の適応
- 間欠的空気圧迫装置（空気式マッサージ器，図D-11）は，筒状のカフを空気圧で膨張・収縮する装置を用いて，患肢のリンパ液を体幹部へ誘導するものである．
- カフは単独や複数に分割されたものがあり，圧力や周期もさまざまである．
- 使用の際，リンパ液を体幹部へ押し上げる，または絞り上げるような意味合いで使用されることが多いが，リンパ液を上肢では腋窩や肩，下肢では下腹部に押し込んでしまい，かえって治療に難渋する結果をまねくことがある．
- したがって，患肢のつけ根や陰部に浮腫を伴う症例には基本的に勧められない．保存的治療の補助的な位置づけであり，押し上げるよりはむしろ，間欠的な圧迫によって患肢リンパ管の収縮を活発化することを考える．

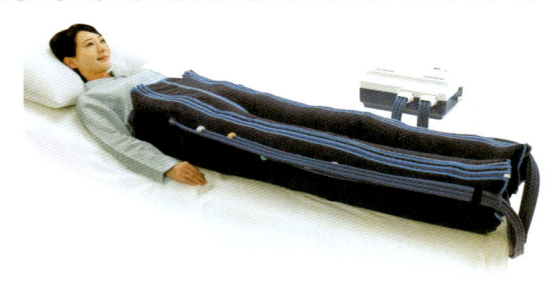

（資料提供：メドマー産業株式会社）

図D-11　間欠的空気圧迫装置の使用例

- 使用時は，セルフリンパドレナージを併用し，肩や腋窩，下腹部などのリンパ液の排除を行う．圧は比較的弱く30～60mmHg程度で用いられるが，緩和ケアにおける低タンパク性浮腫などではより弱圧が好ましい[5]．

間欠的空気圧迫法の禁忌
- 蜂窩織炎などの急性炎症，深部静脈血栓症，コントロール不良の心不全，虚血性血管疾患，重度の感覚障害などがある．

圧迫療法（compression garments）

- 弾性着衣（弾性スリーブ，弾性ストッキング）や弾性包帯（バンテージ）を使用する治療のことである（図D-12）．
- 起立位では患肢を圧迫して押さえることは，ある程度の浮腫がみられる場合は必須である．
- 圧迫の方法は，弾性着衣または弾性包帯の使用であるが，日常生活では弾性着衣が実用的である．

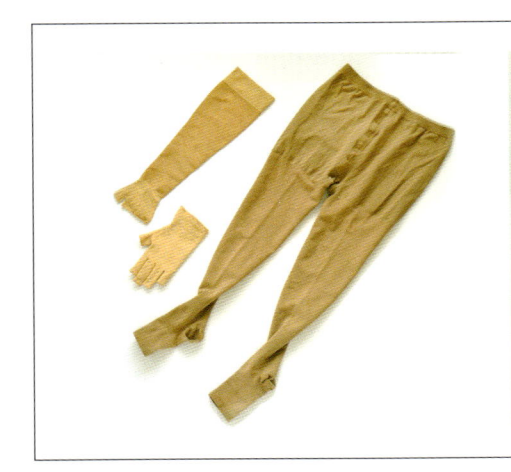

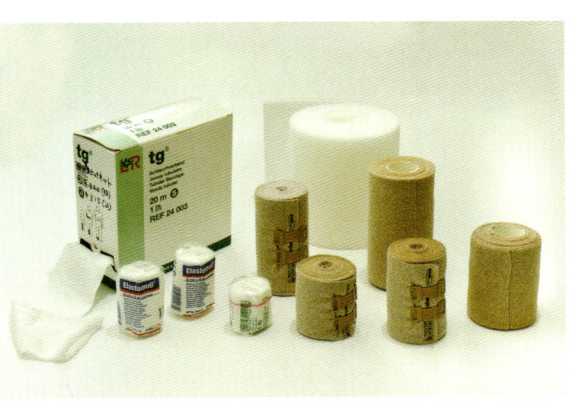

図D-12　弾性着衣と弾性包帯

D　リンパ浮腫の保存的治療

弾性着衣（弾性スリーブ，弾性ストッキング）

弾性着衣の特性

- 弾性スリーブや弾性ストッキングは医療機器であり，通常のストッキングとは異なる．伸縮性が低いため安静時には適度に圧（静止圧）を加え，運動時に抵抗する強い圧（動作圧）がかかるようなつくりになっている（図D-13）．
- 組織間隙内圧が高まり浮腫液の生成が抑制され，一方でリンパ管への還流量が増し浮腫の形成を最小限にする．
- 治療の第2期（現状維持・改善期の段階）に適している．軽度の浮腫（主に下肢）の場合に初期治療の一環としても用いられることもある．
- 着圧はナイロン，ポリウレタンなどにインレイ糸（横糸）を挿入することで生み出している．
- 着圧の表記は各国で異なるので注意する（表D-1）．おおよそ，クラスⅠは20～30mmHg，クラスⅡは30～40mmHg，クラスⅢは40～50mmHgと考えてよい[6]．

弾性着衣の種類と特徴

弾性ストッキング（表D-2，図D-14）

- 弾性ストッキングにはシリコン付きストッキング，ベルト付き片脚ストッキング，パンティストッキング，片脚パンティストッキング，トゥキャップなど，さまざまなタイプがある．
- 脚のつけ根で食い込まない点ではパンティストッキング（または片脚パンティストッキング）タイプが理想であるが，簡便さで片脚ストッキングやシリコン付きストッキングが使用されることが多い．

弾性スリーブ（図D-15）

- 最も一般的なタイプは手首から腋の下までを覆うものであるが，手の甲まで覆うミトン付

> **MEMO　デニール（D）とは**
> デニール（denier）という単位は圧ではなく，繊維の太さ（単位長さ当たりの重量）を表している．糸の質量（グラム単位）を基準としたもので，9,000mの糸が1gならば，1デニールとなる．日本では「番手」という糸の単位があるが，1D=1番手ではない．

> **MEMO　圧の表記**
> 現在の圧表記はヘクトパスカル（hPa）とされる（1mmHg＝1.333hPa）が，保険適用時の圧の表記はmmHgであるので，臨床現場ではmmHgを使用するとよい．

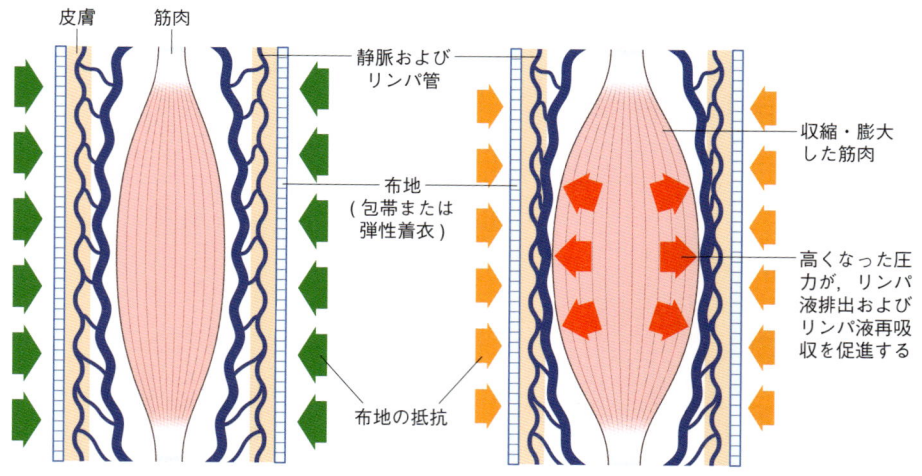

静止圧：弾性包帯や弾性着衣は静止時には皮膚に一定圧を加える

動作圧：運動時，筋肉が収縮し膨大すると，周囲の弾性包帯は抵抗としてはたらき患肢内部の圧は高まる．皮膚，筋肉，静脈およびリンパ管，布地（包帯または弾性着衣），布地からの抵抗，収縮した筋肉，高くなった圧力がリンパ管を活発化し，浮腫液のリンパ管への再吸収を促進する

(Best Practice for the Management of Lymphoedema. International consensus. Lymphoedema. p.47, Framework. 2006)

図D-13　静止圧と動作圧

表D-1 弾性着衣の各国の圧の基準

ドイツDIN 58133 スイス(メーカー値／シグバリス) RAL-GZ387基準	欧州標準化委員会 ENV 12718	フランス AFNOR NF G30-102	英国 BS 6612	USA (メーカー値／レックスフィット)
Ⅰ　18以下	A　10〜14	Ⅰ　10〜15	Ⅰ　14〜17	弱圧
Ⅰ　18〜21	Ⅰ　15〜21	Ⅱ　15〜20	Ⅱ　18〜24	弱中圧　　　20
Ⅱ　23〜32	Ⅱ　23〜32	Ⅲ　20〜36	Ⅲ　25〜35	中圧(薄手タイプ)30
Ⅲ　34〜46	Ⅲ　34〜46	Ⅳ　＞36		中圧(厚手タイプ)40
Ⅳ　＞46	Ⅳ　＞46			強圧　　　　45

＊国によって表示される圧迫圧の範囲が異なる．
ⅠⅡⅢⅣおよびAはクラス分類，アラビア数字1，2，3は圧(単位mmHg)を示す
(DIN 58133：2008 Medical compression hosiery, 2008)
(DD ENV 12718：2001 Medical compression hosiery, 2001)
(BS 6612：1985 Graduated compression hosiery, 1985)
(NF G30-102 octobre 1986 Articles de bonneterie - Détermination de la pression de contention, 1986)

表D-2 弾性ストッキングの種類

	着脱	つけ根での食い込み	ずり落ち	快適性などの特徴	価格
パンティストッキング	×	○	○	蒸し暑い	×
片脚パンティストッキング	△	○	○	健側は快適	×
ベルト付き片脚ストッキング	○	△	△	ベルトが邪魔	△
ストッキング(シリコン付き)	○	△	△	シリコンにかぶれやすい	○
ストッキング(シリコンなし)	○	×	×	かぶれにくい	○
ハイソックス	◎			下腿のみ	◎(ただし保険不適用)

×劣る　△少し劣る　○よい　◎とくによい

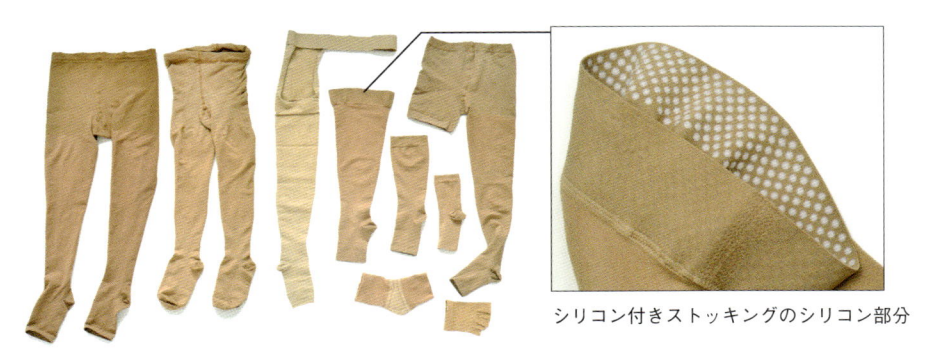

図D-14　弾性ストッキングの例

シリコン付きストッキングのシリコン部分

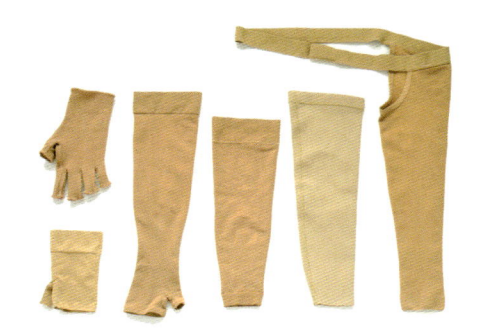

図D-15　弾性スリーブの例

D　リンパ浮腫の保存的治療

きスリーブが基本である．
- そのほか，ショルダー付きスリーブ，ミトン，グローブや指のみの製品もある．

弾性着衣の着用効果
- 一度むくんだ場合は，弾性着衣の着用が最も重要であり，その選択と着用状態（弾性ストッキングの履き方：図D-16）は治療効果を決定するといっても過言ではない．
- 適切な弾性着衣を選択し，マッサージ効果を得るために正しく着用し，動かすように指導する．
- 弾性着衣は朝起床時に着用し，就寝直前にはずす．起床後に洗顔や食事の支度を終えてから着用するのでは遅い．夜間就寝前も基本的に着用し続ける．ただし，自宅で横になっている場合はそのかぎりではない．むしろ，弾性着衣の圧が強過ぎると横になっているときに痛みやしびれがみられることがある．
- 弾性着衣は，起きていても横になっていても，動かさなければマッサージ効果は発揮されず，圧迫するだけになってしまう．そのため就寝時は基本的にははずすか，または，一段弱い圧の製品を着用するとよりよい．

弾性着衣の選択時の考え方
下肢の場合
- 二次性リンパ浮腫の場合，鼠径部周辺のリンパ節切除においては鼠径部周辺から浮腫が発症し，漸次，脚のほうへ流れ落ちる．そのため，発症初期の鼠径部周辺の浮腫に対して脚を上げるのは誤りであるのと同様，鼠径部より下だけを強力な弾性ストッキングで圧迫するのも逆効果になることが多い．
- 浮腫が患肢全体に及んだ場合は，弾性ストッキングは脚全体を覆うのが基本である．鼠径部でリンパ液の流れを遮らないように注意する．そのため，パンティストッキングタイプが理想となる．
- 一次性リンパ浮腫では多くの場合，足部から発症し，漸次，上方へ進展する．そのため，足部，踝部から気がつくことが多いが，下腿，さらには大腿まで浮腫が及んでいることが多い（p.34 図C-6参照）．
- したがって，初期にはハイソックスタイプ，ストッキングタイプの弾性ストッキングで間に合うことが多い（図D-14参照）．しかし，徐々に鼠径部，殿部にも浮腫が及ぶので，その際は二次性リンパ浮腫と同様にパンティストッキングタイプが理想となる．
- 弾性ストッキングの悪い着用例を図D-17に示す．

上肢の場合
- 上肢も下肢と同様に浮腫は下（手のほう）へ落ちると考えてしまいがちだが，実際には肘中心に浮腫を認めることが多い．これはリンパ系の走行の関係，ならびに日常生活では肘を曲げていることが多いからである．
- スリーブは手首のほうが強く，上腕のほうは圧が弱くなっている．さらに手を使えるようにするため，手首までの形が使用されることが多いので，当然手の甲がむくむことになる．
- 手の甲がむくまないようにするには，①スリーブの圧を弱くする，②ミトン付きスリーブを用いる（基本はミトン付きスリーブ）方法がある（図D-15参照）．
- 弾性スリーブの悪い着用例を図D-17に示す．

弾性着衣の圧
- 弾性着衣の強さは，以下の3点を目安に，できるだけ強い圧（約30〜50mmHg）を用いる．
  ①着用していてしびれや痛みがない．
  ②手足の動きに支障がない．
  ③足先が白くなったり（動脈閉塞），うっ血（静脈閉塞）したりしない．
- 上肢はクラスⅡまたはクラスⅠ，下肢はクラスⅢまたはクラスⅡを選択することが多い．

弾性ストッキングの選択上のノウハウ
- 弾性ストッキングのサイズ表の数値は，「むくんでいる脚のサイズ（周径cm）」である．
- 重症度分類StageⅡ（p.33 表C-2参照）で明らかな浮腫がある場合やStageⅢなどではサイズどおり選択してもよい．この際，最も圧の強い足首，下腿部を基準とする．足首に比べて下腿部が丸く膨らんで大きい場合は，足首

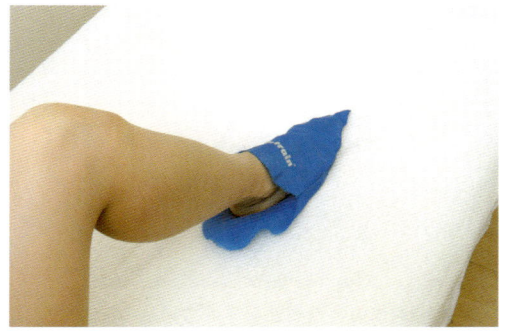

①弾性ストッキングにセットされているトウカバーを履く

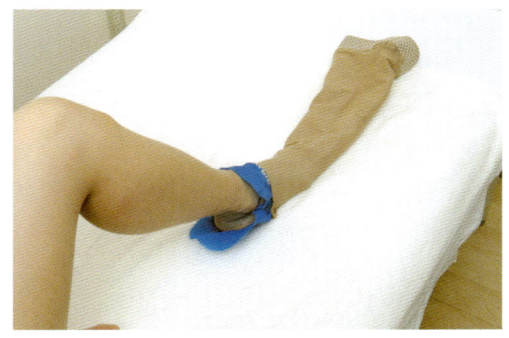

②弾性ストッキングを踵部分まで裏返しにして，足先を入れる

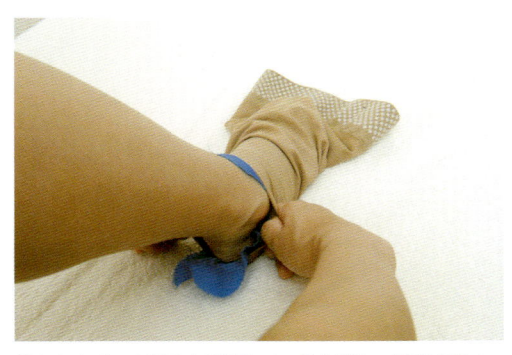

③トウカバーの滑りを利用して，最も難しい踵部を履く

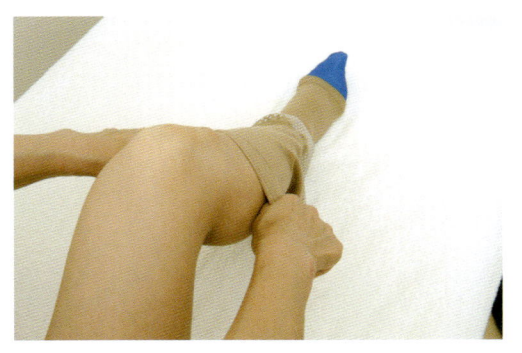

④両手でバランスよく，裏返した弾性ストッキングを表側に戻す感覚で10cmくらいずつ徐々に履いていく

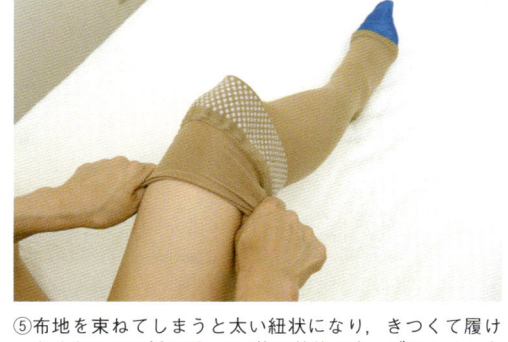

⑤布地を束ねてしまうと太い紐状になり，きつくて履けなくなるので折り返した2枚の状態で少しずつたくし上げる

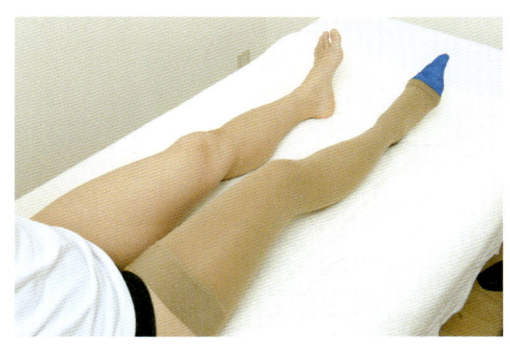

⑥全体のバランスをみて，左が均等になるように微調整する

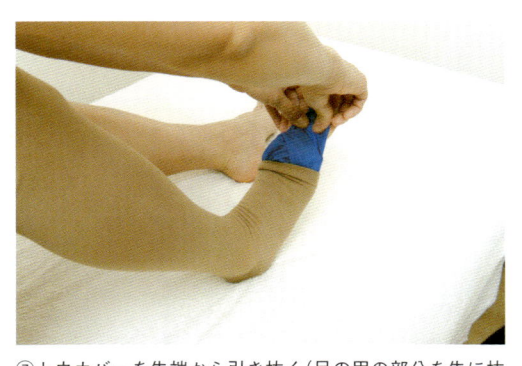

⑦トウカバーを先端から引き抜く（足の甲の部分を先に抜くとよい）

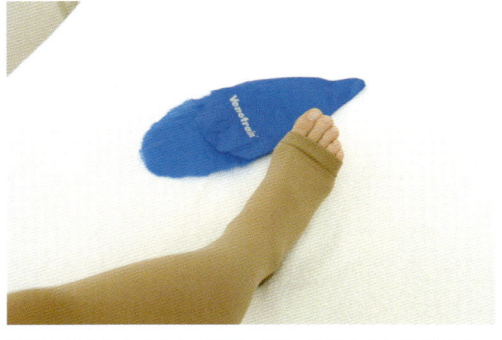

⑧引き抜く力もかなり必要なので，可能なら介助者にやってもらう

図D-16　弾性ストッキングの履き方（基本形）

D　リンパ浮腫の保存的治療

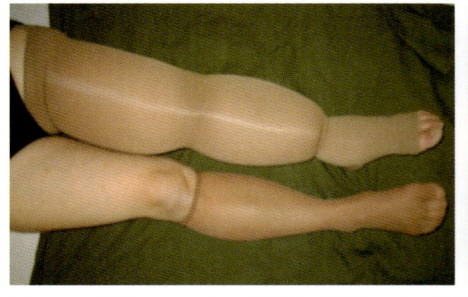

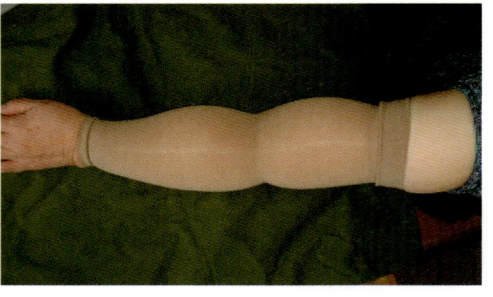

図D-17　弾性ストッキング（左），弾性スリーブ（右）の悪い着用例（両端および関節部での食い込み）

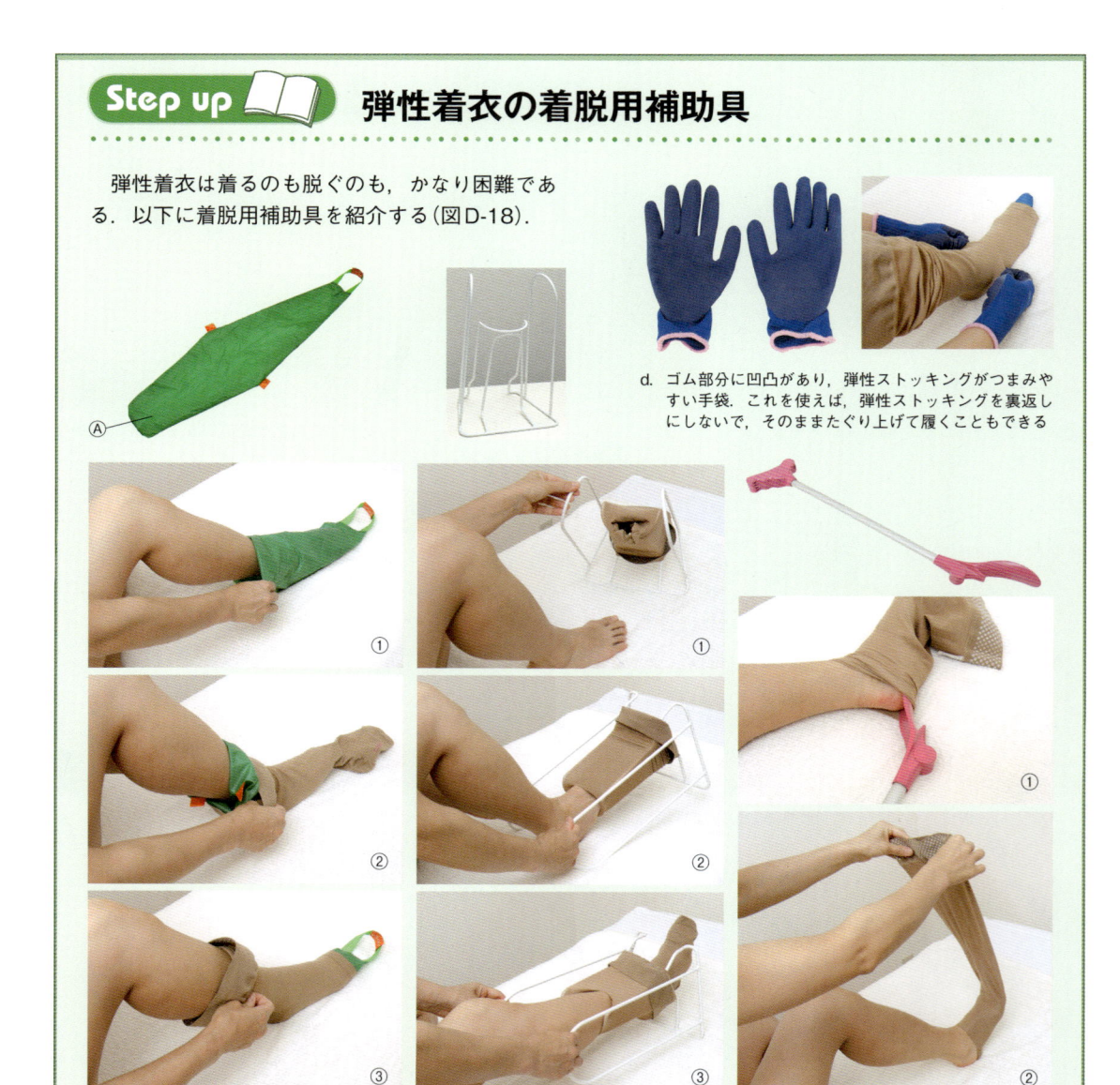

Step up　弾性着衣の着脱用補助具

弾性着衣は着るのも脱ぐのも，かなり困難である．以下に着脱用補助具を紹介する（図D-18）．

d. ゴム部分に凹凸があり，弾性ストッキングがつまみやすい手袋．これを使えば，弾性ストッキングを裏返しにしないで，そのままたぐり上げて履くこともできる

a. Ⓐ側を半分中に入れ込み，トウカバーにして弾性ストッキングを履く．引き抜く際にもこの布地同士が滑るので，比較的楽に抜ける

b. スチール製で，真ん中の部分に弾性ストッキングをセットし，そこへ足を差し入れて，ストッキングを上げる感覚で履くタイプ．腕にも使える

c. 「バトラーオフ」という，靴下を脱ぐのに使う介護用品を応用して，最も脱ぐのが難しい踵部に使う．靴べらの逆バージョンのようなもの

図D-18　弾性着衣の着脱用補助具

ではなく，ふくらはぎの大きさに合わせてサイズを選択する．
- Stage Ⅱ以上の治療では弾性ストッキングの圧は基本的にクラスⅢ（40〜50mmHg）以上が効果的である．
- クラスⅡ（30〜40mmHg）の適正サイズよりも，クラスⅢ（40〜50mmHg）の1段大きなサイズのほうが効果的である．たとえば，足首20cm，ふくらはぎ37cmでは，クラスⅡのSサイズではなく，クラスⅢのMサイズを選択するという考え方である．
- Stage Ⅰなどで浮腫があまりない場合は，サイズどおりの弾性ストッキングを選択すると，多くの場合は強すぎる．これはクッションとしての浮腫がないため，出っ張っている骨や筋肉などの組織を直接圧迫するためである．
- 同様に，押しても逃げてくれない脂肪が多い場合にも，1〜2段大きめのサイズとするとよい．

弾性スリーブの選択上のノウハウ
- 弾性スリーブと弾性ミトンの組み合わせは，手首部分で生地が二重になり，手の甲がむくみやすい．また，費用も高額となるので安易に用いないほうがよい．
- 同様の理由から，手の甲の浮腫が主体の場合は，弾性ミトンのみを用いたほうがよいことが多いが，手首で締まらないように注意する．

弾性着衣着用時のポイント
- 着用時，まず腕や脚の形を整えることである．食い込み，とくに腕や脚のつけ根の食い込みは最も好ましくない．効果がでないときは「弾性着衣が合わない」のではなく「着け方や弾性繊維は均一か，とくに食い込みがないか」を確認することが先決である．
- よい形の弾性スリーブ，弾性ストッキングに腕や脚を合わせるのであって，太くなった腕や脚の形に弾性スリーブ，弾性ストッキングを合わせるのではない．したがって，「合った弾性ストッキングがないからオーダーメイドをつくる」必要があるのはごく一部である．脚の変化（変形）が強く，「よい形」に合わせることができない場合は，着け方を工夫し，また，弾性包帯などを一部使用したりして，よい形に近づける．

上腕・肩・腋，大腿・下腹部・陰部のむくみ
- 前述のように，むくんでいるのは手〜腕〜胸の一部，または足〜脚〜下腹部を含むので，弾性スリーブ，弾性ストッキングは，必ずしもむくんでいる部分すべてをカバーしているものではない．
- 上肢では手にはグローブ，下肢では足先のトゥキャップ，下腹部のパンティストッキング，ガードル，さらには陰部サポーターが必要になることもある（図D-19，20）．

弾性着衣着用時の注意点
- 合併症として，食い込みなどによる強い圧迫で動静脈の血行障害をきたすこともありうる．素材の不具合やよじれなどによる，発赤，皮膚炎，かぶれ，びらん，水疱などもみられる．
- 圧迫による刺激で蜂窩織炎などの炎症を誘発することもある．
- 禁忌，慎重な使用が必要な対象としては，蜂窩織炎，静脈血栓症急性期などの急性炎症，外傷や創傷の急性期（放射線照射後の潰瘍も含む），うっ血性心不全など．末梢循環不全または重症虚血肢ではABPI（足関節/上腕血圧比）0.7未満（または足関節血圧80mmHg未満）を基準にする．その他，感覚麻痺（糖尿病），運動麻痺などである．
- 弾性包帯についてもほぼ同様である．

カスタムメイド（オーダーメイド）
- 初期の浮腫の高度な時期（複合的理学療法の第1期）の弾性包帯法後や患肢の変形が強く，既製の弾性着衣が合わない場合にオーダーメイドが適応となることもある．逆に患肢が細すぎたり，既製品では満足が得られない場合などにも考慮されることもあるが，基本的に日本の現状ではほとんどの症例で，既製品により治療が可能である．
- 実際の採寸は習熟が必要であり，業者と相談する．ジョブスト（テルモ株式会社），メディ（ナック商会株式会社），アックス（ユコー株

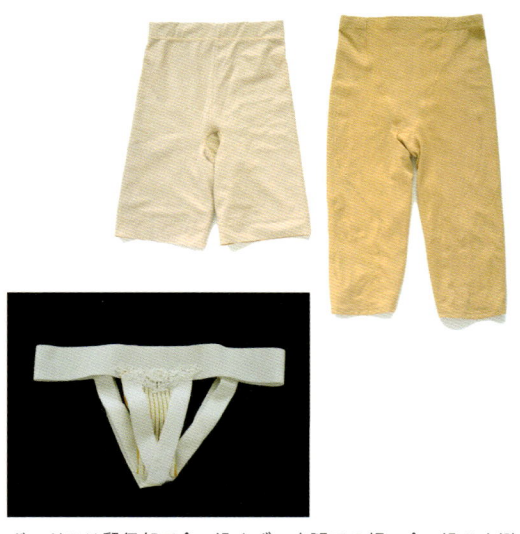

ガードルは鼠径部で食い込まず，大腿での軽い食い込みも避けるために膝までの長さが好ましい．陰部サポーターは生地の薄い製品が好まれる．スカートのベルトの芯などで自作も可能である．下着に細工するのも一法である

図D-19　圧迫用ガードル，陰部サポーターの例

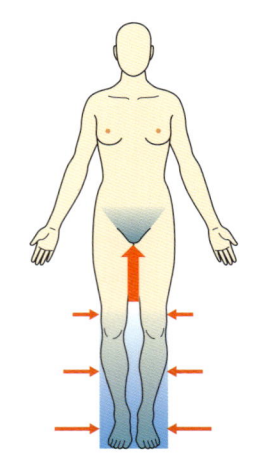

右脚，左脚と同様，外陰部にも浮腫が下がってくる．そのため圧迫が必要となるが，ストッキングとは異なり，下から上に圧を加えることになる．外陰部は皮下組織が疎であるため圧迫がきわめて有効である

図D-20　外陰部圧迫の考え方

式会社）などで扱っている．

> **MEMO　オーダーメイド取り扱いメーカー**
> ジョブスト（テルモ株式会社）
> 　http://jobst.terumo.co.jp/
> メディ（ナック商会株式会社）
> 　http://www.nakcorp.co.jp/pdc_list.php
> アックス（ユコー株式会社）
> 　http://www.yukor.co.jp/fs/yshop/c/mukumi/

弾性包帯法（MLLB）

- 弾性包帯は，主に複合的理学療法の第1期（集中治療期，集中的排液期）で使用される．患肢の変形および皮膚変化が著しい場合などで弾性着衣を着用できない場合に適応となる．適切な圧をかけて約24時間着用した状態にしておく．
- 第2期（維持治療期）で弾性包帯を使用することもあるが，セラピストが毎日弾性包帯を巻く（バンデージングする）ことは実際には困難であるため，患者や家族がセルフケアの一環として行うことになる．
- 弾性包帯はうっ滞した体液のリンパ系への流入を促すとともに，リンパ還流が促進される．また，静脈系への刺激も期待される．弾性包帯法では必要以上の圧は加わらないので，リンパ浮腫の減少した状態を維持し，夜間などの使用も可能となる．
- 用手的リンパドレナージ施行後，弾性包帯を着用した状態での運動を取り入れる．浮腫の状態（重症度）や弾性包帯のゆるみ具合をみて，巻き直す場合もある．

弾性包帯の巻き方の注意点

- 弾性包帯の巻き方には，「ラプラス（Laplace）の法則」という物理的原理が関係する．
- 上肢を円錐状と考えると，手首のほうが円周は短く，前腕から上腕へと円周は長くなっていく．このような円錐状のものに対し，手首から上腕へ向かい，一定の力（圧）で弾性包帯を巻いた場合，円周の短いほうでは加わる圧は高くなる．
- すなわち，弾性包帯下の圧は円周に対し反比例する．さらに下肢では足首部より大腿部のほうが組織自体は軟らかいため，同じ圧で巻いても組織にかかる圧は同じでないことを念頭におく．上肢の場合も同様である．

弾性包帯の効果

- リンパ液中のタンパク質量を減少させ，すみやかな腫脹の減少を期待できるとともに，弾力性が減弱した皮下組織を支持し，線維化を

Step up　低タンパク性浮腫における圧迫の考え方

健常者では血管内タンパク濃度は高く，血管外のタンパク濃度が低いので，大きな膠浸圧差が発生し，水分は血管内に引きつけられるので，浮腫は発生しない（図D-21）．

リンパ浮腫では，リンパ流障害により血管外にタンパク質が貯留するため膠浸圧が上がり，血管外に水分が貯留する．

一方，低タンパク血症では血管外にタンパク質は貯留しなくても，血管内のタンパク濃度（とくにアルブミン[Ab]）が低下するため，水分を血管内に引きつける力が弱くなり，血管外に水分が貯留することになる（図D-21）．

この浮腫は当然全身に発生するため，全身が水分が多い軟らかい浮腫となる．人間は起立して生活するため，結果的に水分は両下肢，とくに下腿に貯留することになる（図D-22）．

したがって，圧迫はリンパ浮腫では患肢のみ強圧で圧迫し，低タンパク性浮腫では両下肢全体を弱圧で圧迫する．

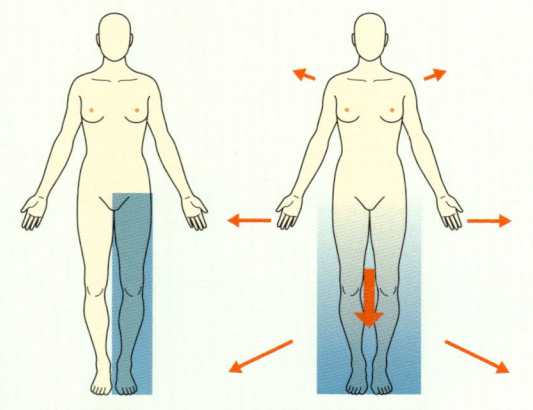

a. リンパ浮腫
患部のみに貯留する．タンパク質を含んだ濃い浮腫液

b. 低タンパク性浮腫
身体全体がむくむが，立つと下半身，とくに膝下に流れる

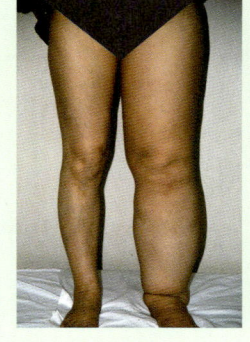

リンパ浮腫の例　　低タンパク性浮腫の例

図D-21　低タンパク性浮腫の機序

図D-22　低タンパク性浮腫とリンパ浮腫の違い

軽減，角化症，乳頭腫症やリンパ漏などの皮膚変化を予防することができる．

弾性包帯の種類
- 弾性包帯にはショートストレッチ包帯（硬い材質で運動時の動作圧が高まる）とロングストレッチ包帯（伸長性の高い材質で静止圧を高める）がある．リンパ浮腫では主にショートストレッチ包帯を使用する．
- 一般に用いられる弾性包帯は合成ゴムを含有しているのに対し，ショートストレッチ包帯は合成ゴムなどを使用しておらず，コットンや合成繊維の織り方のみでわずかな伸縮性をつくり出している．そのため，患肢にフィットした状態で弾性包帯を巻くと動作時には圧が強まる．すなわち，弾性包帯を巻いた部位の筋収縮が起こればポンプ作用となり，組織圧の変動が起こる．

弾性包帯法の実際
- 上肢の弾性包帯法を図D-23に，下肢の弾性包帯法を図D-24に示す．
- 上肢の弾性包帯法の完成形を図D-25に，下肢の弾性包帯法の完成形を図D-26に示す．

❶筒状包帯を使用する

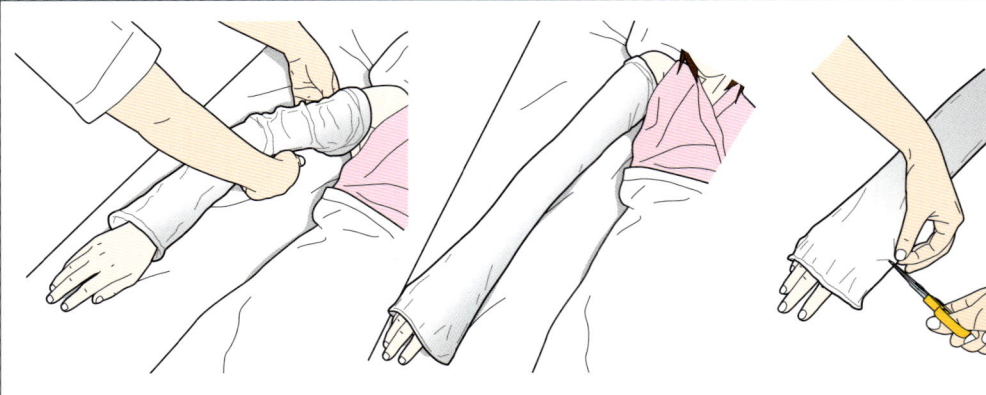

皮膚保護のために筒状包帯を上肢全体に当てる

筒状包帯の上端は腋窩の位置までとし，十分余裕をもたせる

筒状包帯の下端は3〜4cm余裕をもたせカットし，親指を通す穴を開けてから手首に折り返す

❷ガーゼ包帯を巻く

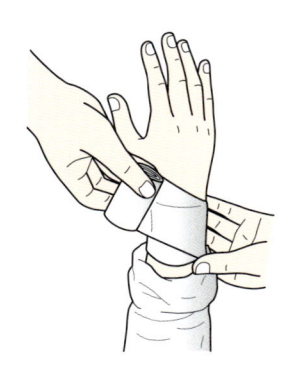

6cm幅（または4cm幅）のガーゼ包帯を用いて，手首を1〜2回ゆるく巻く

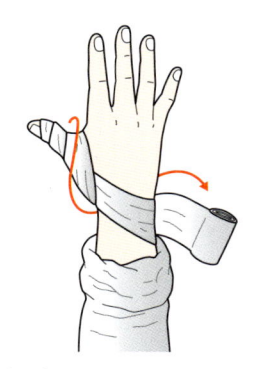

手を十分開いた状態で親指から巻き始める

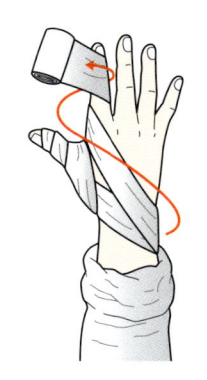

親指→示指→中指→環指→小指の順に3〜4回巻く

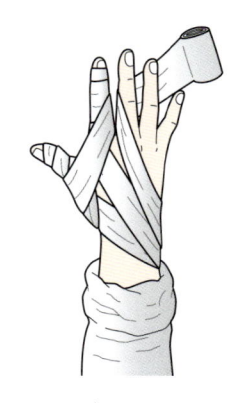

包帯をずらしながら指全体に均等に巻く

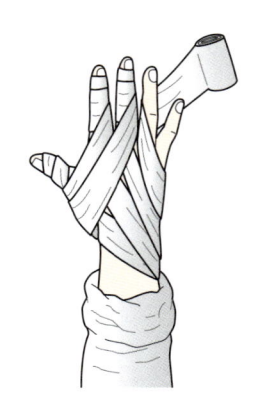

環指と小指は巻きにくいので，包帯がしわにならないようにする

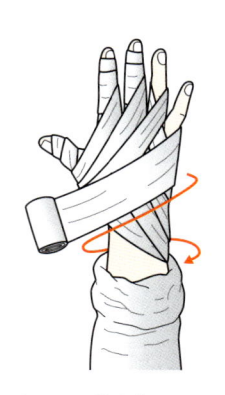

ひととおり巻き終えたら，包帯が透けて見える部分がないか確認し，あれば残りの包帯を巻く

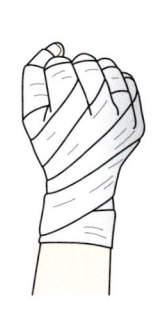

巻き終わったら手を握り，包帯がゆるくないか，均等かを確認する

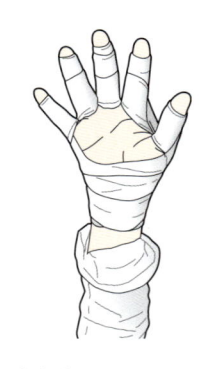

日常生活がしやすいように，手の平の一部は巻かないであけておく

図D-23　上肢の弾性包帯法①

❸クッション材を使用する

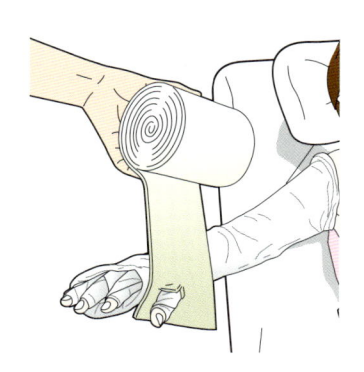

皮膚の保護とくい込み防止のため，クッション材（綿包帯またはスポンジフォーム）を上肢全体に当てる（手指は除く）

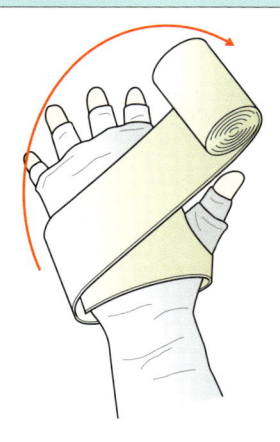

綿包帯の幅の1/3〜1/2を重ねて巻いていく．マッサージ効果，圧の均等化も期待できる

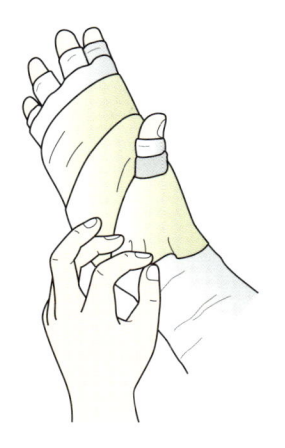

手首から綿包帯が浮いていないか確認する

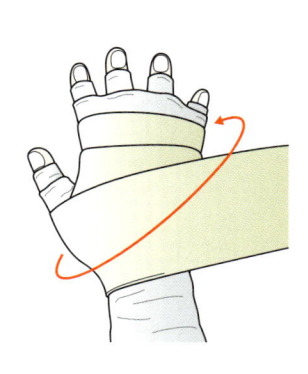

綿包帯は引っ張らないで巻く

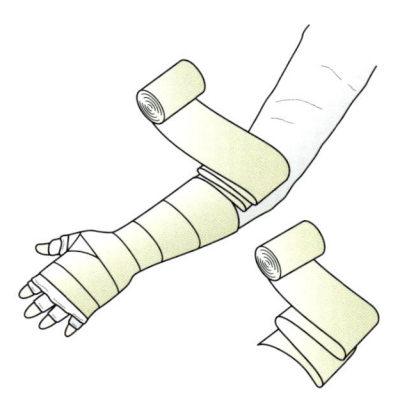

肘窩は，スポンジを入れるか，綿包帯を重ねてクッションをつくると，食い込みを防止できる

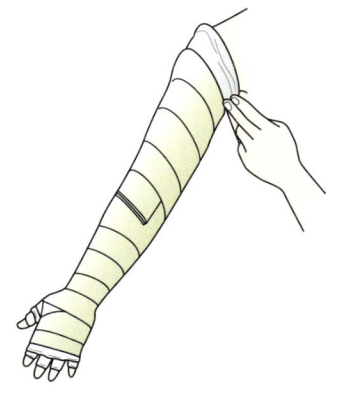

腋窩より指2本くらい下を目安に巻き，筒状包帯の端を折り返す

❹弾性包帯（6cm幅）を巻く

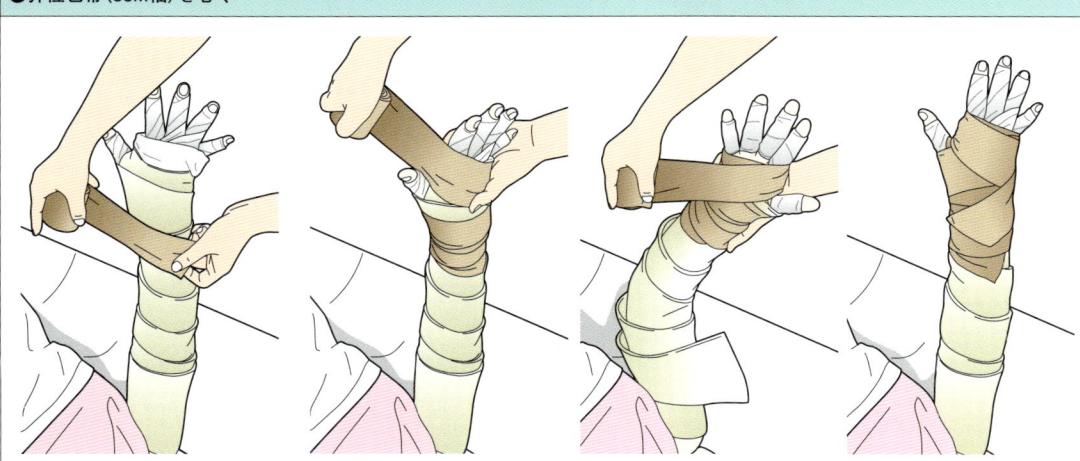

手首は1回ゆるく巻く

手指を最大限に広げた状態で，弾性包帯の片端を指のつけ根に合わせて手全体にまんべんなく巻く（手指は除く）

弾性包帯が余った場合は，前腕に巻きつけておく，隙間があると浮腫液が流れ込むため注意する

図D-23　上肢の弾性包帯法②

❺弾性包帯（8cm幅）を巻く

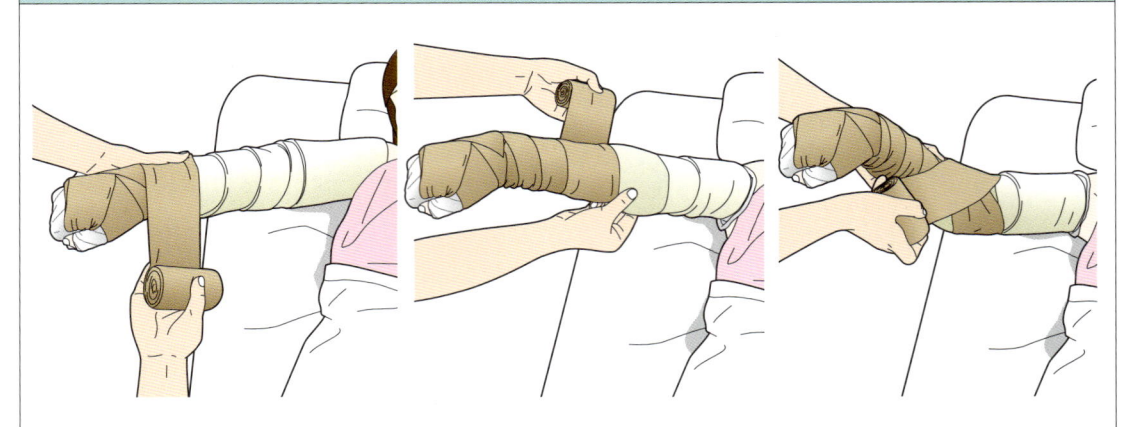

2本目の弾性包帯も手首から，圧をかけるために軽く引っ張りながら巻く

握りこぶしをつくった状態（弛緩した状態だと，動かした際に圧が強くなり過ぎるため）で，1/2重ねて巻く

肘は屈曲させた状態で巻く

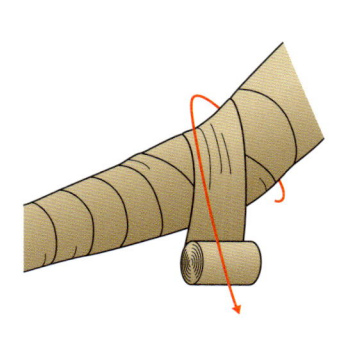

腋窩は弾性包帯を1回交差させる

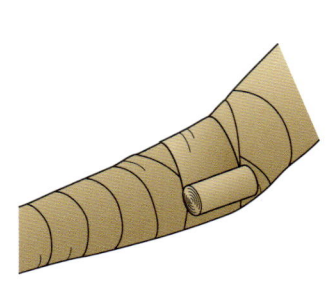

弾性包帯は最後まで巻く

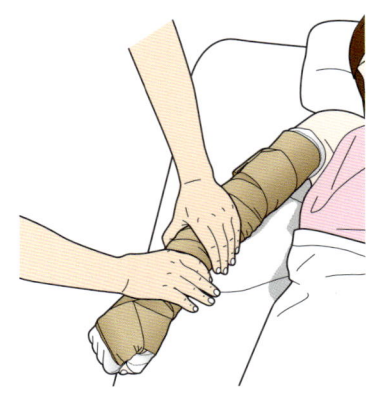

巻き終わったら，手指から腋窩までを手で押さえながら全体の圧を確認する

❻弾性包帯（10cm幅）を巻く

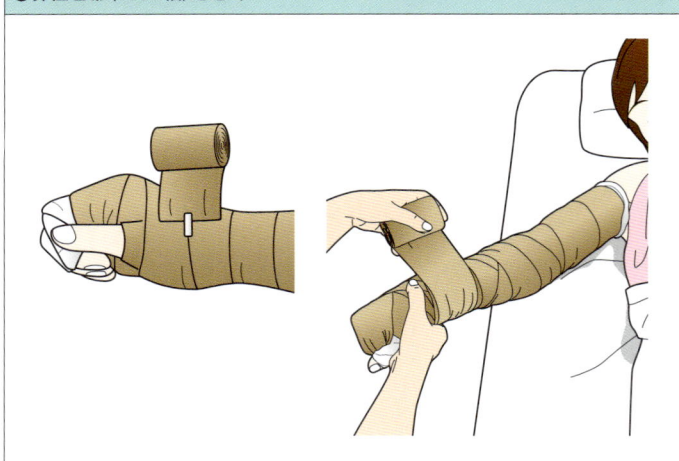

3本目は手首はより少し下から2本目とは逆方向に巻く

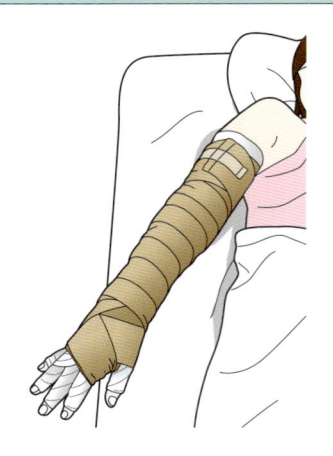

皮膚の保護のため，筒状包帯の範囲内で巻き終わる．最後は粘着テープで留めて圧を確認する

図D-23　上肢の弾性包帯法③

❶筒状包帯を使用する

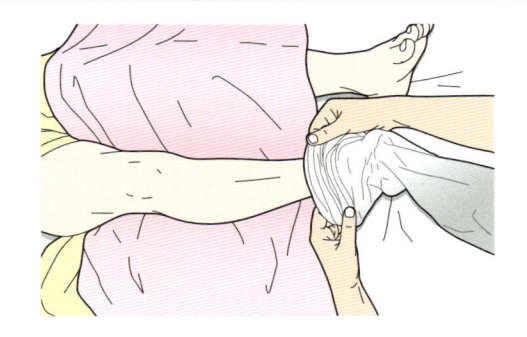

皮膚保護のために筒状包帯を下肢全体に当てる

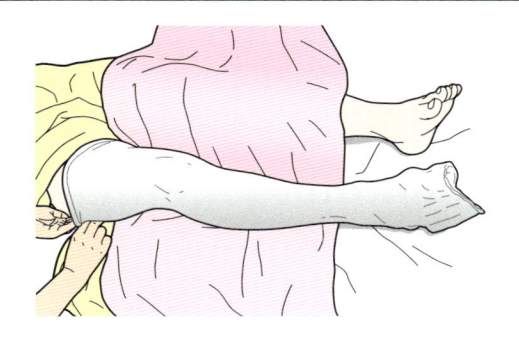

筒状包帯を鼠径部までしっかり包み，上端は余裕をもたせておく．以下，上肢と同様に行う

❷ガーゼ包帯を巻く

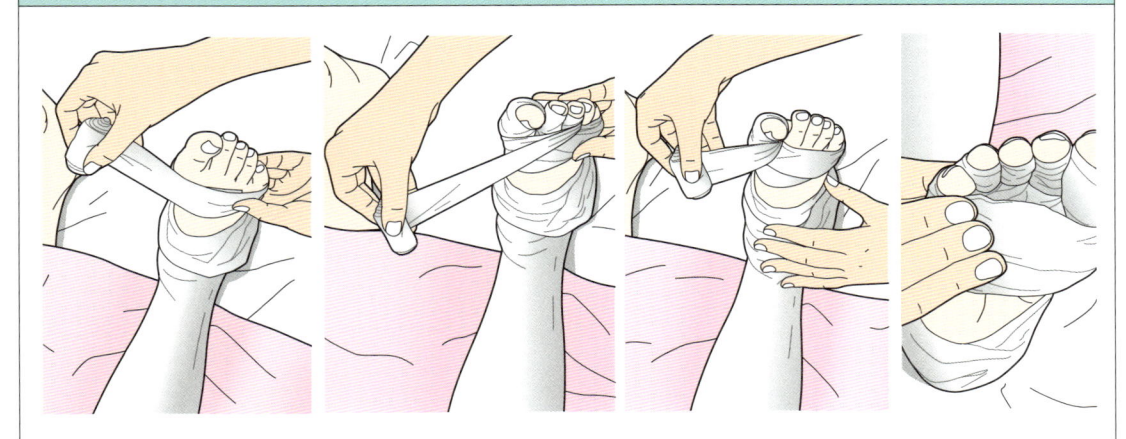

足背を上にした状態でガーゼ包帯（4cm幅）を用いて，足指を巻く

足の甲→第1指→足の甲→第2指の順で，足の甲を起点として巻く

第4指，第5指が小さい場合は，ガーゼ包帯を半分折り（2cm幅）する

第5指はほとんど浮腫が出現しないため，第4までにすることも可能である

❸クッション材を使用する

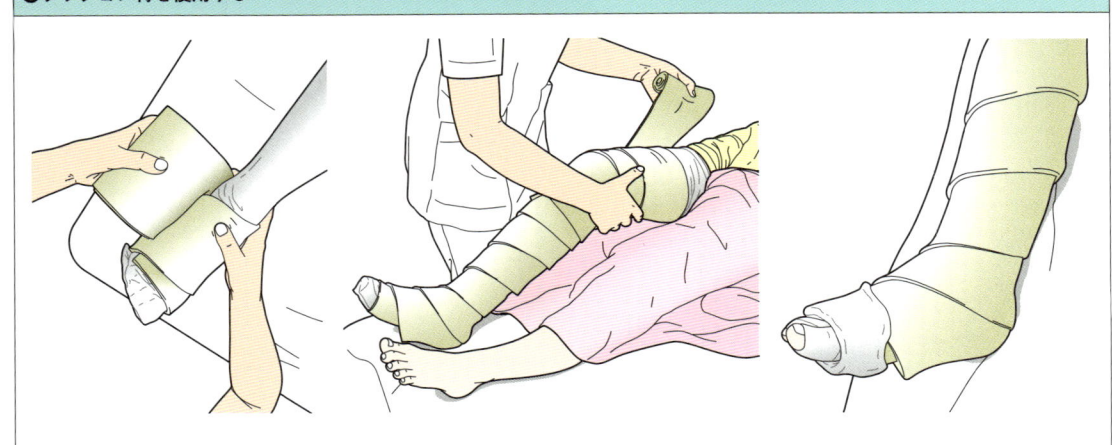

綿包帯の幅の1/3～1/2を重ねて巻く（足指は除く）

外顆・内顆のくぼみや膝窩に対しては，過度の圧や食い込み防止のため，スポンジを入れるか，綿包帯を重ねてクッションをつくる

巻き終えたあとは，筒状包帯の上端および下端を折り返す

図D-24　下肢の弾性包帯法①

❹ 弾性包帯（6cm幅，8cm幅）を巻く

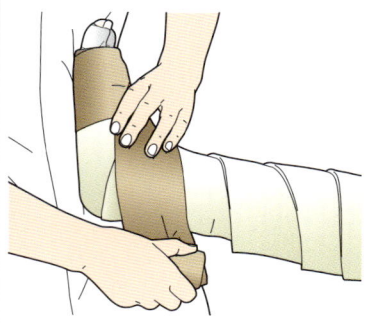

弾性包帯（6cm）を足背で3〜5回巻き，次いで弾性包帯（8cm幅）を足背から斜めに足首へ回して足背に戻る作業を行い，足背から足首までまんべんなく巻く

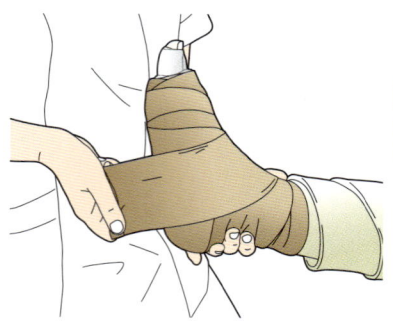

足首は直角にし，弾性包帯にしわができないように注意する

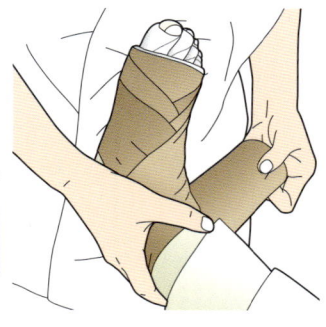

弾性包帯を足首に1回ゆるく巻き，踵を覆うように1回巻き，余った弾性包帯は下腿に巻きつける

❺ 弾性包帯を巻く（8cm幅，10cm幅）

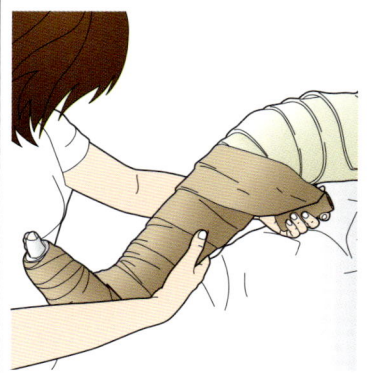

弾性包帯（8cm幅）を足首から1/2重ねて太腿へ巻き上げる

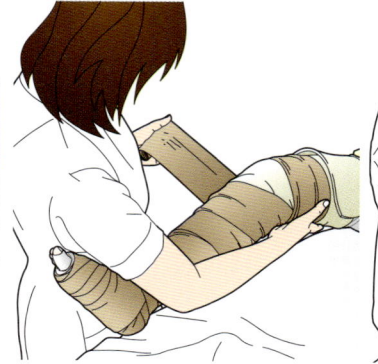

膝関節部分は，歩行しやすくくずれないように機能性を考慮する．膝を軽く屈曲した状態で，8の字のように1回巻き，膝下から太腿へ巻き上げる

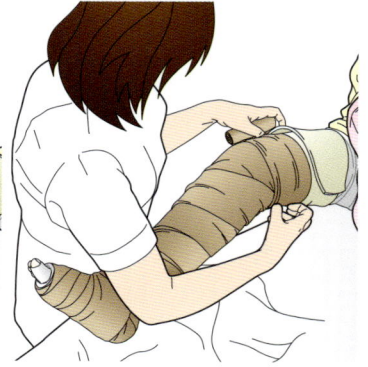

弾性包帯（10cm幅）を足首から1/2重ねて，弾性包帯（8cm幅）とは逆方向で太腿へ巻き上げる

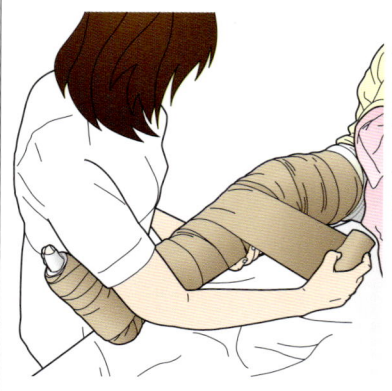

弾性包帯（10cm幅）をさらに逆方向で，太腿へ巻き上げていく

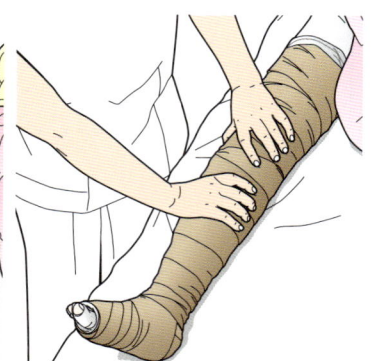

圧を確認する

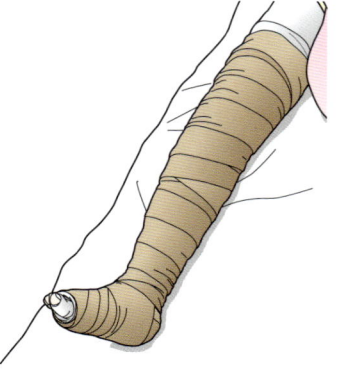

適切な圧を確認したのち，粘着テープで留める
＊歩ける場合は，立位の状態で巻くなど，歩行してもくずれないように注意する

図D-24 下肢の弾性包帯法②

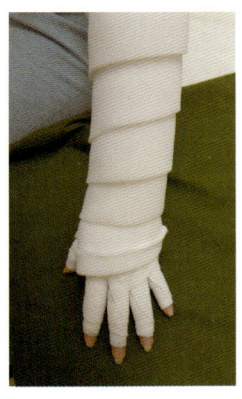

図D-25　上肢にクッション材を巻いた状態

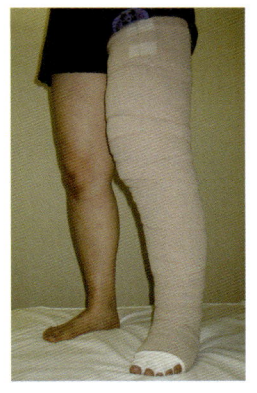

図D-26　下肢の弾性包帯法の完成形

Step up　緩和ケアにおける浮腫

　悪性腫瘍の経過中にリンパ浮腫をみることは多いが，この場合は一般的なリンパ浮腫とは異なる対応が求められる．
　悪性腫瘍経過中のリンパ浮腫の原因を以下に示す．
　①がん細胞によるリンパ管・リンパ節の閉塞
　②腫瘍や転移リンパ節の深部静脈圧迫・閉塞
　③皮膚表層リンパ管の閉塞など
　悪性腫瘍自体がリンパ管に直接障害をもたらした場合を，悪性リンパ浮腫ともよぶ．
　低タンパク性浮腫や循環不全などが基本にあることが多いため，浮腫は患肢のみではなく全身に及ぶことが多く，リンパ浮腫として積極的な治療の対象となるものではなく，自覚症状の軽減に主眼がおかれる．そのため，軽い圧迫療法により浮腫の軽減をはかるほうがよいことが多い．
　弾性着衣が食い込みやすい場合は，筒状包帯，パッティング包帯，ガーゼ包帯や綿やウレタン包帯などで保護したうえで弾性包帯を使用する．さらに圧迫自体が困難な場合は，同様の考えで軽い用手的リンパドレナージを行うなどを配慮する．

圧迫下の運動療法

運動療法の考え方

- 前述の用手的リンパドレナージは，用手的にリンパ系を活発化する方法である．健常者ではリンパ系は通常の身体の動きで活発化されているが，リンパ浮腫患者はリンパ管障害のため，日常生活の動きのみでは十分な機能を発揮できない．
- そのため，用手的リンパドレナージという手段に目が向いてしまうが，本来，より重要なのは，日常生活のなかでいかにリンパ系を活発に動かしながら過ごせるか，である．リンパ流の活発化は用手的リンパドレナージのような特別な手技によってのみなされるものではなく，日常生活でこそ行われるべきものである．
- 用手的リンパドレナージの概念図（p.50 図D-7）を見直してほしい．たとえば，いま，上肢や下肢のリンパ浮腫の場合，頸部の静脈角のリンパ管-静脈合流部にリンパ液を集めるためには，渋滞している車のように先頭車から順に動かしていく，と説明される．
- この場合，手順どおり用手的リンパドレナージを行わないとリンパ管は動かないのか，と

D　リンパ浮腫の保存的治療

表D-3　エクササイズに関する一般的なガイドライン

- 通常の機能，可動性，活動性を維持するよう患者に促す
- エクササイズ/運動は，患者一人ひとりのニーズ，能力および病状に応じて組み立てる
- 腫脹の増悪を避けるため，患者にエクササイズの一環として適正なウォーミングアップとクールダウンを取り入れるよう勧める
- エクササイズ時には，圧迫装具(弾性着衣)を装着する
- リンパ浮腫の経験が長い患者に，エクササイズの実演，指導，モニタリングの際の手助けや，地域エクササイズプログラムを利用するのに必要な情報の提供を求める

(Best Practice for the Management of Lymphoedema. International consensus. Lymphoedema. p.47, Framework, 2006)

表D-4　好ましい運動の種類

- 軽度ないし中等度の強さのエクササイズから始める
- 麻痺肢は受動的に動かす
- 歩行，水泳，自転車こぎや軽いエアロビクスなどが好ましい
- 重い物を持ち上げたり，反復運動は避ける(著者注：等尺性運動は静脈，リンパ系への負荷が増す，p.129 MEMO参照)
- 柔軟体操によって関節の可動域を維持する

(Best Practice for the Management of Lymphoedema. International consensus. Lymphoedema. p.47, Framework, 2006)

表D-5　運動療法を行ううえでの留意点

① 蜂窩織炎や炎症の徴候(悪寒・戦慄，発赤，発熱など)がみられた場合，運動は禁忌である
② 過度の運動は血流量が増加しリンパ生成が増したり，筋硬度が増加して静脈やリンパ還流が低下する
③ 無理をしない，疲れたら休む，根をつめない程度を心がける
④ 痛みが出たら中止する．常に痛みのない範囲で行う
⑤ 手術後の可動域制限，筋力低下，麻痺などがある場合は，可能な範囲で行う．介助者がいる場合は，他動運動でもよい
⑥ 弾性着衣・弾性包帯の状態に注意する
　・弾性ストッキング・スリーブ：着用時に痛みなどの不快な症状がないことを確認する
　・弾性包帯：適切な圧迫は心地よいが，締め過ぎに注意する．ゆるんだら効果が減少するので巻き直す

いうとそうではなく，身体を動かせばすべて動く．すなわち首が動けば首のつけ根が刺激され，深呼吸したり，食事で腸管が動いたり，お腹をかかえて笑ったりしても深部リンパ系(および静脈系も)は刺激される(p.18 図B-10参照)．

- リンパ液を皮膚表面から深部リンパ系へ送り込む力は，主に腕や脚の大きな関節の動きである．腋窩や鼠径のリンパ節は腕や脚の関節運動で刺激され，さらに腕や脚自体の動きは皮下のリンパ液を腋窩や鼠径リンパ節に順次送り込むようにはたらく．
- 動かないとリンパ液は排出されないため，上肢や下肢のリンパ液を受け入れる深部リンパ系の流れをよくするように，少しでも身体を動かすことが最も重要である．
- そのために，呼吸や胸・腹部を含めた身体全体を動かすことによって体幹部奥の深部リンパ系の活発化をはかり，また，腕や脚の関節運動を中心として動かすことでリンパ液を深部リンパ系に送り込むことにより，マッサージ効果を得るのが運動療法である．

運動療法の効果

- 有酸素運動は自律神経にはたらきかけてリンパ系のより活発な自動運搬能を引き起こすが，リンパ流は安静時に比較して，運動中では5～15倍まで増加するといわれている．
- 運動療法は用手的リンパドレナージと比較すると目立たない存在であり，その効果も弱いと思われがちである．しかし，運動療法は本来，保存的治療のなかできわめて重要な役割を担っている．
- 「リンパ浮腫に対する運動療法」として確立されたものはないが，国際的コンセンサス「リンパ浮腫管理のベストプラクティス，2006」のエクササイズに関する一般的なガイドラインを表D-3に示す．
- 好ましい運動を表D-4に，運動療法を行ううえでの留意点を表D-5に示す．

運動療法の基本

- 筋ポンプ作用とは骨格筋の収縮と弛緩により，付近の静脈やリンパ管を断続的に圧迫する作用であり，患肢の静脈血やリンパ液の還流を促す．
- 一方，深部リンパ系の活発化には，胸腔内陰圧の影響が大きく，運動時には呼吸が深くなり呼吸数も増えることから，その作用は増強される．腹腔内圧も影響され，乳び槽などを刺激する．深部リンパ系の活発化により，上肢・下肢のリンパ液は自ずと深部リンパ系に誘導される．したがって深部リンパ系へのはたらきかけが最も重要である．
- 手術部位などには用手的リンパドレナージを施行しにくいが，深部リンパ系の流れをよくするための深呼吸は可能である．
- このような運動による効果は，患肢を外部から弾性着衣で圧迫した状態で行うとより効果が増す．すなわち，骨格筋運動に伴って高い動作圧と低い静止圧が生じるため，その効果はさらに高くなる（p.64 図D-13参照）．
- 筋肉や組織が動く際に弾性着衣は壁としてはたらき，そのあいだに挟まれたリンパ管や浮腫液を有効に中枢側へと誘導する．圧迫にて間質圧も高まるので，静脈への吸収やリンパ生成も促進される．静脈やリンパ管の弁が逆方向にはたらかないようにする効果もある．
- 水中歩行は水圧が弾性着衣の圧迫力の役目を果たし，水流がマッサージ効果を果たすので，昔からリンパ浮腫の治療のためによいとされている．
- 運動療法の例を図D-27，28に示す．

時期や重症度による運動療法の違い

手術直後の運動療法

- 手術直後の浮腫の多くは，手術後一過性のものである．多くの場合，時間の経過とともに改善するが，呼吸や軽い筋肉運動により静脈・リンパ循環の促進をはかる．
- その後，リンパ系の副行路の増殖や過形成などが起こるが，この時期から徐々に痛みのない範囲で動かすとよい．動かさないと術創部の循環不全，治癒の遅延が起こりやすく，癒着や瘢痕は可動域の制限や筋力低下をきたす．
- 手術直後では，創部に負担となるので弾性着衣は着用しない（p.137 クリニカルパス参照）．
- 腕や脚の過度な挙上は術創部への負担になるばかりでなく，手術後は術創近辺の胸部や腋窩周辺，恥骨上部や外陰部などの中枢部に浮腫が生じやすいので，かえって浮腫の悪化をまねくことが多いため，安易に行わないほうがよい．

予防的な運動療法
重症度分類Stage 0〜Ⅰ期

- 退院直後は，日常生活に戻るに従いリンパ液の処理能力は徐々に向上していく．
- リンパ浮腫の増悪を予防する最も重要な基本は「無理をしない」ことである．
- 日常生活に肩回しや深呼吸，腕や脚の運動を取り入れるように心がける．
- 腕や脚全体に浮腫がみられる場合は，患肢を挙上するのが有効である．
- 弾性着衣の着用は基本的に不要であるが，夕方に腕や脚の浮腫が増強する場合や，仕事などで増悪が懸念される場合には，弱圧の弾性着衣の使用を考慮する場合もある（p.142 クリニカルパス参照）．

治療的な運動療法
重症度分類Stage Ⅱ〜Ⅲ期

- 患肢挙上によっても浮腫の改善が期待できない場合にはじめて，用手的リンパドレナージや圧迫療法が積極的な適応となる．
- リンパ浮腫に対する運動療法は，常に圧迫を受けた状態で行うことである．つまり，弾性包帯や弾性着衣を着用し，患肢を圧迫した状態で運動を行う．
- 肩回しや深呼吸により深部静脈や深部リンパ系の活性をはかったのち，深部リンパ系への入り口である肩関節や股関節の運動から始め，順次，末梢の関節を動かしていく．

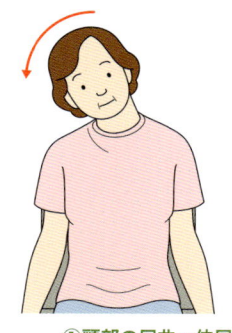

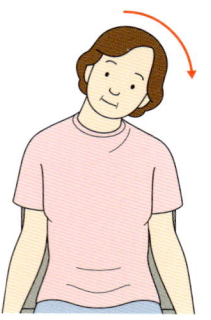

①頸部の屈曲・伸展
側屈：頸部を左右に傾ける　　　　　　　　　　　前屈・後屈：頸部を前後に傾ける

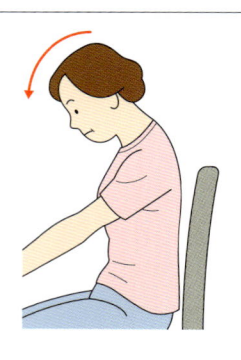

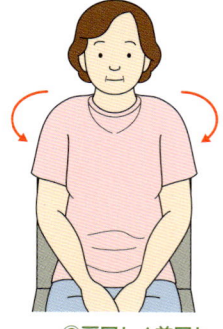

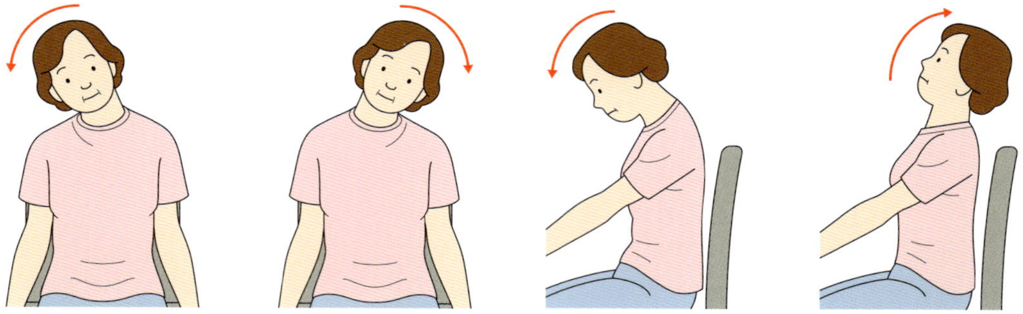

②肩回し（前回し・後ろ回し）
鎖骨を意識して大きくゆっくり回す

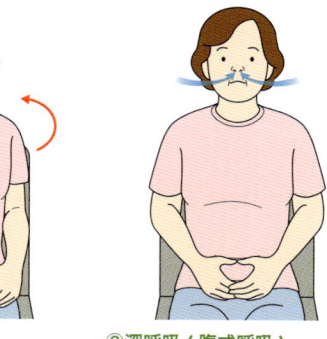

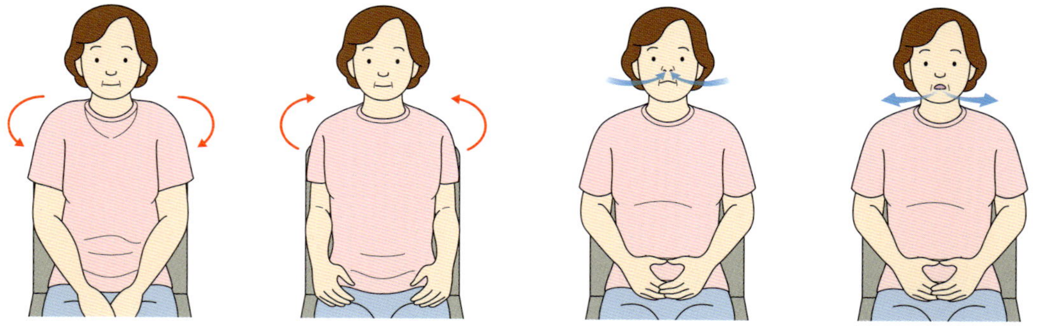

③深呼吸（腹式呼吸）
リラックスした状態で，手を腹部（恥骨付近）に当て，息を鼻から吸い，口から吐く

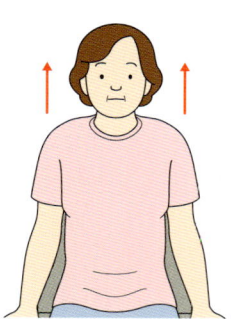

④肩の上下運動
肩を思いっきりすくめる．次に一気に力を抜く

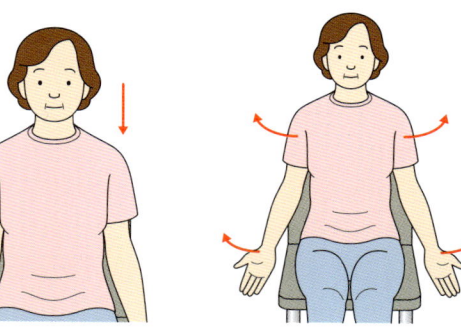

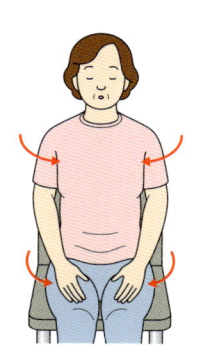

⑤肩の開閉運動
鎖骨を意識して大きく外側に開く．次に力を抜いて内側に閉じる

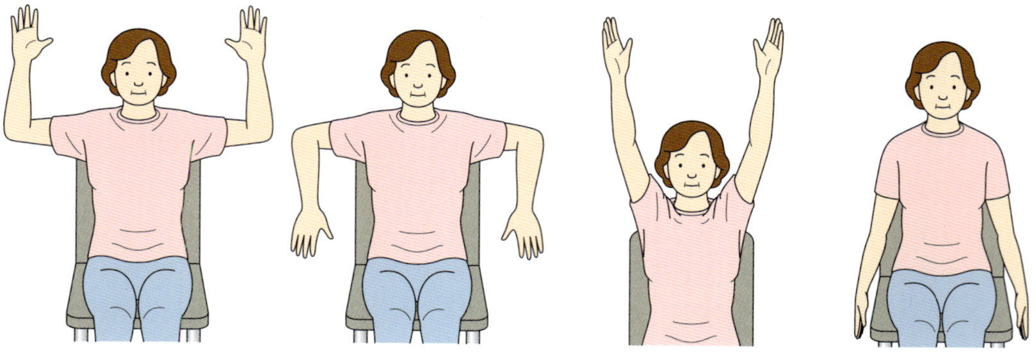

⑥肩の高さでの腕の上下運動
両腕を肩の高さに固定して両手を上げる．次に両手を下げる

⑦腕の上下運動
思いっきり両手を上げる．次に指先を意識して両手を下げる

図D-27　上肢の運動療法の例①

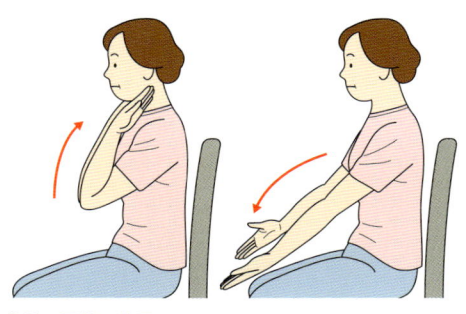

⑧ 肘の屈曲・伸展
肘を手の平を上向きにして顔側に曲げる．次に指先を意識して伸ばす

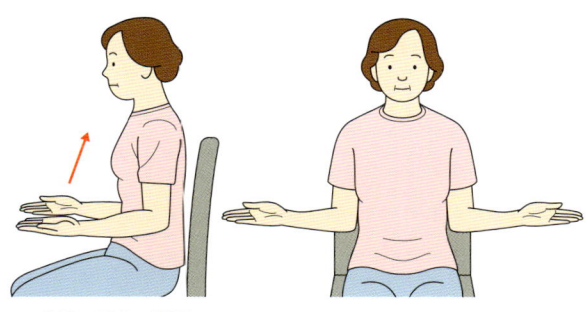

⑨ 肘の屈曲・開閉
手の平は上向きで肘を90°に曲げた状態で，前腕を肩幅の広さに保つ．次に両腕を外側に水平に開く

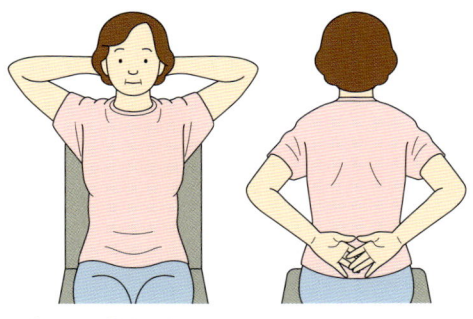

⑩ 上腕の前後運動
両腕を頭部の後ろに回す．次に両腕を背中に回す

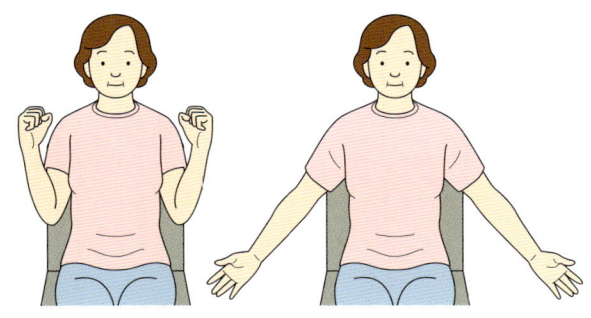

⑪ 肘と指の屈曲・伸展
脇をしめて手を握った状態で肘を曲げる．次に手を開いて腕を伸ばす

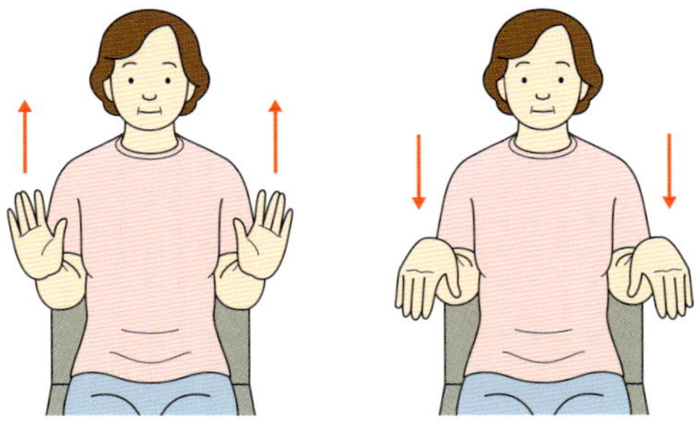

⑫ 手首の背屈・掌屈
肘を曲げて手首を肘のほうに曲げる．次に手の平のほうに曲げる

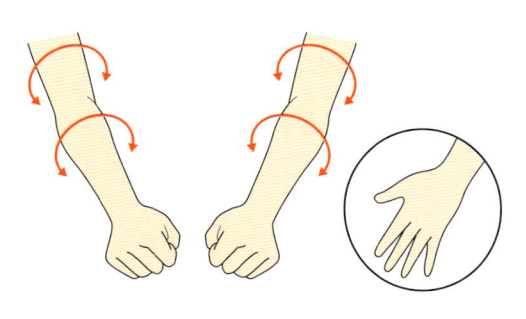

⑬ 前腕の回内・回外
手を握った(または開いた)状態で内側に回す．次に外側に回す

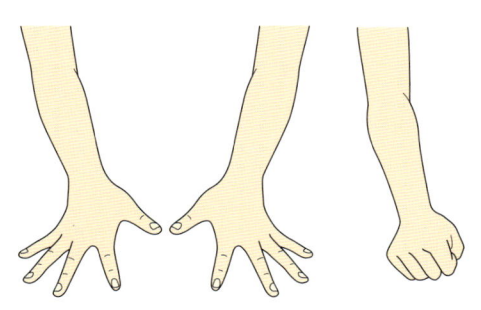

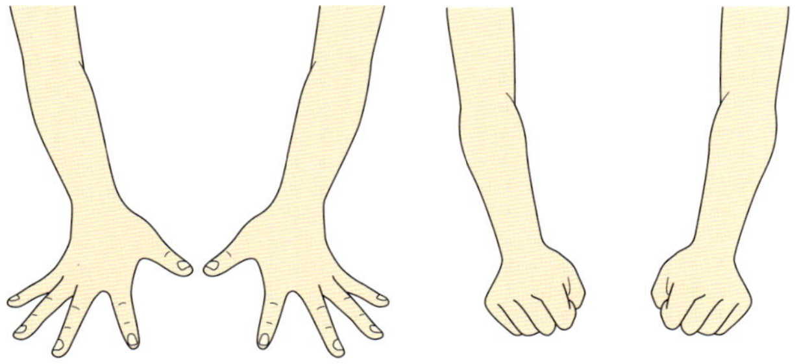

⑭ 指の屈曲・伸展
グーとパーの状態で行う

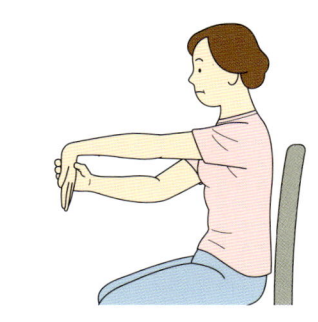

⑮ 上肢全体のストレッチ
障害側を意識して伸ばすようにすると，より効果的である

図D-27 上肢の運動療法の例②

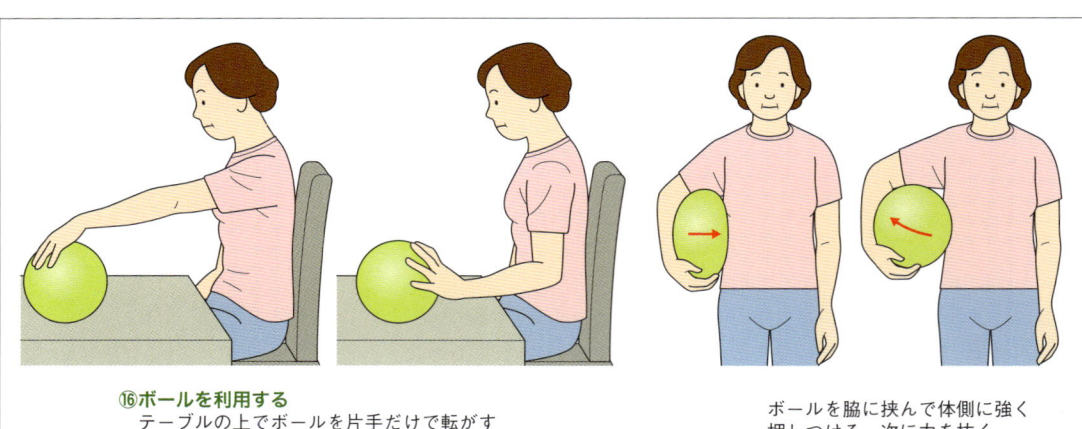

⑯ **ボールを利用する**
テーブルの上でボールを片手だけで転がす

ボールを脇に挟んで体側に強く押しつける．次に力を抜く

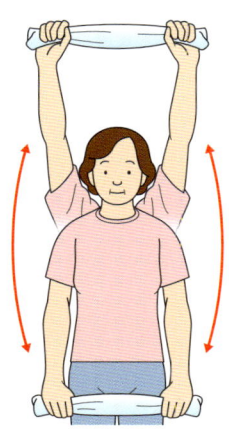

⑰ **タオル(または棒)を利用する**
タオルを肩幅程度に持ち，腕を伸ばしたまま上げ下げする

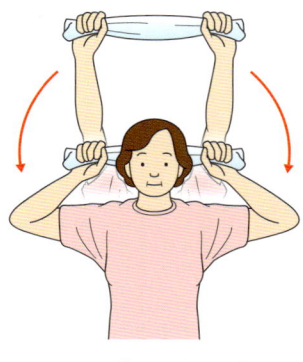

タオルを肩幅より広めに持ち，腕を伸ばしたまま上げ，頭の後ろに下ろす

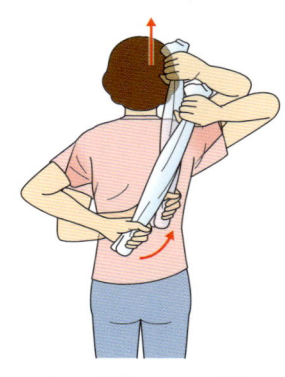

タオルの両端を持ち，背部で上下する(左右とも)

タオルの両端を持ち，肩の高さまで左右に振る

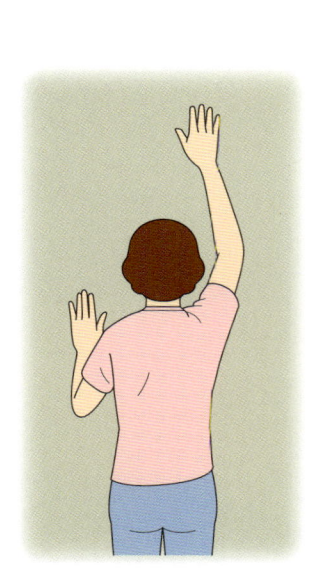

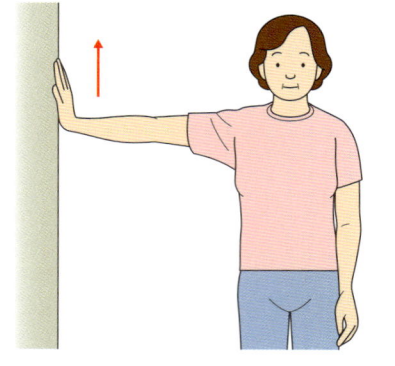

⑱ **壁を利用する**
壁を伝ってできるだけ高い位置まで手を上げる(正面・横向き)

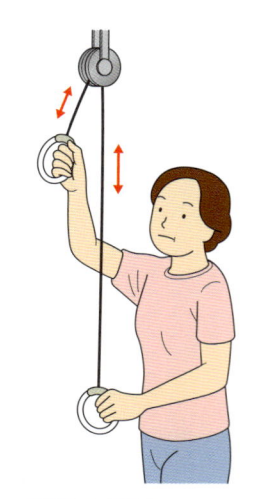

⑲ **滑車を利用する**
片方の手で反対側の手を引っ張り上げる(交互に)

図D-27　上肢の運動療法の例③

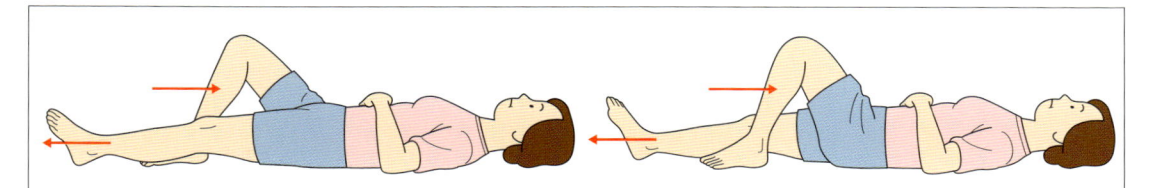

①仰臥位での下肢の屈曲・伸展
仰臥位で両脚を伸ばし腹部に両手を置く．片方の脚は伸ばしたままで反対側の脚をゆっくりと殿部に近づけ，またもとの位置に戻す．左右の脚で行う

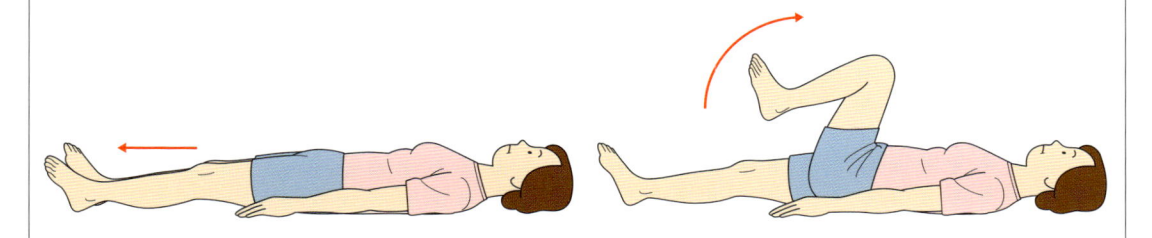

②仰臥位での下肢の屈曲・伸展（応用編）
仰臥位で両膝を伸ばし体側に両手を置く．片方の膝を胸へ引き寄せ（5秒），最初の姿勢に戻る．左右の脚で行う

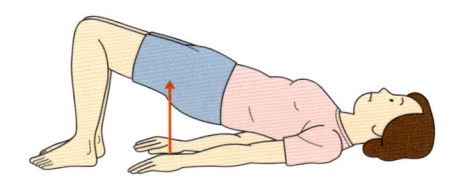

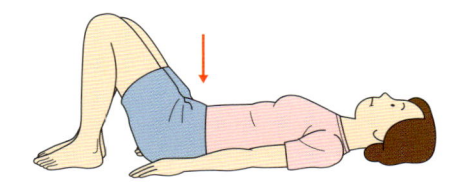

③仰臥位でのブリッジ（両側）
仰臥位で両脚を立て殿部を挙上し，5秒経ったらもとに戻す

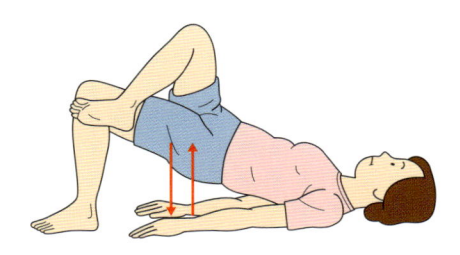

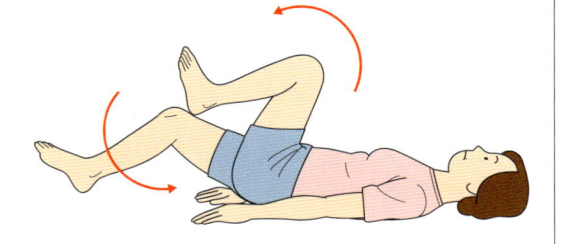

④仰臥位でのブリッジ（片側）
③と同じ姿勢で，片方の脚を曲げて反対側の脚の上に乗せて，③と同様に行う

⑤仰臥位での下肢の筋力アップ
仰臥位で自転車をこぐ要領で両脚同時に行う．片方ずつから始めてもよい

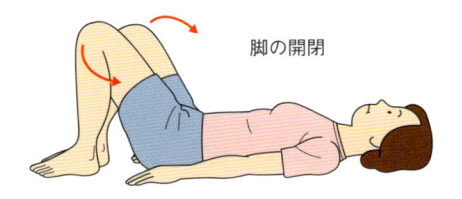

脚の開閉

上体を起こす

⑥仰臥位での体幹の筋力アップ
腹筋，背筋などの筋肉を刺激すると，腹部のドレナージになる

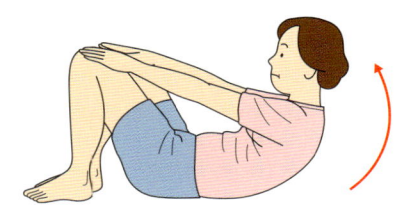

図D-28 下肢の運動療法の例①

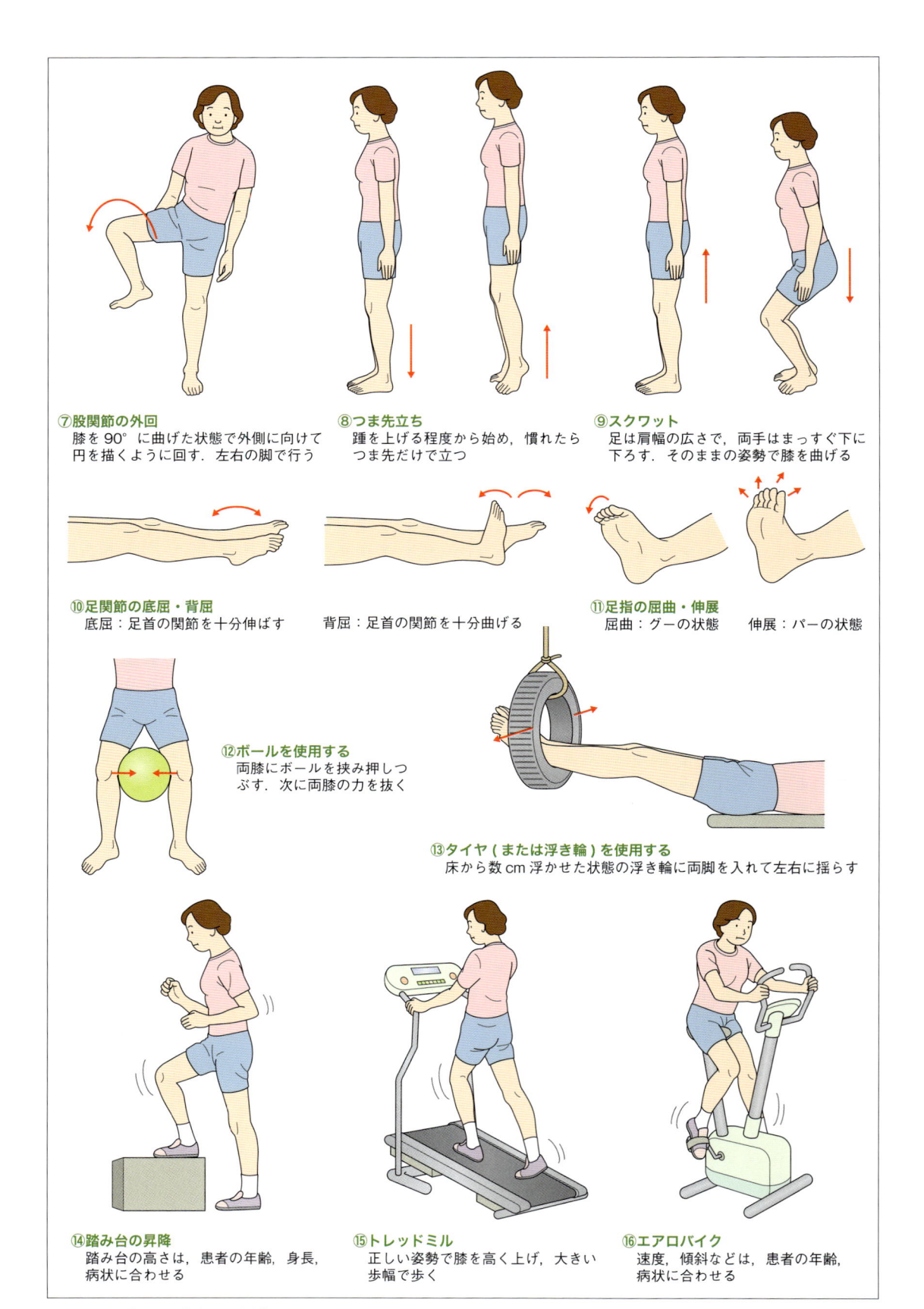

⑦ 股関節の外回
膝を90°に曲げた状態で外側に向けて円を描くように回す．左右の脚で行う

⑧ つま先立ち
踵を上げる程度から始め，慣れたらつま先だけで立つ

⑨ スクワット
足は肩幅の広さで，両手はまっすぐ下に下ろす．そのままの姿勢で膝を曲げる

⑩ 足関節の底屈・背屈
底屈：足首の関節を十分伸ばす
背屈：足首の関節を十分曲げる

⑪ 足指の屈曲・伸展
屈曲：グーの状態
伸展：パーの状態

⑫ ボールを使用する
両膝にボールを挟み押しつぶす．次に両膝の力を抜く

⑬ タイヤ（または浮き輪）を使用する
床から数cm浮かせた状態の浮き輪に両脚を入れて左右に揺らす

⑭ 踏み台の昇降
踏み台の高さは，患者の年齢，身長，病状に合わせる

⑮ トレッドミル
正しい姿勢で膝を高く上げ，大きい歩幅で歩く

⑯ エアロバイク
速度，傾斜などは，患者の年齢，病状に合わせる

図D-28　下肢の運動療法の例②

その他の治療法

手術療法
（リンパ管・細静脈吻合術 [LVA：lymphaticovenular anastomosis]）

- 外科的治療にはリンパ浮腫組織切除術（Charles法など），リンパ誘導術（Kondoleon法，Tompson法など）が行われていたが，長期間改善を持続することの困難性や侵襲の大きさ，合併症などの問題があり，現在ではほとんど行われていない．
- 近年では0.3～0.5mmの血管吻合技術（supermicro-surgery）を用いたリンパ管・細静脈吻合術（図D-29）が行われるようになった[7]．
- しかし，その効果はまだ確立されておらず，また，手術後も弾性着衣の着用など複合的理学療法を継続する必要があるなどを考慮すると，適応となる症例には制限がある．圧迫療法の難しい部位である陰部リンパ浮腫や蜂窩織炎の頻発例などでは効果が期待されることが多い．
- 脂肪切除術は高度肥満に対して行われることもあるが，日本ではほとんど行われない．
- 近年，婦人科手術において，後腹膜を縫合せず開放とするとリンパ嚢胞の出現頻度が減少しリンパ浮腫発症が低下，また転移がない場合は，最も末梢の外腸骨リンパ節である大腿鼠径上リンパ節を温存するとリンパ浮腫発症頻度が低下するという報告がある[8]．

薬物療法

- ベンゾパイロン（未承認）はマクロファージに作用し，細胞内のタンパク質減少，リンパ流を促進させる効果あるとされ，用いられることがあるが，著明な効果は期待できない．日本ではメリロートエキス（エスベリベン®）があったが，現在は発売されていない．
- 利尿薬も基本的には用いない．皮膚の硬化には尿素製剤が有効である．

食事療法

- 適正体重を維持するために，肥満者に対してエネルギー摂取量の制限と適切な指導の下に運動療法を行う．
- 他の浮腫と同様に，塩分・水分の過剰摂取を控える．

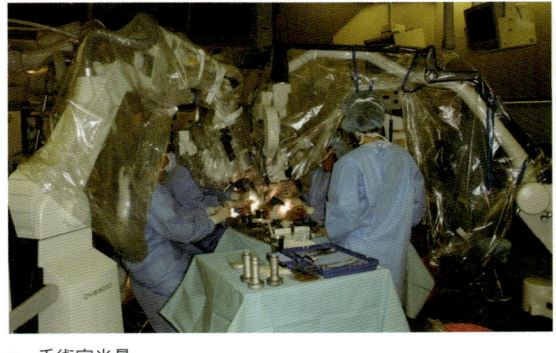

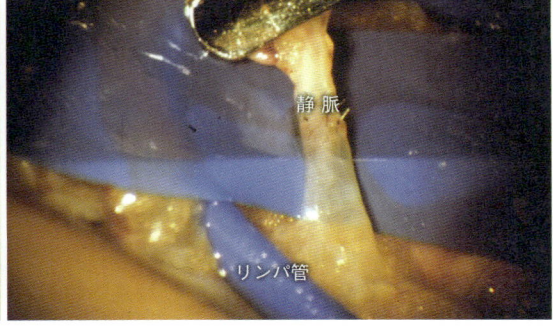

a. 手術室光景
　むくみによって拡張したリンパ管と血管（静脈）とをつなぐと，うっ滞したリンパ液が血管内へ流れるので，むくみが改善する

b. リンパ管と細静脈の吻合部

（写真提供：東京大学形成外科教授光嶋勲先生）

図D-29　リンパ管・細静脈吻合術の実際

> **MEMO** 低出力レーザー療法（LLLT：low level laser therapy）
>
> リンパ系の再生と運動促進，マクロファージへの影響が浮腫治療に適しているという報告がある．

> **MEMO** 遺伝子治療
>
> リンパ管新生に関して，血管内皮細胞増殖因子（VEGF-C [vascular endothelial growth factor-C]），アンジオポエチン（Ang-1 [Angiopoietin-1]）などが知られているが，肝細胞増殖因子（HGF [hepatocyto growth factor]）を用いた研究が近年なされている[11]．

Step up 現在は行われない治療法

腰部交感神経ブロック

硬膜外チューブからリドカイン塩酸塩を5～7日間持続注入することで，交感神経を遮断し，血管から間質への水分移動を抑制し，間質から静脈への移動を促進させ浮腫の改善をはかる方法であるが，ほとんど行われない[9]．

リンパ球注入法

自家リンパ球を患肢動静脈内に注入．皮下組織のタンパク質を分解し浮腫の軽減をはかる方法であるが，現在は行われない[10]．

鍼灸

とくに有効性は示されていない．とくに患肢への直接の施行は患肢を傷つけることにもなるので好ましくない．

合併症の治療法

蜂窩織炎（急性炎症性変化[AIE]）

- リンパ浮腫の経過中に患肢の発赤をみることがある（図D-30）．発熱する場合もあるが，伴わないことも多い．これは急性炎症性変化（AIE）と総称される．患肢は免疫機能が低下しており，また，リンパ液は菌の絶好の培養地となるので，細菌感染を起こしやすいためである．
- 安静をとり，発赤部の冷却および抗生物質の服用が基本である．
- 多くの場合2～3日で急性期は過ぎるが，まれに38～40℃の高熱を呈し，入院治療を要することもある．きわめてまれに敗血症に移行する．
- 原因菌はほとんどがA群β溶血性レンサ球菌であるので，抗生物質はセフェム系抗菌薬（またはペニシリン系）が第一選択である．
- リンパ浮腫における蜂窩織炎では，リンパ液が菌の培養地となりさらに蜂窩織炎が悪化する，という悪循環に陥ることが特徴である．
- そのため，治療はリンパ液の排除が中心で，急性期では安静による患肢の挙上を行う．しかし，日常生活に戻ると安静が続けられないこともある．炎症の悪化を予防するためにも，比較的早い時期から弾性着衣を着用することが望ましい．

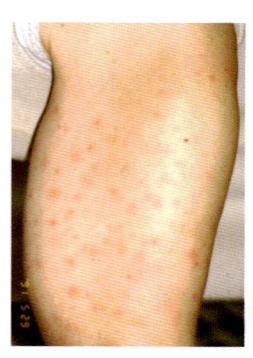

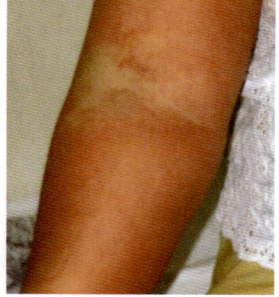

図D-30 蜂窩織炎の症状

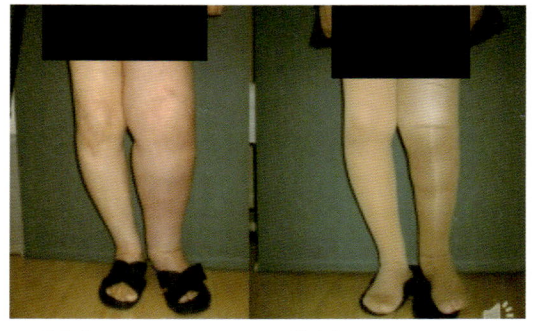

a. 治療前　　　　　　　b. 治療後
図D-31　蜂窩織炎の症例

複合的理学療法として，週2～4回の用手的リンパドレナージおよび弾性包帯法を4か月間施行するも改善せず受診．蜂窩織炎として加療し，約2週間で写真のとおり改善した．炎症を見逃し安易に複合的理学療法を行うと改善しないばかりか悪化するので，十分な注意を要する

● 蜂窩織炎は頻度が高く，リンパ浮腫患者の半数以上が何らかの形で経験しているといわれている．リンパ浮腫の治療で効果が得られないときなど，炎症が潜んでいることも多い（図D-31）．

● 引用・参考文献
1) 久保　肇：リンパ管形成を司る分子機構．実験医学，26(6)：855～861，2008．
2) Rockson SG, Miller LT, Senie R, Foeldi E, Casley-Smith JR, et al：American Cancer Society　Lymphedema Workshop. WorkgroupⅢ：Diagnosis and management of lymphedema. Cancer, 83 (12 Suppl American)：2882～2885, 1998.
3) The diagnosis and treatment of peripheral lymphedema. Consensus Document of the International Society of Lymphology Executive Committee. Lymphology, 28：113～117, 1995..
4) The diagnosis and treatment of peripheral lymphedema 2009 Consensus document of the Intenational Society of Lymphology. Lymphology, 42：51～60, 2009.
5) Haghighat S, et al：Comparing Two Treatment Methods for Post Mastectomy Lymphedema：Complex Decongestive Therapy Alone and in Combination with Intermittent Pneumatic, Compression. Lymphology, 43：25～33, 2010.
6) 平井正文，岩井武尚編著：新 弾性ストッキング・コンダクター．p.45，へるす出版，2010．
7) 光嶋　勲ほか：リンパ浮腫に対するリンパ管細静脈吻合術．日外会誌，100(9)：551～556，1999．
8) 佐々木寛：婦人科がん術後下肢リンパ浮腫を予防する鍵は後腹膜開放と大腿ソケイ，上リンパ節温存．リンパ学，33(2)：131～132，2010．
9) 野田雅也ほか：骨盤内リンパ節摘出術後下肢リンパ浮腫に対する硬膜外ブロック法および腰部交感神経節ブロック法の効果．日本産婦人科学会雑誌，56(11)：947～953，1998．
10) 加藤逸夫：四肢リンパ浮腫の臨床――その病像と保存的治療．リンパ学，10：17～25，1987．
11) 斉藤幸裕ほか：リンパ浮腫に対する遺伝子治療法の開発．脈管学，51(4)：447～452，2011．

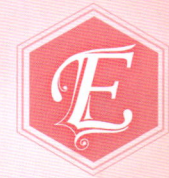

リンパ浮腫患者の日常生活の援助

◆リンパ浮腫のケアには，その特徴に合った知識が必要である．
◆日常的な予防・早期発見・重症化抑制が大切である．
◆患者個々に合わせたセルフケアの立案と，継続を含めた指導が重要である．

リンパ浮腫の早期発見

- リンパ浮腫は浮腫液が患肢に貯留した状態，いわゆるむくみであり，痛みやかゆみ，しびれなどの自覚的症状がないことがほとんどであるため，早期発見が難しい．
- 退院して医療従事者から離れたあとは，症状を発見するのは患者自身によるところが大きい．そのため，患者に浮腫発症や増悪を発見する手段を指導しておく．

患肢の観察

初期徴候を具体的に知らせる

- リンパ浮腫というと，極端に悪化したケースのみが思い浮かび，初期徴候についてはあまり理解していないことが多い．そのため初期に何となくむくみを感じていても，リンパ浮腫と結びつけることができず，対処が遅れて増悪してしまうケースは多い．
- 初期段階では，就寝するとリンパ還流が促され，むくみが容易に軽減するため，リンパ浮腫の初期段階であることに気づきにくい．
- 治療の後遺症だから仕方ないと医療従事者に説明されてあきらめてしまうケースもあるため，早期対応の重要性を十分に理解できるように説明する．
- リンパ浮腫は早期に対処することが大切である．発症後1〜2か月以内の，まだ皮下組織へのダメージが少ないうちに対処すると発症を抑制または軽減することができる．この期間は国際リンパ学会によるリンパ浮腫の重症度分類のStage0〜Ⅰ(p.33 表C-2参照)にあたる．
- 浮腫のない時期に患者にリンパ浮腫の説明をするときには，できるだけ具体的にイメージできるように説明する(図E-1)．

初期徴候の具体例(陰部)

- 下肢の術後の二次性リンパ浮腫は鼠径部周辺から始まるので，初期には下腹部や外陰部に浮腫が出現していることが多い．多くの場合，

上肢・下肢共通
- 少し太いようにも思うけれど，もとからだと思った
- 少しはれぼったくなったが，すぐに治ると思った
- 痛みがなかったので気づかなかった
- 手術後体重が増えたのかと思っていたが，左右差があることに気がついた
- 手術後のむくみはいったん消えたので，また消えるものと思っていたら消えなくなった
- 寝ると朝には消えるので，安心していた
- 手術後数年以上経ったので安心してしまい，リンパ浮腫の予防の注意をしなくなった
- むくんでいても日常生活はこなせるので，放置していたら悪化した
- 患側の静脈が見えにくくなった
- 霜焼けだと思った
- 患肢が赤くなったけれど，傷をつけたわけでもなく，蜂窩織炎は高熱が出ると思い，炎症とまで考えなかった

上肢の場合
- 腕がだるい，疲れやすい
- 患側の肩や背中が腫れぼったい，肩がこる
- ブラジャーの跡が残る，左右差がある
- 指輪や腕時計，上着の袖口をきつく感じる
- 人差し指だけが何となくは腫れぼったい
- 手指を握ったり開いたりするときに違和感がある，物を落としやすくなった
- 手の甲のしわが見えにくく，赤ん坊の手のような感じになった

下肢の場合
- 腰回りが全体的に太ったように思う
- 下腹部から陰部が全体的に腫れぼったい
- 陰部が夕方に垂れる感じがする
- 靴，ズボン，下着類をきつく感じる，跡が残る
- 靴が履きにくくなった

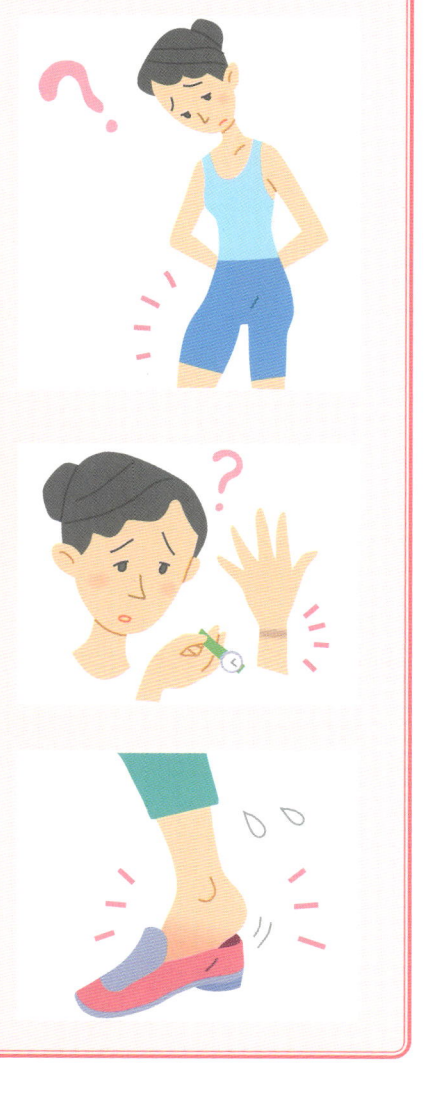

図E-1　リンパ浮腫の主な初期徴候の例

浮腫により左右差がでるので，鏡などで左右を比べてもらう．
- 陰部の場合は自分で見ることも少ないため，浮腫に気づかないことが多い．両側が垂れる感じのこともあるが，片方だけのこともある．
- 陰部はとくに，初期には夕方にむくみが感じられても，朝方には消失していることが多い．
- 女性患者が多く，異性の医師には言いにくいので，同性の看護師のほうから「陰部に変化はありませんか」と聞くことは非常に重要である．

患肢のセルフチェックのポイント
太さに変化はないか
- 腕や脚の太さを計測して比較することで変化に気づける（図E-2）．可能なかぎり同じ位置，同じ強さで測定することが推奨されるが，患者が自分自身で計測することはなかなか困難でもある．
- 計測する際は，あざやほくろなどを目印にするのも実際的である．
- 洋服（ブラウス，ズボンなど）の袖ぐりやズボンの幅がきつく感じるかどうかをチェックするなどの実施しやすい方法（例：自分の両手

計測の際の目安 確認のために計測するときは，下記の計測位置を参考にする

上肢：①腕のつけ根 ②肘関節上部10cm ③肘関節下部5cm ④手首 ⑤手背部

下肢：①脚のつけ根 ②膝関節上部10cm ③ふくらはぎの最大径 ④足首 ⑤足背部

上肢

cm	右	左	メモ
①腕のつけ根			
②肘関節上部10cm			
③肘関節下部5cm			
④手首			
⑤手背部			

（　　年　　月　　日）

下肢

cm	右	左	メモ
①脚のつけ根			
②膝関節上部10cm			
③ふくらはぎの最大径			
④足首			
⑤足背部			

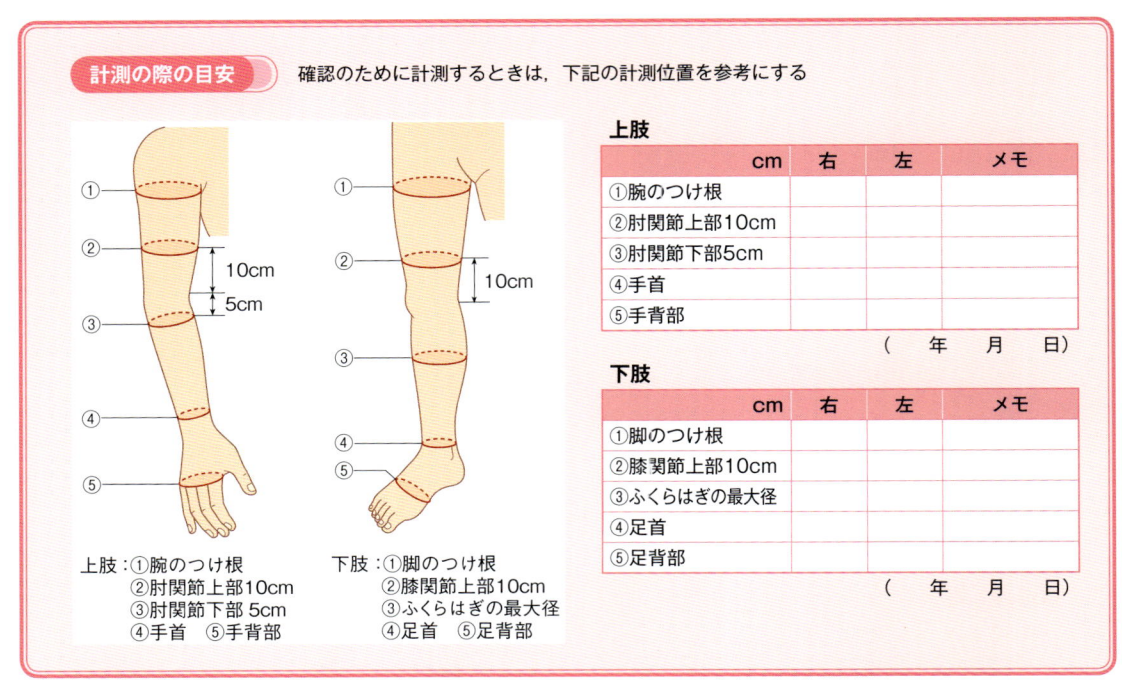

（　　年　　月　　日）

図E-2　上肢・下肢の周径の測定か所と記録紙の例

で輪をつくり目安にするなど）を勧める．

皮膚の感触に変化はないか
- リンパ浮腫では，皮膚が乾燥する，硬くなる，張りが出るなどの変化が起こることがある．サイズが変わらなくても，こうした変化も大きな徴候となる．
- 初期徴候のうち多くみられるのは，重だるさや張る感じといわれている．
- このほか，何となく腫れぼったい，血管が見えなくなった，動かすと違和感がある，軽くちくちくする，などの徴候がある．

皮膚の色に変化はないか（蜂窩織炎への注意）
- 皮膚が赤く熱っぽくなっていないか，発疹はないかを観察する．
- 炎症の早期発見は重症化を予防するために大切なので，よく観察する．炎症があると患肢（患部）が硬くなり，パーンと張ったような，重い感じを受けることが多い．

手術前や放射線療法前に周径を計測する
- 治療後の比較対照ができるように，手術療法や放射線療法前に，リンパ浮腫発症の危険性のある四肢の周径を計測しておくとよい．
- 確認のための計測ポイントを以下に示す（図E-2）．
  - 上肢：①腕のつけ根，②肘関節上部10cm，③肘関節下部5cm，④手首，⑤手背部
  - 下肢：①脚のつけ根，②膝関節上部10cm，③ふくらはぎの最大径，④足首，⑤足背部
- たとえば，乳がんの場合は患側上肢（対照として健側も）を，子宮がんの場合は両下肢にリンパ浮腫が発症する可能性があるため，両下肢を測定しておく．

計測の際のポイント
- 毎日測定するは必要はない．数週間～数か月に1回程度，負担とならない範囲で，経時的な比較を行う．
- 自身での測定が困難な場合は家族に協力してもらったり，上肢の場合は片手用のメジャーなどの道具を利用するとよい．
- 浮腫が起こりやすい部位の観察や触診も重要である．腕や脚の感触を確認することを習慣化する．
- 人間の身体はもともと左右対称ではない．また，骨盤内臓器がんの手術後の下肢の場合は，両側同じように発症する可能性もあるが，ごく初期を除いてほとんどの場合，左右差があ

ると考えてよい．
- リンパ浮腫は機能低下したリンパ節付近からむくみ始めることが一般的であることを考慮して，とくに中枢側に注意し，同一部位で経時的に観察する（写真で記録するのもよい）．

①同じ部位で測定
- 測定部位に違いがあると比較が困難となるため，同じ部位で測定する（図E-2）．

②同じ姿勢で測定
- 関節の屈曲時と伸展時では筋肉の張りが異なる．他者が測定するときは伸展位が多いが，自分で測定するときは屈曲位が多くなる．
- たとえば，足背や足関節を測定するときは膝立て位，その他は膝関節伸展位で測定するなど，条件を決めておく．

③同じ時間帯で測定
- 朝夕など時間帯によって患肢の周径は変化するので，測定の時間帯を決めておく．
- 浮腫の増強していない朝起床時や，夜のくつろぎ時間など，余裕がある時間帯を選択するとよい．

受診の必要がある症状
- 以下のような症状がみられ，かつ次の日になってもむくみが残っている場合は，すでにリンパ浮腫を発症している可能性が高いので受診を勧める．

  ①cm単位でどんどん周径値が増加している．
  ②見た目も確かに太い．
  ③太くなっている部位を触れると他の部位と感触が違う．
  ④押すと皮膚の戻りが遅い，または圧痕が残る．
  ⑤皮膚が硬く，つまめない．
  ⑥腫れぼったい感じ（厚ぼったい，重だるいなど）がする．
  ⑦患肢が重たい感じがする．
  ⑧皮膚が赤い，または指で押すとその周囲が赤くなる．

- リンパ浮腫以外の原因もありうるので，手術後にむくんだ場合でもリンパ浮腫と自己診断せずに医師の診察を受けるように指導する．

> **MEMO　左右差のない浮腫**
> 左右差がない浮腫では他疾患との鑑別が重要である．左右差が何cm以上でリンパ浮腫と判断するかは議論のあるところであり，周径差がなくとも超音波検査で浮腫を検知できることも多い．

リンパ浮腫治療に関する情報提供

発症のきっかけは生活のストレス
- リンパ浮腫は図E-3のような生活上の変化，疲労などがきっかけとなって起こることが多い．
- 患者がこのような状況におかれていないかを確認する．避けられない場合は，なるべく患肢や体調に負担がかからない姿勢などを具体的に指導する．
- 不規則な生活や睡眠不足，疲労，食生活の乱れ，過重なストレスがある場合は，併せて改善の指導を行う．
- 肥満ぎみの場合は減量が重要である．

> **MEMO　リンパ浮腫発症のきっかけ**
> リンパ浮腫は，日常生活のちょっとした油断がきっかけになる．
> 経験的に，自分が楽しいと感じていないことをコツコツと最後までやり通すと負担がかかることが多いのが特徴である．したがって，飽きたらやめる，嫌になったらやめる，がんばらない，自分の体調を優先する，根を詰めないなど，リンパ浮腫を予防，または増悪させないためには，無理をしない範囲で生活することが大切である．

病態や症状，特徴をつかんでおく
- 患肢の日々の変化をつかみ，予防に努めるために，患者自身がリンパ浮腫の知識をもち，イメージできることが大切である．
- 症状や特徴，治療法（複合的理学療法を中心とする保存的治療）について理解し，患者の状況や理解度に合わせて説明しておく．

治療についての情報提供
- 近年，リンパ浮腫について新聞記事でも取り上げられることが増えてきたほか，患者向けの書籍も多く出版されているので，状況に応じて利用する．

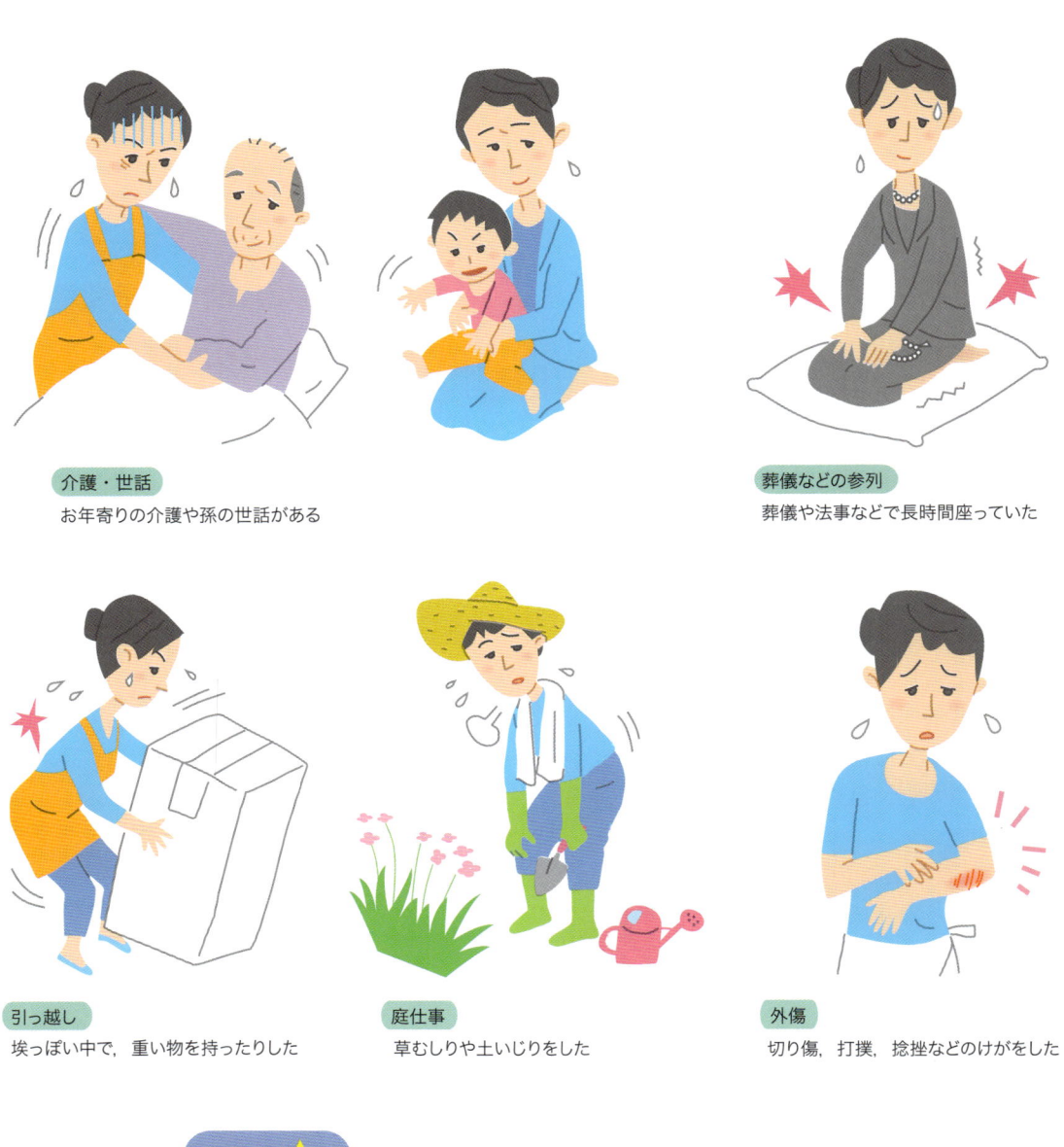

介護・世話
お年寄りの介護や孫の世話がある

葬儀などの参列
葬儀や法事などで長時間座っていた

引っ越し
埃っぽい中で，重い物を持ったりした

庭仕事
草むしりや土いじりをした

外傷
切り傷，打撲，捻挫などのけがをした

過労
寝不足が続いたり，仕事が忙しかった

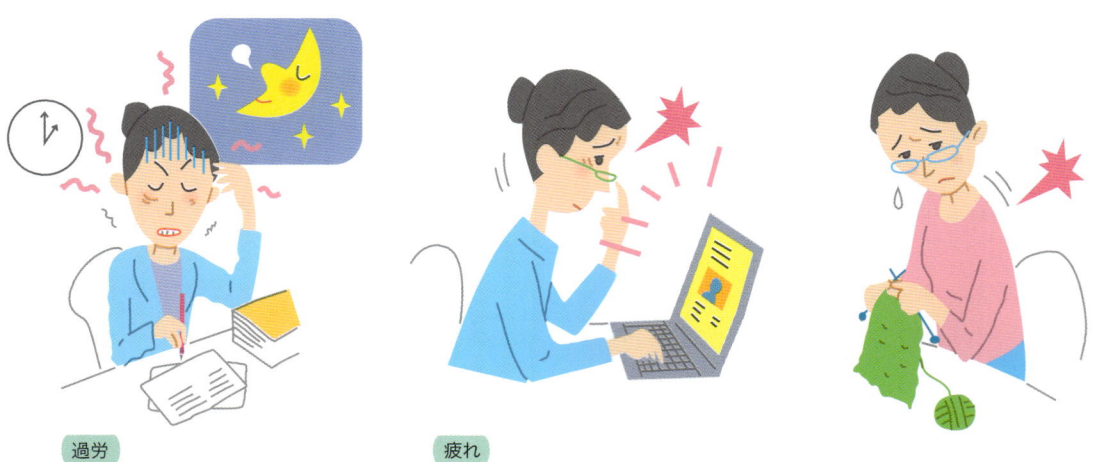

疲れ
1日中，パソコンや編み物をやり続けて，過労ぎみになった

図E-3　リンパ浮腫発症のきっかけとなりやすい出来事，生活習慣

- 院内でリンパ浮腫に対応できる人材がいるかどうか，いない場合は近隣で対応可能な施設，窓口など，具体的な情報を提供できるようにしておく．

インターネットの利用
- 「むくみ」や「リンパ浮腫」という単語を検索することで，関連するホームページから情報を得ることができるが，インターネットの情報は玉石混淆で患者自身は情報の精度を見分けにくいため，推奨するページを案内するのもよい．

関連学会などの利用
- 現時点でのリンパ浮腫診療の考え方の中心を担っているのは，厚生労働省委託事業「がんのリハビリテーション実践セミナー」のリンパ浮腫研修委員会である．
- 検査・治療などについては，国立がん研究センターではクリニカルパス（p.137〜145参照）や小冊子などの情報を，医療従事者向け，患者向けに提供しているので，基本情報として把握しておく．
- その他の医学関連学会からも情報を得ることができる．
- 患者会による情報もあるが，まず，医療従事者が正確な情報を伝えることが重要である．

リンパ浮腫の予防，重症化の抑制

- リンパ浮腫は，日常生活の注意点を守り，セルフケアによって予防・重症化を抑制することが最も重要であるが，そのなかでとくに大切なのは炎症を起こさないことである．
- リンパ浮腫にとって炎症はリンパ浮腫増悪への悪循環をつくり出す契機となることが多いため，日ごろからの注意や予防が欠かせない．
- 予防対策を指導する際，それぞれの対策がなぜ必要なのか理由を明確にして，セルフケアの重要性を理解してもらい，自発的に行えるように促す．

炎症予防の必要性

炎症は重症化の原因
- リンパ浮腫を起こしている部分は，リンパ液の停滞により細菌に対する防御機能が低下している．そのため炎症が起こりやすく，重症化しやすい．
- 小さな傷から蜂窩織炎を発症し，その後，急な発熱を年に何回も起こして，そのたびに入院する例も少なくない．
- 一度炎症を起こした部分は，組織が線維化してリンパ浮腫を増悪・難治化させる．

セルフケアへのモチベーションの低下
- リンパ浮腫のセルフケアは，1人でコツコツとやっていくことが欠かせないが，組織が線維化し難治化すると，セルフケアに対するモチベーションが大きく低下し，ケアを中断しかねない．
- 発熱を繰り返す場合はその都度十分に説明し，患者の不安を軽減する．通常発熱のたびに浮腫も悪化する．改善されないまま放置すると再発するという悪循環（図E-4）が起こる．
- 浮腫自体が炎症を引き起こしている菌の培養

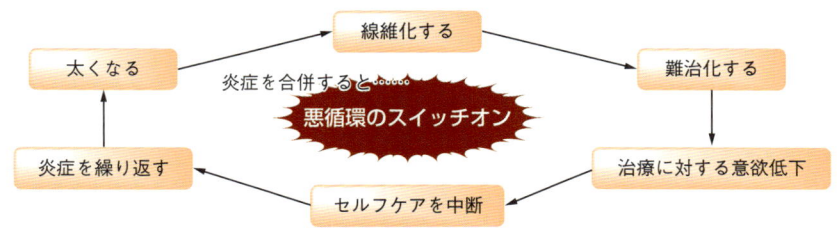

図E-4 炎症によって引き起こされるケアの悪循環

地となっている．したがって，浮腫を減らすことが炎症の最も重要な予防法であることを十分説明する．

炎症を予防するための日常生活の注意点とスキンケア

傷によって増えるリンパ管の負担

- 炎症を予防するには，スキンケアによって皮膚を健康・清潔に保ち，けがや傷を予防することが大切である（図E-5）．
- リンパ系の役割は外部から侵入する菌と闘うことである．皮膚に炎症が起こると毛細血管動脈側の血管壁透過性が亢進し，水分の漏出が増えるため血管外皮下組織に浮腫液が増える．その結果，浮腫液を処理できずにリンパ管には負担が増し，リンパ浮腫がさらに悪化するということを理解してもらう．
- 日常生活で皮膚の観察，スキンケア，けがの予防を心がけることはもちろんであるが，炎症の再発はけがなどによる新たな炎症を起こさなくても，免疫低下により残存していた菌が活発化して発症すると考えたほうがよい．
- 一度炎症を起こしたあとは，残存している菌を減らすために浮腫自体を減らすことはもちろん，菌の活発化を誘発しないために，熱い風呂，激しい運動，飲酒，過労などを避けてもらう．
- 単に禁止するだけでは患者のストレスになるので，症状が安定してきたら，徐々に注意事項を減らす．禁止するのは簡単であるが，患者にとってはQOLの低下につながることを忘れてはならない．

皮膚を保護することがいちばんのポイント

- 皮膚を傷つけないよう，日常生活では十分に注意する．
- とくに庭仕事，土いじりの際には，綿手袋やゴム手袋，靴下の着用は欠かせない．着用しても不十分なこともあるので，着けていれば大丈夫とはかぎらないことを伝えておく．
- 夏期はとくに虫刺されや日焼けに注意する．できるだけ皮膚の露出を避け，虫よけ剤や日

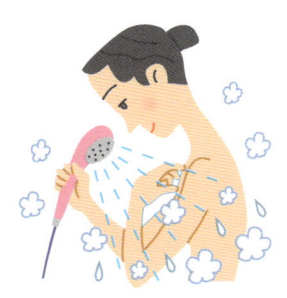

❶毎日，シャワー浴か入浴をして，清潔を保持する

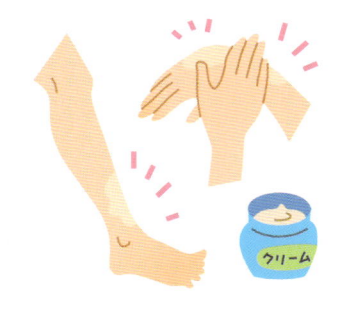

❷手や足に保湿クリームやローションを塗って，肌の乾燥や肌荒れを防止する

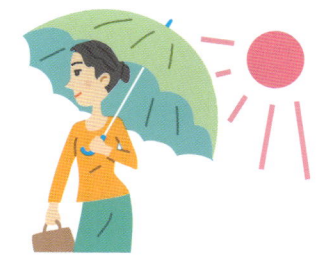

❸外出時は，長袖シャツや帽子，日傘，日焼け止めクリームを塗るなどの紫外線対策をする

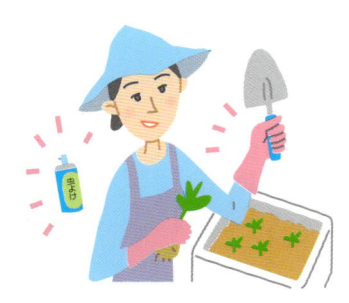

❹土いじりをするときは，ゴム手袋を着けて虫よけスプレーを使用する

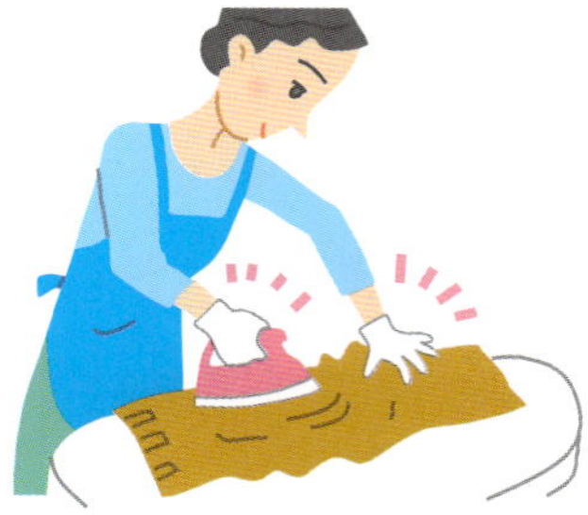

❺アイロンがけをするときは，綿手袋を着けて火傷対策をする

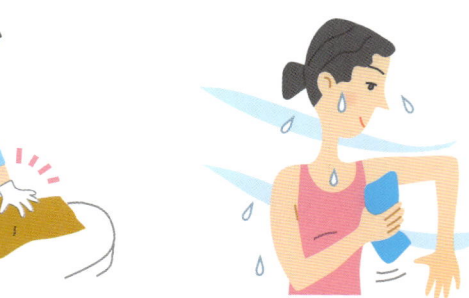

❻汗をかいたときは，すぐに乾いたタオルでしっかり拭き取る

図E-5　スキンケアの方法

焼け止めクリームなどを活用して皮膚を保護する．
- 下肢の場合は，水虫（白癬菌）や陥入爪の治療は早期に行い，感染源にならないように注意する．
- 皮膚の乾燥予防は，バリアを強化することにもつながるため，日ごろから（とくに冬期），保湿クリーム（無香料，無添加の刺激性の少ない製品が好ましい）などで湿潤状態を保持する．
- 皮膚の角化の予防には，尿素製剤（ケラチナミン®，ウレパール®など）やヘパリン類似物質（ヒルドイド®）などを使用する．

皮膚の傷にはすみやかに対処
- もし傷をつけてしまったら，すみやかに消毒し（図E-6），創傷の周囲に腫れが起きていないかを観察する．
- 腫れがとれない場合は，できるだけ早くに医療機関を受診するように勧める．
- 早期に対応すれば軽症ですむので，発赤や熱感があればすぐに冷やし，安静をとるように心がける．
- 上肢の場合，ごく小さな指のささくれや，紙で切ってできた指先の傷から浮腫が悪化したケースもある．日ごろの注意と観察を怠らないようにすることが大切である．

リンパ浮腫の予防

患肢の挙上
挙上はリンパ液を心臓に戻す基本
- リンパ液や組織液を心臓に戻しやすくするために，患側の上肢，下肢（または患部）の挙上が有効である．
- 極端に高く上げる必要はなく，わずかな傾斜をつけて長い時間上げ続けることで，少しずつゆっくりとリンパ液や組織液を心臓に戻すようにする．
- 睡眠中や日常でも行うよう心がける．
- 腕は吊るのではなく，わずかに心臓より高い位置に保てればよい．高く上げ過ぎると腕では腋窩や肩に，脚では殿部に浮腫液が貯留することになる．この浮腫液はかえって腕や脚からのリンパ液の流れを阻止する．

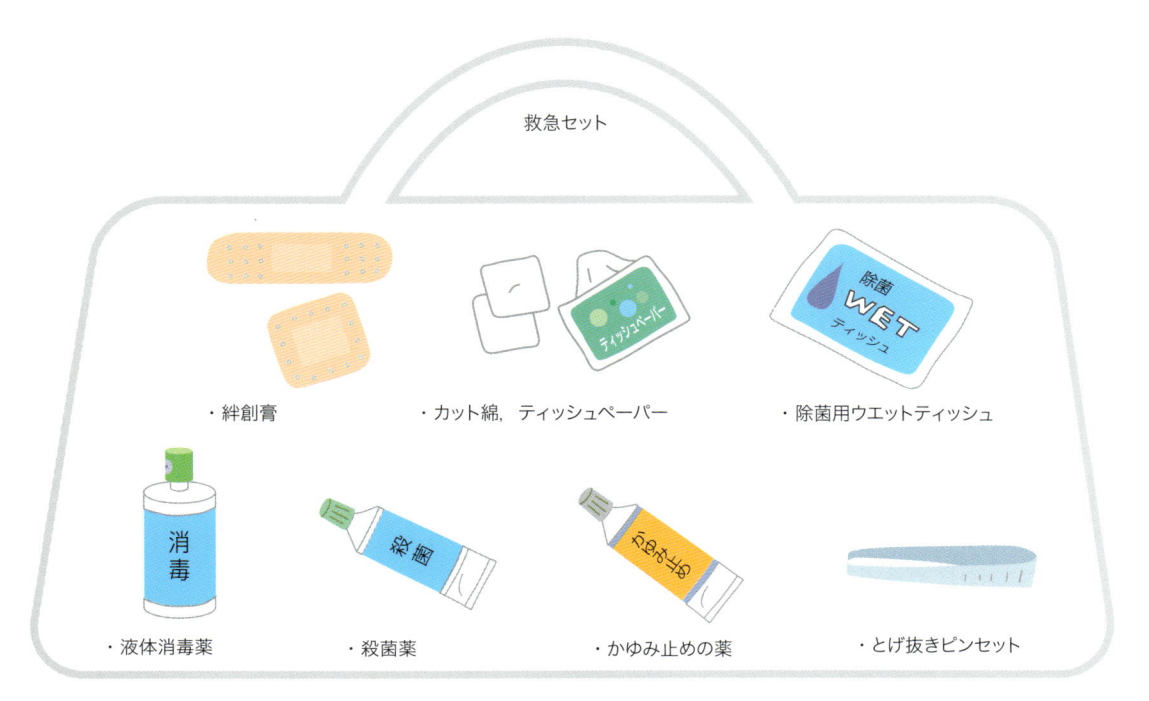

救急セット

・絆創膏　　　・カット綿，ティッシュペーパー　　　・除菌用ウエットティッシュ

・液体消毒薬　　　・殺菌薬　　　・かゆみ止めの薬　　　・とげ抜きピンセット

小さなけが，虫刺されにすばやく対応できるように，バッグの中に最小限の救急セットを入れておく

図E-6　外出時用の救急セット

a. 上肢の挙上　　b. 就寝時の悪い姿勢

c. 下肢の挙上

図E-7　就寝時の挙上

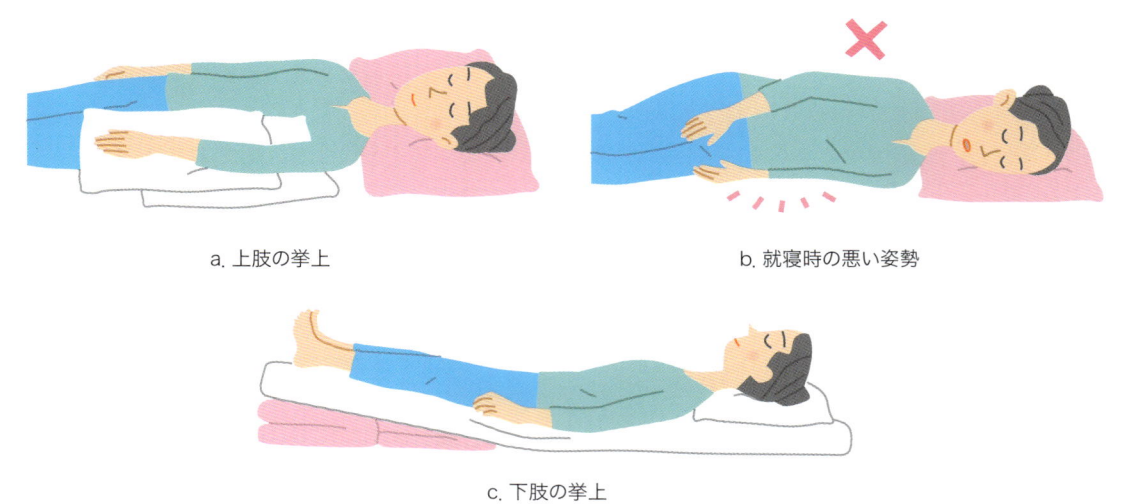

就寝中の挙上（図E-7）
上肢
- 患側の肩の下から徐々に傾斜をつくり，手先が最も高くなるようにする．肩から手先までが心臓の位置より低くならないようにバスタオルなどで傾斜を調整する．肘が曲がって心臓よりも低い部分ができると，そこに浮腫が生じやすくなる．極端に高く上げる必要はない（図E-7-a）．
- 患側の腕が下になる横向きの姿勢は避ける．患肢に体重をかけないようにする．また，その腕に体重がのるような姿勢も避ける（図E-7-b）．

下肢
- 敷布団の下にクッションや座布団，タオルケットなどを組み合わせてゆるやかな傾斜をつくり，その上に身体を十分に伸ばして仰向けに寝る．
- 殿部が落ち込むとそこに浮腫が生じやすいため，傾斜は大腿部からではなく，殿部から徐々に高くなるように調整する（図E-7-c）．
- 陰部・鼠径部付近の限局的浮腫に対しては，脚を上げることはむしろ逆効果になることが多いので十分注意する．

日常生活での挙上（図E-8）
上肢
- 姿勢の重心の位置を下げると手や腕が上がってくるので，これまで立ち仕事で行ってきたことを椅子に座って行うように心がける．
- たとえば，キッチンでよく使う食器や調理用品を目線より上方の棚に収納し，手や腕を上げる機会を増やす．
- 電車やバスに乗って立っているときは，肘が心臓よりも高めになるように患肢側の手でつり革を握る．
- ときどき手と腕を上げ，ブラブラ運動をする．仕事中であればトイレに立ったときなどに習慣化するとよい．
- 外出時の手荷物はバックパックにすると腕の負担が軽減できる．ときどき肩ベルト部分を握って歩けば腕を上げる機会が増える．ただし，肩に食い込む危険性があるので荷物は軽くし，肩ベルトは広めのものを選び，ときどきずらすようにする．歩行中は肘を曲げたままにしない．
- 椅子やソファに座るときは肘かけの上に患肢側の腕をのせる．のせた腕がなるべく心臓より高くなるように，肘かけの上にさらにクッションなどを置いて高さを調整する．

下肢
- 術後の初期の浮腫は鼠径部付近から発症するので，初期に脚を上げ続けるとかえって悪化するケースが多い．脚を上げるのではなく，「むくんでいる部位を高くする」のが正しい．

上肢の挙上

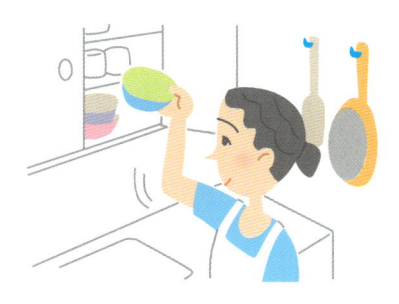

食器や調理道具は目線より上方の棚に収納しておく

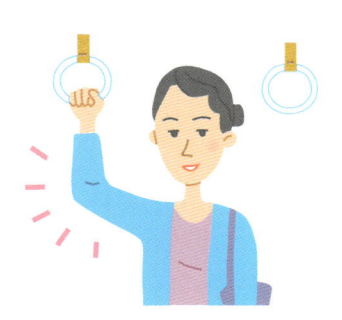

電車やバスの中では患側で吊り革を持つ

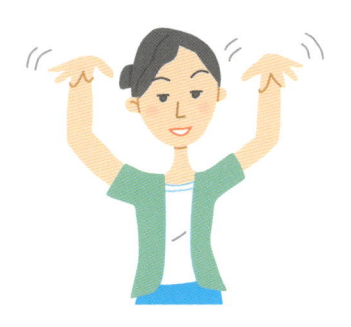

ときどき手と腕を上げてブラブラ運動をする

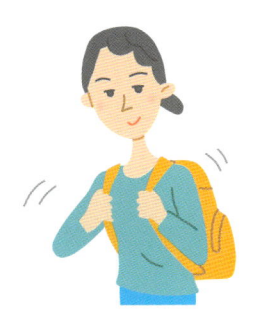

外出時はバックパックを使用し，ときどき肩ベルトの位置を調整するなど，腕を上げる時間をつくる

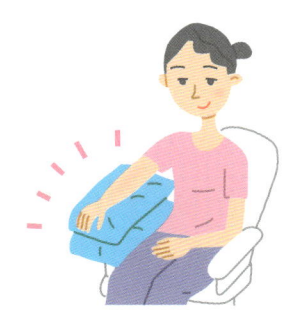

椅子に座るときは患側を肘かけにのせる

下肢の挙上

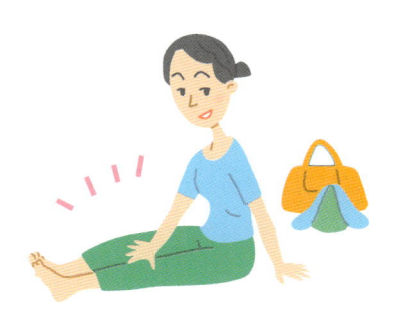

床に座るときは脚を伸ばす

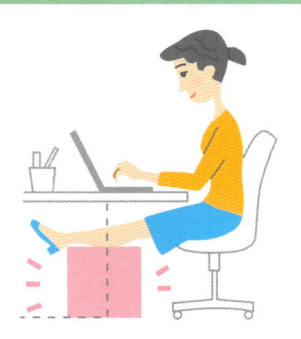

椅子では，脚をのせる台を置いて平行に伸ばす

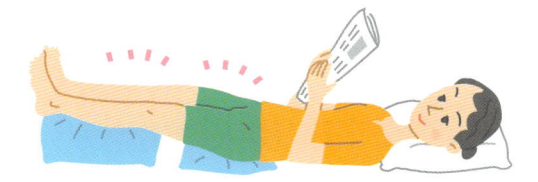

脚の挙上を習慣づける

図E-8　日常生活での挙上

E　リンパ浮腫患者の日常生活の援助

- とくに真面目なタイプの患者では、上げるようにいうと極端に上げ続ける結果、鼠径部や大腿部などの浮腫が増悪している場合があるので注意する.
- 膝下の浮腫を軽減させるためには脚を上げるのはきわめて有効であり、基本である.
- 床に座るときは、正座や横座りを避け、脚を伸ばして座る.
- 椅子やソファに座るときは、前に脚置き用の台(フットレストや椅子など)を置き、脚をのせ平行に伸ばす.
- 家にいるときは、なるべく下肢を上げる時間をつくる.「就寝中の挙上」と同様、クッションや座布団を利用して下半身を高くする工夫をする.

弾性着衣(弾性スリーブ, 弾性ストッキング)による重症化の抑制

- いったんむくんだ場合は弾性着衣による圧迫療法が最も重要であり、その適切なサイズの選択ととくに着用状態(履き方)は治療効果を決定するといっても過言ではない(p.64「弾性着衣」参照).

弾性着衣着用時のチェックポイント

- 弾性着衣は着用状態が重要なので、経過観察では、まず着用した状態を確認する.

サイズや圧は合っているか

- 履きにくいからと、大きいサイズや弱すぎるものを着用していると効果が期待できない. とくに弾性ストッキングはきつく、履きにくいものなので、どの程度の履きにくさが適正なのかを実際に試着してもらい、説明する.

しわやよじれはないか

- 着用後、繊維の配列を見て着衣が均等に引き上げられているかを確認する. 繊維が斜めによじれていると、圧のかかり方が不均等になり、患肢の形が悪くなることもある. 一度変形するともとに戻すのに時間がかかる.
- リンパ液の流れを停滞させる食い込みができていないかを確認する.

破損はないか

- 小さな穴が開いただけでも、圧迫圧は変化する. 弾性着衣は高価であることから、買い替えをためらわれることもあるが、治療の効果にかかわるため、破損したら新しいものに替える必要があることを説明する.

古くなっていないか

- 弾性着衣の繊維の寿命は6か月とされている. 実際に着用すると、3〜4か月程度で圧の低下が起こり、やがて圧迫が不十分となる. 4か月を過ぎるころから、同じケアを続けていても皮膚が硬くなる、太くなるなどの変化が現れることがあるので、この点をふまえて買い換えの提案を行う.

弾性着衣の着用方法

上肢・下肢共通

- 腕や脚のつけ根で食い込まないことが大前提である. 食い込んでいるかぎり効果は出ない.
- 弾性繊維が密であるほうが圧は強い. 伸びて突っ張っていると強いと思いがちであるが、実は弱い.
- 着用時は引き上げ気味で生地が突っ張って圧が弱くなっていることが多いので、いったん着用後に太い部位に繊維を集めてためておくように直す.
- 蜂窩織炎などの合併時は、患肢がパーンと張ったように硬くなる傾向にあるので、1段弱い圧や大きめのサイズを使うなどの工夫が必要になってくる.

上肢

- 引き上げすぎると腋窩付近で食い込みやすい

> **column**
> **弾性着衣の購入時、実際に患者に着用してもらって指導していますか**
>
> 医療現場ではそのシステム上、売店で購入して着用してください、ということが多い. しかし、弾性着衣を1人で着用するのは難しく、初めからうまくいく可能性はほとんどない. 初めて着用するときは、看護師が実際に指導し、サイズが適切かを確認することが必須である.

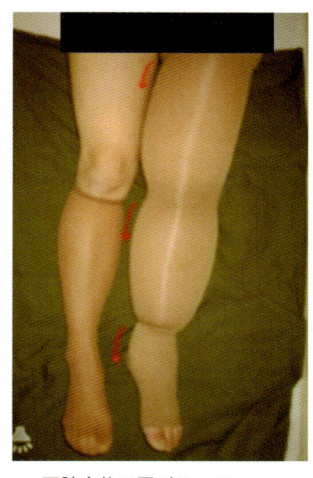

a. 下肢全体の圧バランス

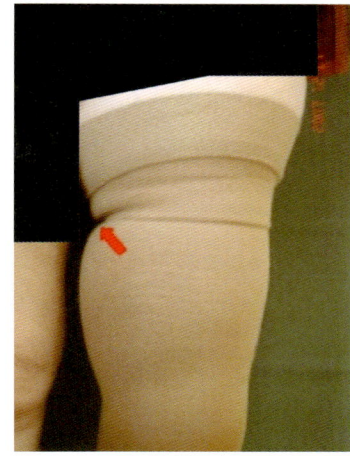

繊維が密集している部分は圧が強い．この症例では鼠径，膝，足首部分で圧が強くなり食い込んでいる．そのため，矢印のように繊維を下ろして均等にする

b. 鼠径部の食い込み

こうしたケースでは，後ろから見ると弾性ストッキングが十分上がっていないことが多い．鼠径部の食い込みを治すには，背面の内側を上に引き上げる

図E-9 弾性ストッキング着用後の調整

ので注意する．
- 上腕部で弾性スリーブが彎曲した形にならないように注意する．
- 肘周辺外側に浮腫が貯留しやすいので，その部位に繊維を集め，圧を強めるようにする．
- 手首にしわがよっているとその部分だけ圧が強くなり，手の甲がむくみやすくなる．

下肢（図E-9）
- 鼠径部でリンパ液の流れを遮らないように注意する．
- 大腿のつけ根に繊維がたまって食い込みがある場合は，その繊維を大腿部分へずらす．
- 膝裏に繊維が食い込む場合は，ふくらはぎ方向に繊維をずり下ろすと，膝裏の食い込みがなくなると同時にふくらはぎの圧が強まる．膝裏に食い込むとつい上に上げてしまうが，これは逆である．
- 同じく踝部が膨らむ場合も，弾性ストッキングの踵部をより下方にずり下ろして弾性ストッキングの布地が踝部にかかるようにするとよい．
- 弱い圧の弾性ストッキングを2枚重ねて履きする方法もある．
- 古い弾性ストッキングをリング状に切り取り，圧が不足している部分にのみ無理のない範囲で重ねて使用すると，着用時にも負担が少なく，経済的でもある．

リンパ流の促進

適度な運動で流れを活性化
- 浮腫の予防や重症化の予防には，リンパ流の促進が大切であるため，深部静脈およびリンパ系の活性化と運動が有効である．
- 深呼吸や内臓などの動きで深部リンパ系が活性化する．また，表在リンパ系は皮膚表面直下にあるので，身体を動かすと皮膚が引っ張られることからリンパ液の流れが活性化する．併せて静脈系の活性化も期待できる．
- 一時だけリンパ還流を促進させればよいものではなく，常に促進するように，以下の点を心がける．
  ① 浮腫が貯留しないように常に静脈やリンパ還流を促し，心臓方向へ戻りやすくなるようにする．
  ② 現在のリンパ処理能力が低下した状態とうまくつき合い，維持・回復させていく．

日常的に身体を動かす
- リンパ流の促進のため，常に運動を意識し，日常的に身体をこまめに動かすようにする．
- 肩回しや深呼吸，腕や脚を動かすことは，場所や時間帯を問わず行える．自宅でくつろいでいるときや家事をしているとき，外出先，仕事中など，「ながら運動」をすると行いやすい．

- 浮腫の悪化を実感するときは，積極的に深呼吸や身体を動かすことを行い，早めに浮腫を取ってしまい，翌日に残さないことがポイントである．

疲労が残るほどの運動は避ける
- 翌日まで疲労感や筋肉痛が残るような運動は，老廃物を増やしリンパ管に負担をかけるので避ける．
- 重い物を持つスポーツや激しくぶつかり合うスポーツ，急激に腕や足を伸ばすようなスポーツも避ける．

セルフリンパドレナージ

セルフリンパドレナージの考え方
- セルフリンパドレナージ（SLD：self lymph drainage，シンプルリンパドレナージともいう）は，専門家が行う用手的リンパドレナージ（MLD）を簡潔にしたものである．
- 入院施設や外来通院の少ない日本などにおいて用いられる簡易的な技術である．用手的リンパドレナージと根本的な考えは同様だが，これは用手的リンパドレナージセラピストによって適切な指導を受けた者がセルフケアとして行うため，用手的リンパドレナージに比べ手技は簡便化されている．
- 以下に具体的な方法を述べる（広田内科クリニックにおける例）．

セルフリンパドレナージの基本手技
注意点
①強くもまない
- 手指，手の平を皮膚に当て，軽く，ゆっくり，優しく皮膚を動かすようにずらす（図E-10）．
- 強くもむことで炎症が起こる場合もある．
- 軽く，優しく，皮膚を動かすだけでもリンパ液は流れる．
- とくに浮腫の気になる部位およびその周辺は念入りに行うとよいが，強くもむのではなく，回数を増やすようにする．

②炎症があるときは行わない
- 炎症（発赤，発熱，悪寒など）を悪化させることがある．

指導の際の注意
- 効果的なセルフリンパドレナージのために，医療従事者は下記を確認・徹底する必要がある．

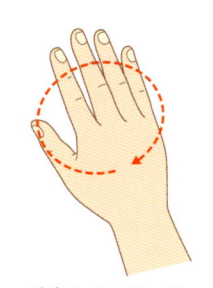

a. 腹部などの広い面
　手の平と指全体で大きな円を描く

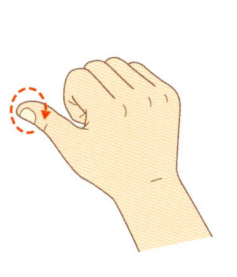

b. 腋窩などのくぼみ
　親指あるいは示指，中指，環指などで小さな円を描く

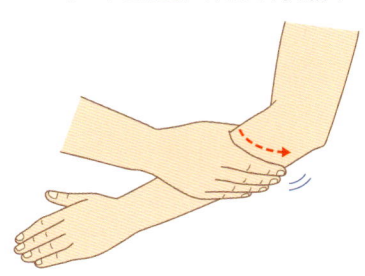

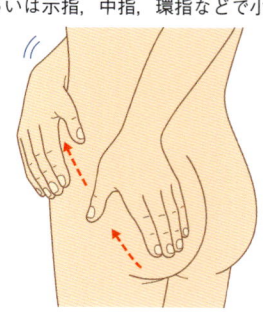

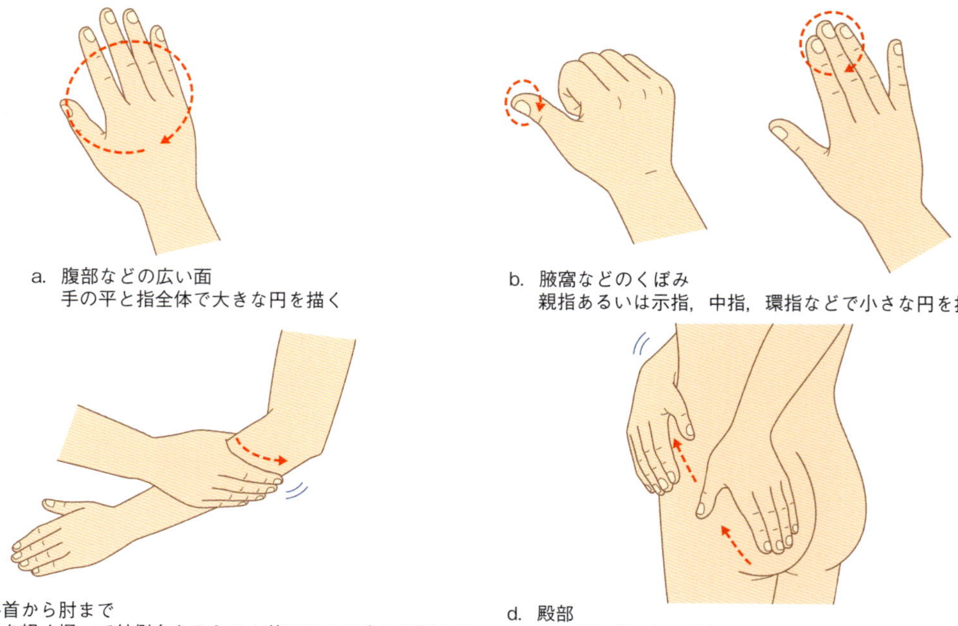

c. 手首から肘まで
　腕を軽く握って外側向きのらせん状にほんの少し回転する

d. 殿部
　手の平と指全部で殿部から側面（腰骨）に引き上げる

図E-10　セルフリンパドレナージでの手の使い方

- ・患者・介護者に意欲があるか．
- ・患者・介護者がセルフリンパドレナージを実施できるほど器用であるか．
- ・最初に教育のための時間を十分に割く．
- ・段階を追って教え，患者や介護者が上達するようにする．
- ・書面の指示書を配布するとともに，技法を見てもらう．
- ・セルフリンパドレナージ手技能力や患者の治療への対処能力を定期的に確認する．

右上肢のセルフリンパドレナージ（図E-11）

- ●皮膚を大きく動かすようにゆっくり，軽く，さする．
- ●右患肢の場合，左腋窩リンパ節と右鼠径部リンパ節に向かって新しい誘導路をつくることになる．

リンパ液の流れをよくするための準備（図E-12）

❶ 両肩の後ろ回し（5～10回）
❷ 鎖骨の上のくぼみに手を当てて回す（5～10回）．
❸ 腹式呼吸（5～10回）

新しい誘導路つくり（図E-13）

❹ 健側の腋窩に手を当てて回す（20回）．
❺ 鎖骨の前は，左右の腋窩の長さを三等分して健側寄りの3分の1の位置から健側腋窩へさする．次に胸の真ん中から健側腋窩へさする．最後に患側肩から健側腋窩へさする．前胸部を通り，真ん中で手を重ねて入れ替える（各3～5回）．
❻ 患側の鼠径部に手を当てて回す（20回）．
❼ 患側の鼠径部へ向かって，身体の横の最初は手の平1つ分ほどさする．次に患側の鼠径部へ向かって，ウエストあたりからさする．最後に患側の腋窩から，鼠径部へ向かってさする（各3～5回）．
❽ 患側の肩の前から肩峰までさする（3～5回）．
❾ 患側の肩の後ろから，すくいあげる感じで肩峰までさする（3～5回）．
❿ 患側の上腕外側を，肘から肩峰までさする（3～5回）．
⓫ 患側上腕前面の腋窩から肘の長さを三等分して，腋窩に近いほうから上腕内側から外側に向かってさする．次に真ん中のあたりを，上腕内側から外側へ向かってさする．最後に肘に近い部分を，上腕内側から外側斜め上方向へさする（各3～5回）．
⓬ 患側上腕後面の腋窩に近い部分から外側を通り前へさする．次に少し下から，斜め上に向かってさする．最後に肘から斜め上に向かってさする（各3～5回）．
⓭ 患側の肘の内側のくぼみを回す（3～5回）．
⓮ 患側の肘の外側を包むようにしてさする（3～5回）．
⓯ 患側手首の内側を肘までさする（3～5回）．
⓰ 患側手首の外側を肘までさする（3～5回）．
⓱ 手首の曲げ伸ばし（猫手風にする）（3～5回）．

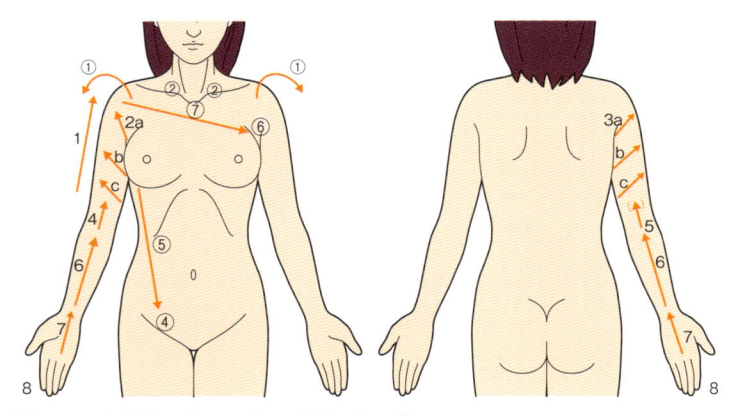

図E-11　右上肢のセルフリンパドレナージ

❶肩	❷鎖骨	❸腹式呼吸
肩を後回し（5〜10回）	鎖骨の上のくぼみに手を当てて回す（5〜10回）	腹部に手を当てて，口で腹式呼吸をする（5〜10回）

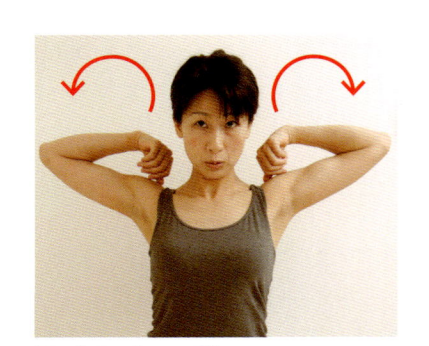

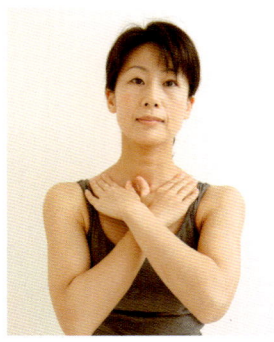

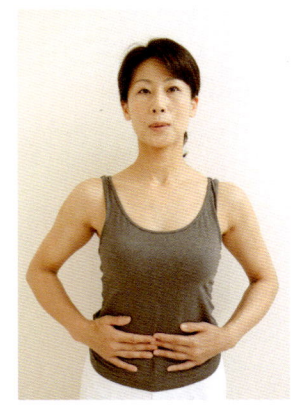

図E-12　リンパ液の流れをよくするための準備

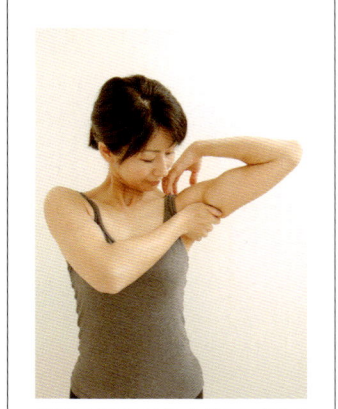

❹健側の腋窩	❺鎖骨の前①
健側の腋窩に手を当てて回す（20回）	左右の腋窩の長さを三等分して健側寄りの3分の1の位置から健側腋窩へさする．次に胸の真ん中から健側腋窩へさする（3〜5回）

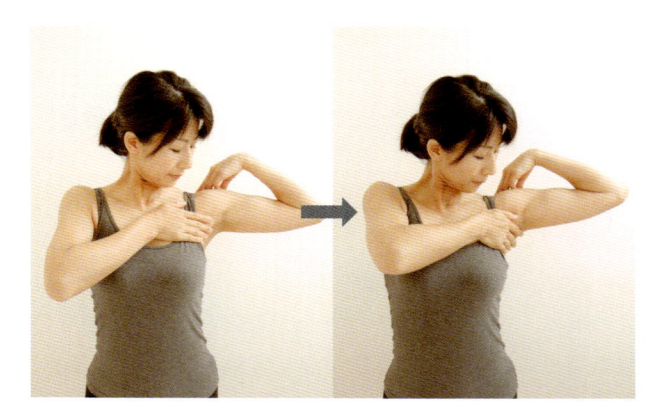

❺鎖骨の前②

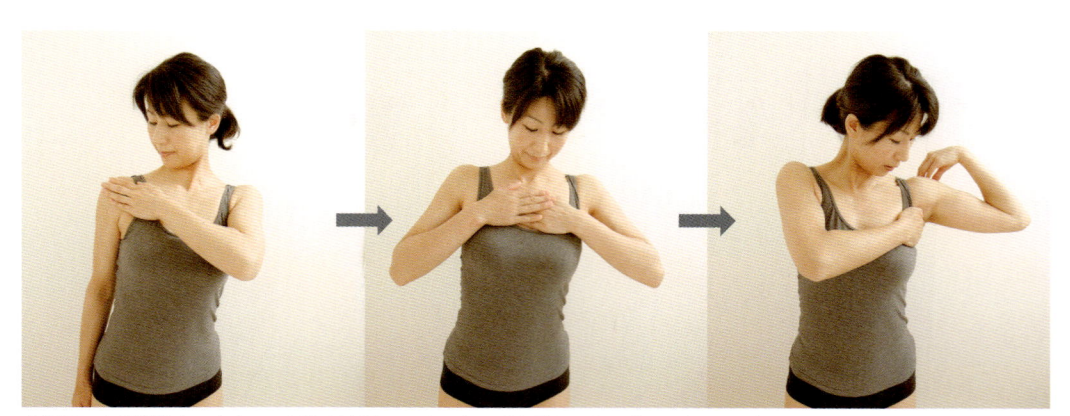

患側肩から健側腋窩へさする．前胸部を通り，真ん中で手を重ねて入れ替える（3〜5回）

図E-13　上肢のセルフリンパドレナージ（右上肢患肢）①

❻鼠径部	❼身体の横①	
患側の鼠径部に手を当てて回す（20回）	患側の鼠径部へ向かって，最初は手の平1つ分ほどさする（3〜5回）	
❼身体の横②	❼身体の横③	
患側の鼠径部へ向かって，ウエストあたりからさする（3〜5回）	患側の腋窩から，鼠径部へ向かってさする（3〜5回）	
❽肩前面	❾肩後面	
患側の肩の前から肩峰までさする（3〜5回）	患側の肩の後ろから，すくいあげる感じで肩峰までさする（3〜5回）	

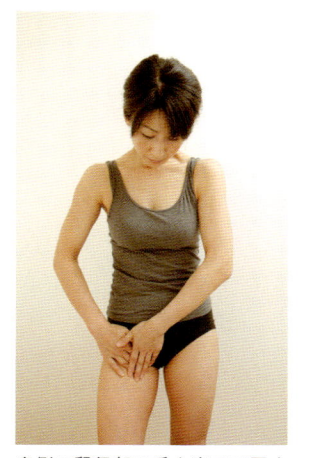

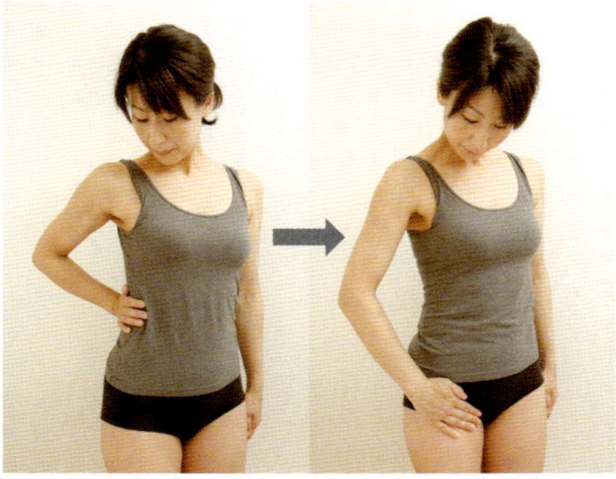

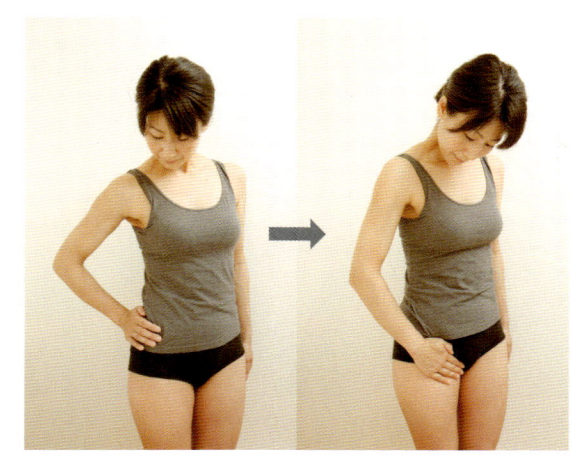

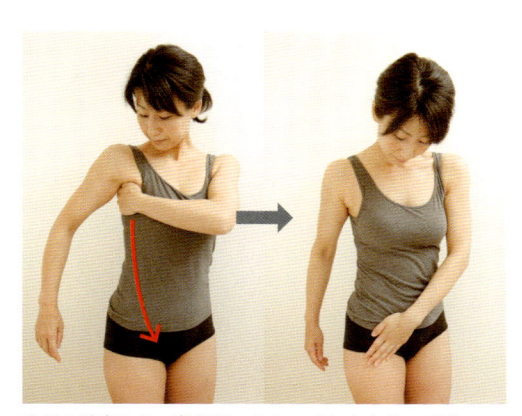

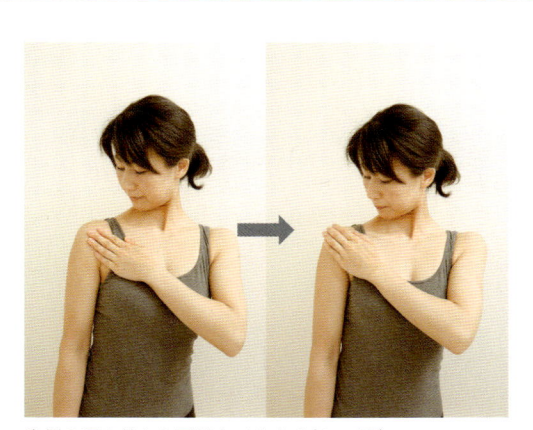

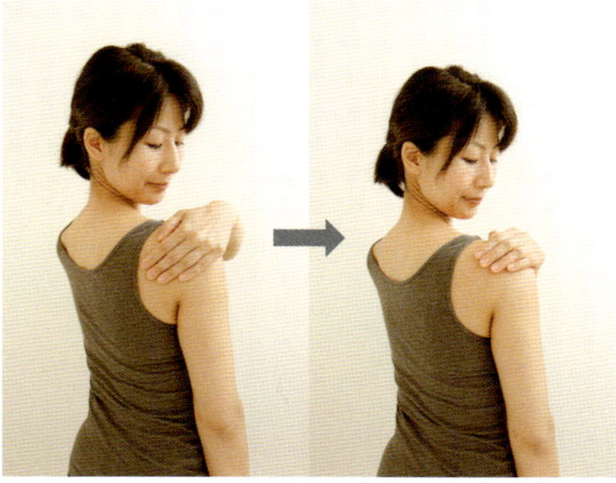

図E-13　上肢のセルフリンパドレナージ（右上肢患肢）②

E　リンパ浮腫患者の日常生活の援助

⑩肘から肩	⑪上腕前面①
患側の上腕外側を，肘から肩峰までさする（3～5回）	患側腋窩から肘の長さを三等分して，腋窩に近いほうから上腕内側から外側に向かってさする（3～5回）
⑪上腕前面②	⑪上腕前面③
真ん中のあたりを，上腕内側から外側へ向かってさする（3～5回）	肘に近い部分を，上腕内側から外側斜め上方向へさする（3～5回）
⑫上腕後面①	⑫上腕後面②
患側腋窩に近い部分から外側を通り前へさする（3～5回）	少し下から，斜め上に向かってさする（3～5回）

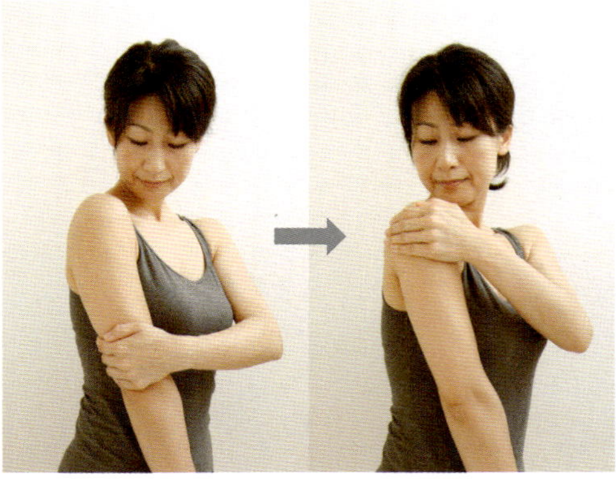

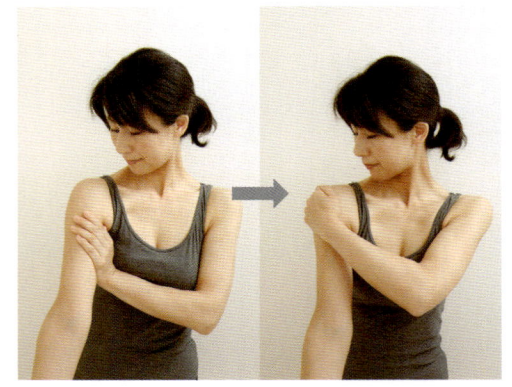

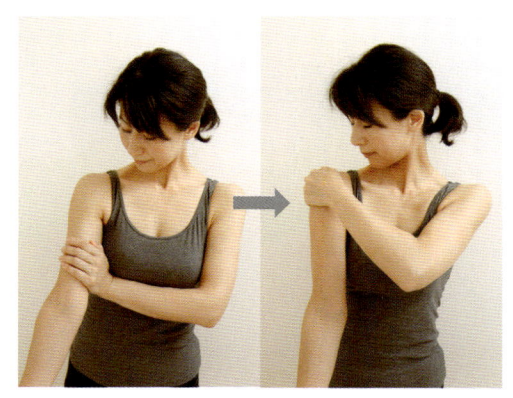

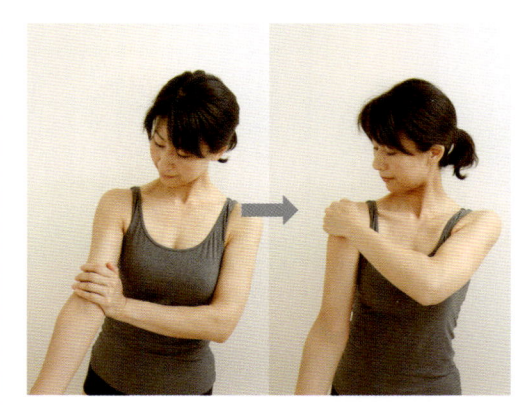

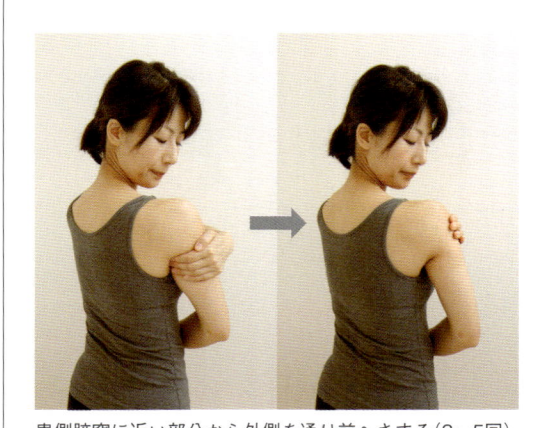

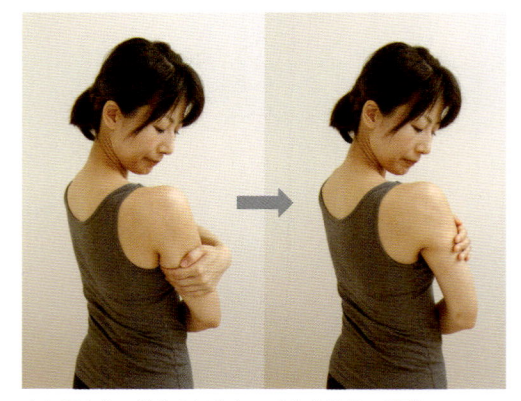

図E-13　上肢のセルフリンパドレナージ（右上肢患肢）③

⓬上腕後面③	⓭肘のくぼみ
肘から斜め上に向かってさする（3〜5回）	患側の肘の内側のくぼみを回す（3〜5回）

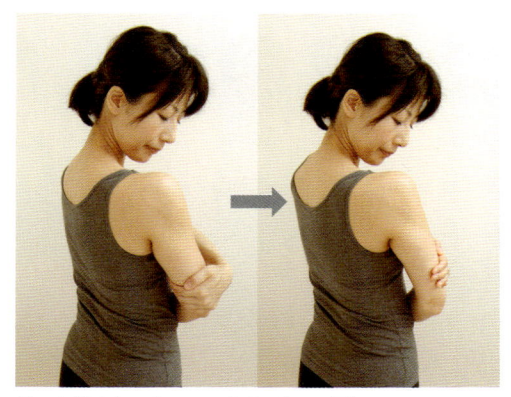

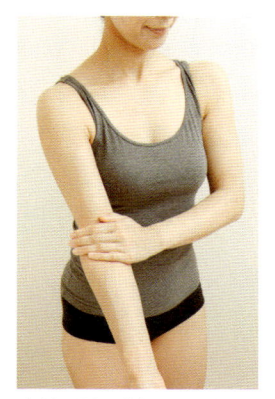

⓮肘の外側	⓯手首から肘（内側）
患側の肘の外側を包むようにしてさする（3〜5回）	患側手首の内側を肘までさする（3〜5回）

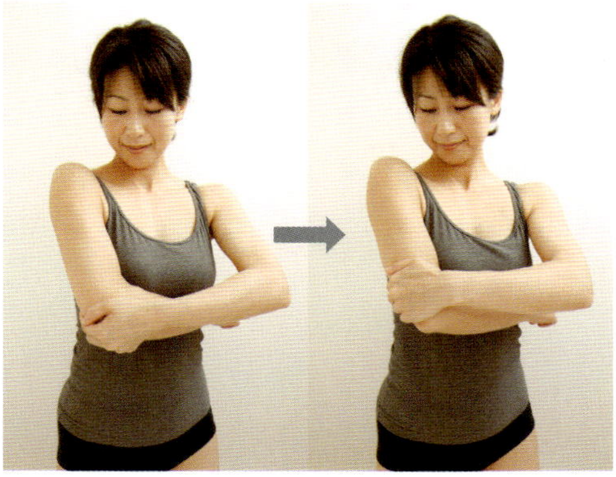

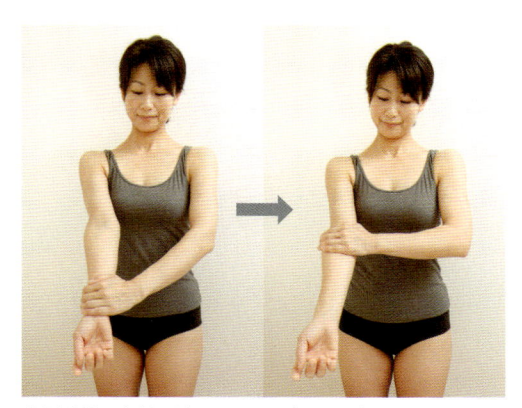

⓰手首から肘（外側）	⓱手首の曲げ伸ばし
患側手首の外側を肘までさする（3〜5回）	手首の曲げ伸ばし（猫手風にする）（3〜5回）

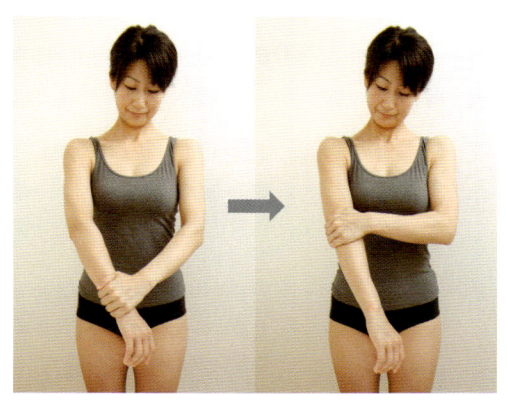

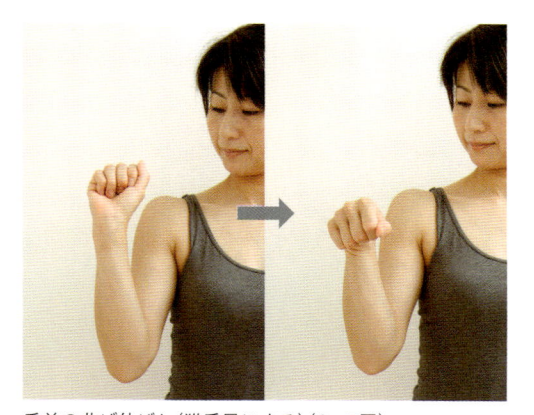

図E-13　上肢のセルフリンパドレナージ（右上肢患肢）④

⓲手首の外側	⓳手首の内側
患側手首の外側を上に引き上げるようにさする（3～5回）	患側手首の内側も同じようにさする（3～5回）
⓴手の甲	㉑手の平
患側手の甲から，前腕半分くらいまでさする（3～5回）	患側手の平から手首を越えるあたりまでさする（3～5回）
㉒手指	㉓手首の内側	㉔逆の順で❹まで戻る
---	---	---
さすり残しがないようにまんべんなくさする．指がむくんでいるときは1本ずつさする（3～5回）	手の平を上にして，内側をさする（3～5回）	㉓手首の内側→㉒手指→㉑手の平→⓴手の甲→⓳手首の内側→⓲手首の外側→⓱手首の曲げ伸ばし→⓰手首から肘（外側）→⓯手首から肘（内側）→⓮肘の外側→⓭肘のくぼみ→⓬上腕後面→⓫上腕前面→❿肘から肩→❾肩後面→❽肩前面→❼身体の横→❻鼠径部→❺鎖骨の前→❹健側の腋窩

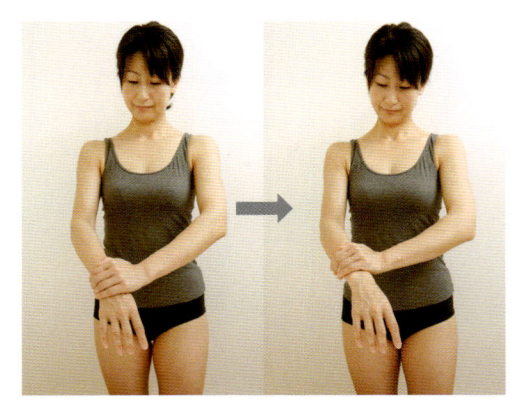

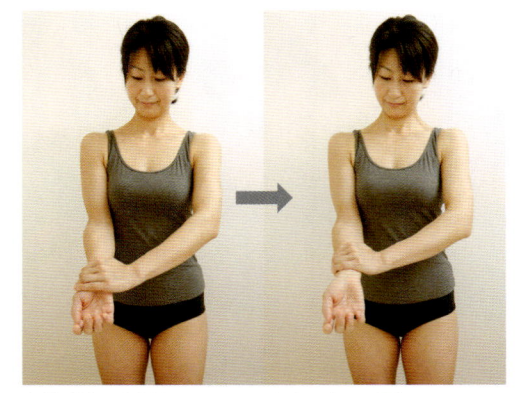

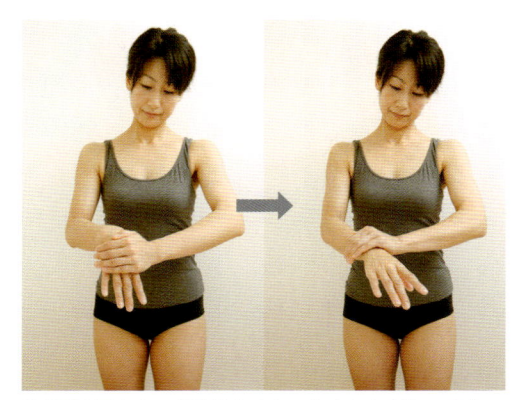

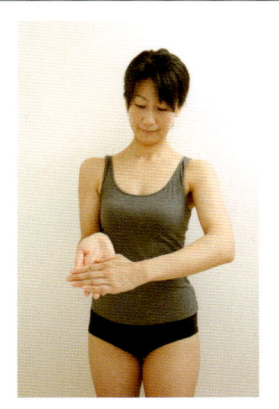

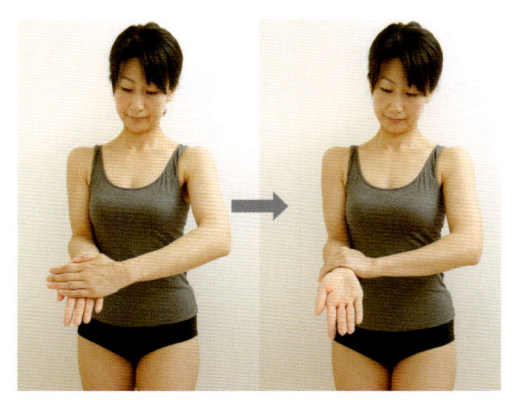

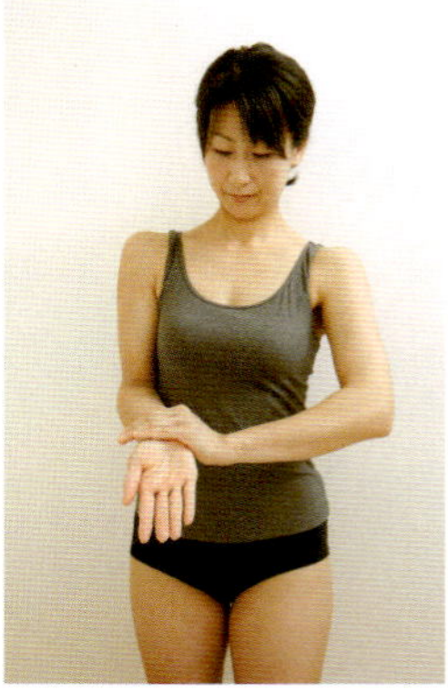

図E-13　上肢のセルフリンパドレナージ（右上肢患肢）⑤

⓲患側手首の外側を上に引き上げるようにさする（3〜5回）．
⓳患側手首の内側も同じようにさする（3〜5回）．
⓴患側手の甲から，前腕半分くらいまでさする（3〜5回）．
㉑患側手の平から手首を越えるあたりまでさする（3〜5回）．
㉒さすり残しがないようにまんべんなくさする．指がむくんでいるときは1本ずつさする（3〜5回）．
㉓手の平を上にして，手首の内側をさする（3〜5回）．
㉔逆の順で❹まで戻る．

下肢のセルフリンパドレナージ（図E-14）
- 皮膚を大きく動かすようにゆっくり，軽く，さする．
- 右患肢の場合，右腋窩リンパ節に向かって新しい誘導路をつくることになる．

リンパ液の流れをよくするための準備（図E-15）
❶両肩の後ろ回し（10回）
❷鎖骨の上のくぼみに手を当てて回す（10回）
❸腹式呼吸（10回）

新しい誘導路つくり（図E-16）
❹患側の腋窩に手を当て回す（20回）．
❺患側身体の脇を腰骨から腋窩までを三等分して，最も腋窩に近い位置から腋窩へ向かってさする．次に腋窩から3分の2の位置から腋窩へ向かって脇をさする．最後に腰骨から腋窩へ向かってさする（各3〜5回）．
❻下腹部を患側鼠径部あたりから腰骨までさする（3〜5回）．
❼腰骨に向かって殿部をすくい上げるようにさする（3〜5回）．
❽膝の横からつけ根まで，大腿部の外側をさする（3〜5回）．
❾大腿部つけ根から膝までを三等分にして，最もつけ根に近い位置の大腿部内側から外側へさする．次に大腿部の真ん中あたりを内側から外側へさする．最後に膝に近い位置の大腿部内側から外側へさする（各3〜5回）．
❿患側大腿部の裏側も3か所に分けて，最もつけ根に近い位置から横へさする．次に大腿部裏側の真ん中あたりを横にさする．最後に最も膝に近い位置から横へさする（各3〜5回）．
⓫膝蓋骨に手を当てて上へさする（3〜5回）．
⓬患側膝蓋骨の下側を両手で包んで，膝の両側面を上に引き上げる（3〜5回）．
⓭膝の裏に手を当てて回す（3〜5回）．
⓮下腿の前面を足首から膝をまっすぐにさする（3〜5回）．
⓯踝からゆっくりと両手で下腿の側面を膝までさする（3〜5回）．
⓰患側下腿の裏をアキレス腱から膝まで両手でさする（3〜5回）．
⓱足首の屈伸を行う．足首を回してもよい（3〜5回）．
⓲足の甲から足首を越えるところまでさする（3〜5回）．
⓳足の裏全体を，踵を越えるところまで両手でさする（3〜5回）．
⓴足の指をくるむ感じで足首までさする（3〜5回）．
㉑逆の順で❹まで戻る．

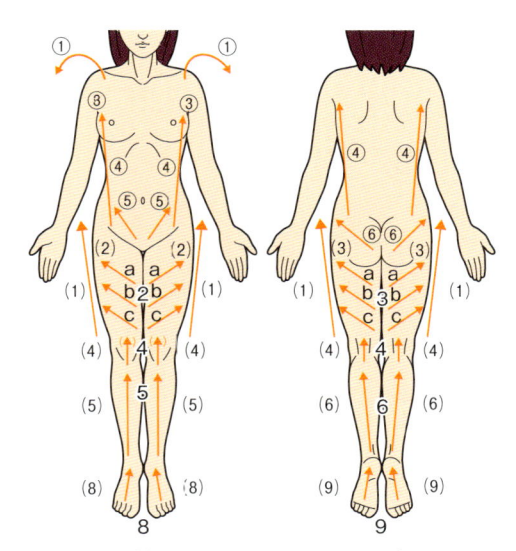

図E-14　下肢のセルフリンパドレナージ

❶肩	❷鎖骨	❸腹式呼吸
肩を後回し(5～10回)	鎖骨の上のくぼみに手を当てて回す(5～10回)	下腹部に手を当てて、口で腹式呼吸をする(5～10回)

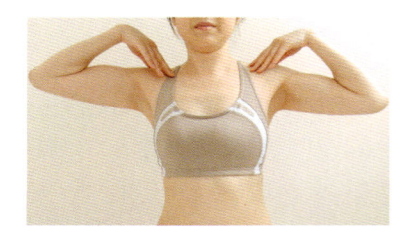

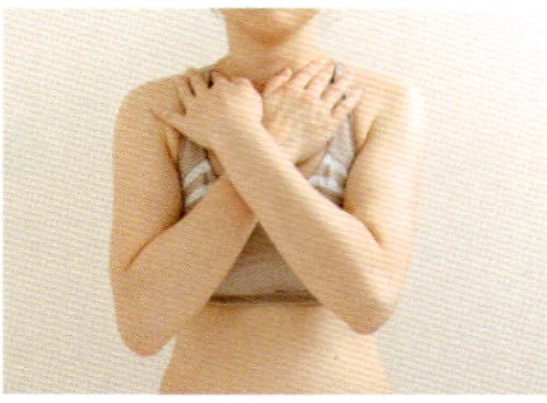

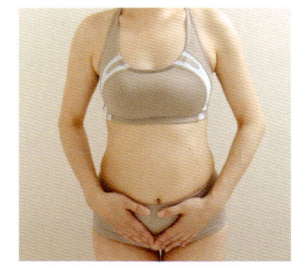

図E-15　リンパ液の流れをよくするための準備(p.102参照)

❹患側の腋窩	❺脇①
患側の腋窩に手を当てて回す(20回)	患側の腰骨から腋窩までを三等分して、最も腋窩に近い位置から腋窩へ向かってさする(3～5回)

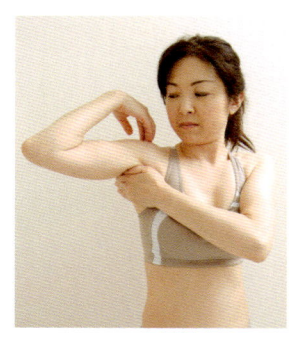

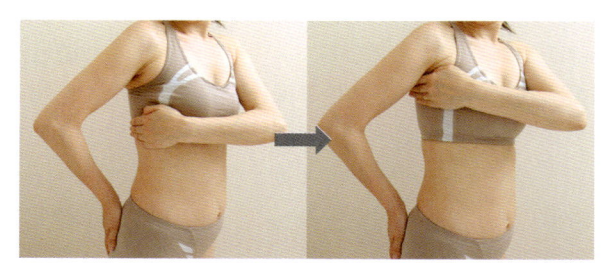

❺脇②	❺脇③
腋窩から3分の2の位置から腋窩へ向かって脇をさする(3～5回)	腰骨から腋窩へ向かってさする(3～5回)

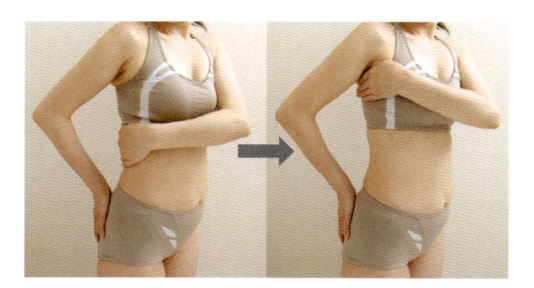

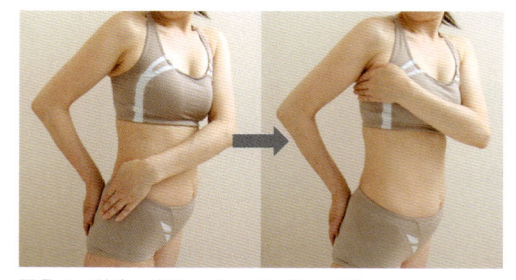

図E-16　下肢のセルフリンパドレナージ(右下肢患肢)①

❻下腹部	❼殿部
下腹部を患側鼠径部あたりから腰骨までさする（3〜5回）	腰骨に向かってすくい上げるようにさする（3〜5回）
❽大腿部外側	❾大腿部内側①
膝の横からつけ根まで，大腿部の外側をさする（3〜5回）	大腿部つけ根から膝までを三等分にして，最もつけ根に近い位置の大腿部内側から外側へさする（3〜5回）
❾大腿部内側②	❾大腿部内側③
大腿部の真ん中あたりを内側から外側へさする（3〜5回）	膝に近い位置の大腿部内側から外側へさする（3〜5回）

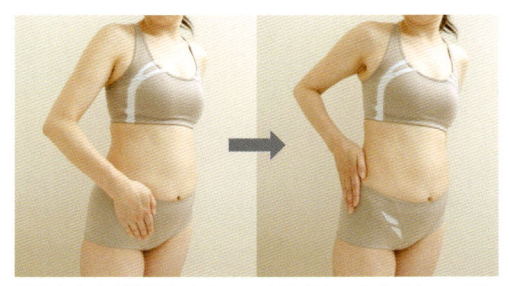

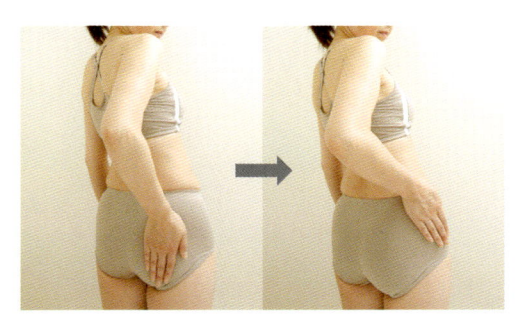

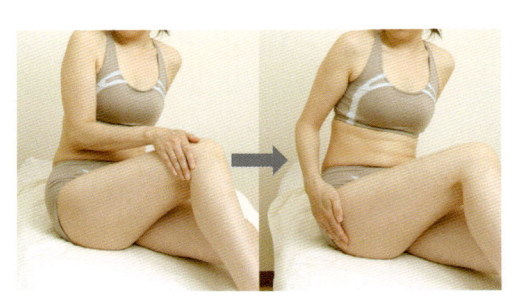

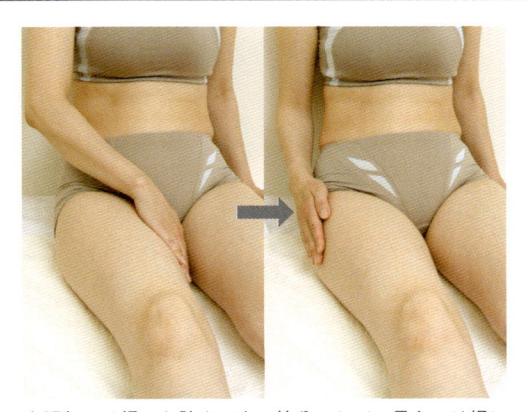

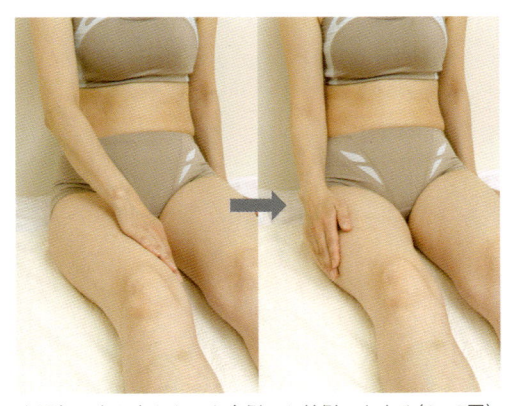

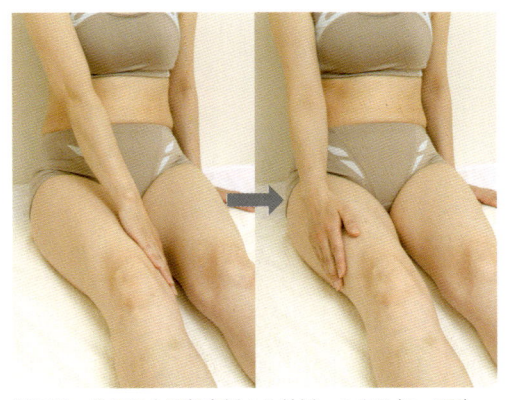

図E-16　下肢のセルフリンパドレナージ（右下肢患肢）②

⑩大腿部裏側①

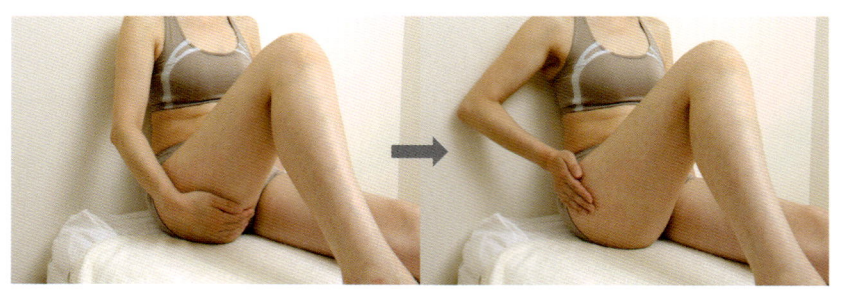

患側大腿部の裏側も3か所に分けて、最もつけ根に近い位置から横へさする(3〜5回)

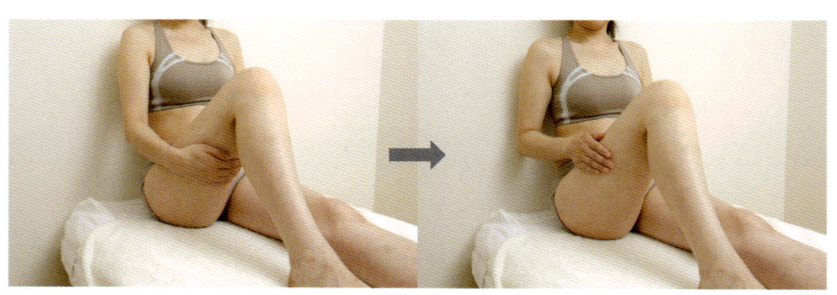

⑩大腿部裏側②

大腿部裏側の真ん中あたりを横にさする(3〜5回)

⑩大腿部裏側③

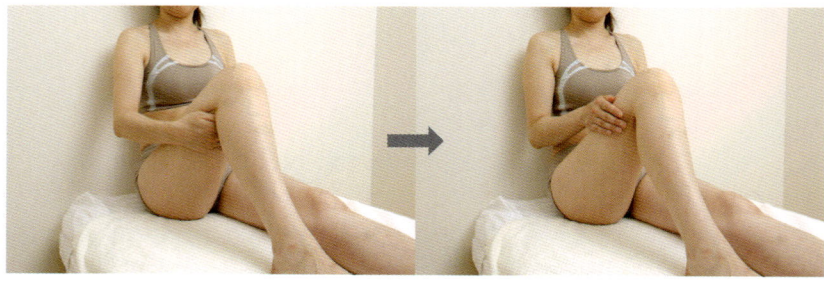

最も膝に近い位置から横へさする(3〜5回)

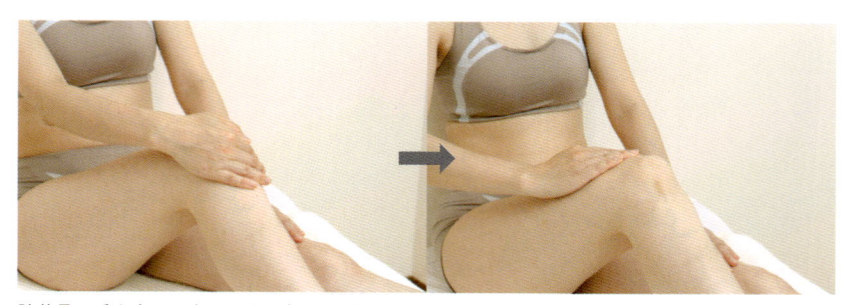

⑪膝

膝蓋骨に手を当てて上へさする(3〜5回)

図E-16　下肢のセルフリンパドレナージ(右下肢患肢)③

⑫ 膝の両側

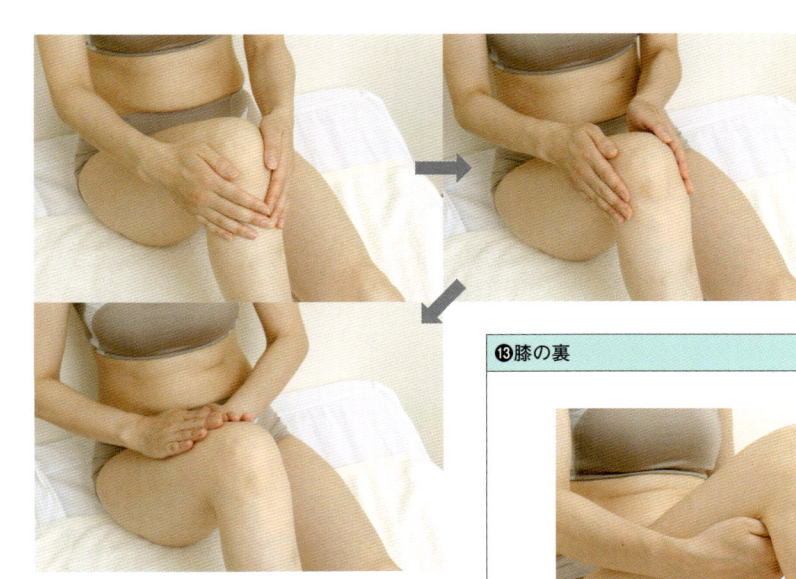

患側膝蓋骨の下側を両手で包んで，膝の側面を上に引き上げる（3〜5回）

⑬ 膝の裏

膝の裏に手を当てて回す（3〜5回）

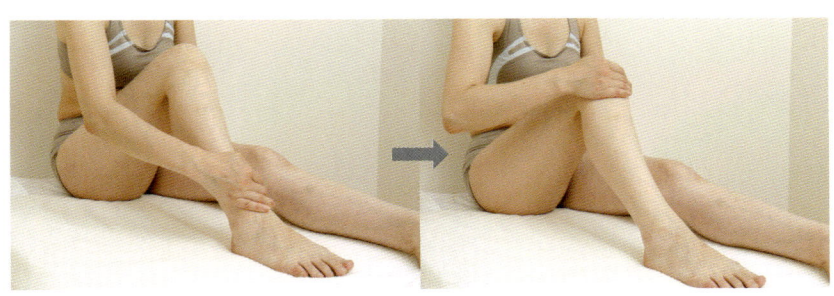

⑭ 下腿前面

下腿の前面を足首から膝をまっすぐにさする（3〜5回）

⑮ 下腿側面

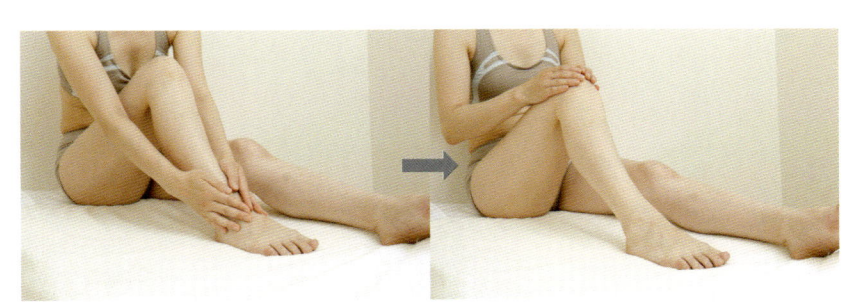

踝からゆっくりと両手で下腿の側面を膝までさする（3〜5回）

図E-16　下肢のセルフリンパドレナージ（右下肢患肢）④

⓰下腿背面

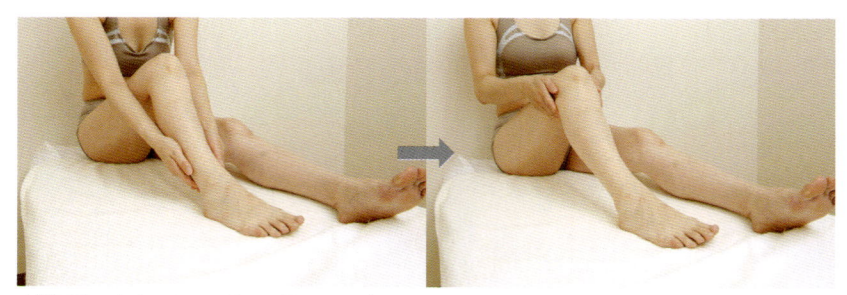

患側下腿の裏をアキレス腱から膝まで両手でさする(3〜5回)

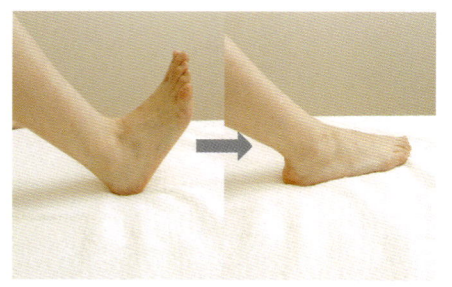

⓱足首

足首の屈伸を行う．足首を回してもよい(3〜5回)

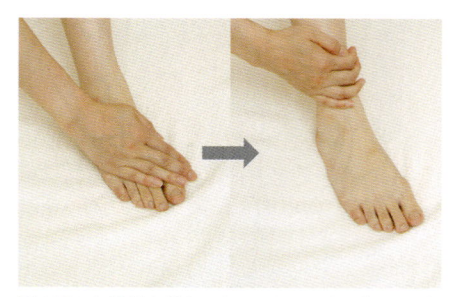

⓲足の甲

足の甲から足首を越えるところまでさする(3〜5回)

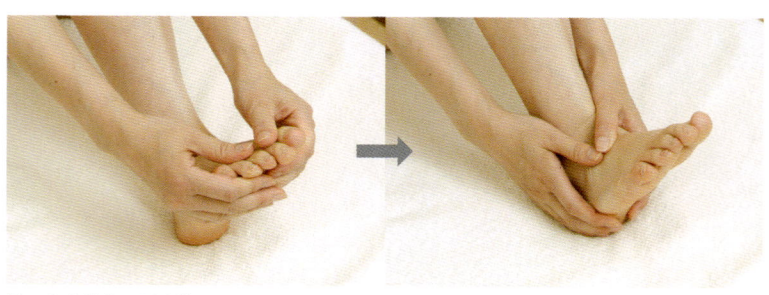

⓳足の裏

足の裏全体を，踵を越えるところまで両手でさする(3〜5回)

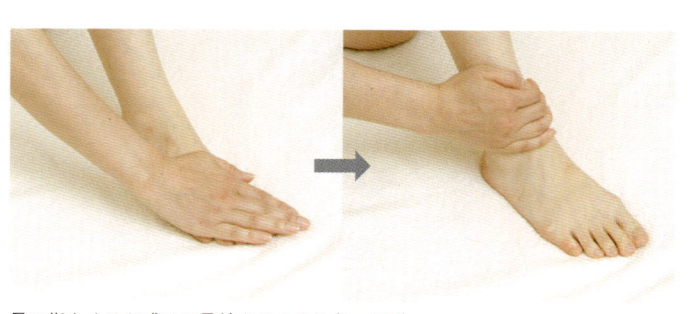

⓴足の指

足の指をくるむ感じで足首までさする(3〜5回)

㉑逆の順で❹まで戻る

⓴足の指→⓳足の裏→⓲足の甲→⓱足首→⓰下腿背面→⓯下腿側面→⓮下腿前面→⓭膝の裏→⓬膝の両側→⓫膝→❿大腿部裏側→❾大腿部内側→❽大腿部外側→❼殿部→❻下腹部→❺脇→❹患側の腋窩

図E-16　下肢のセルフリンパドレナージ（右下肢患肢）⑤

日常生活における注意点（図E-17）

太らないようにする
- 末梢のリンパ管は皮下組織にあり，非常に細い．そのため皮下脂肪があるとリンパ液の流れが停滞しやすくなる．食べ過ぎを改善し，身体に負担のかからない運動をして標準体重を維持する．
- 減量のために急激な食事制限を行うと栄養不足になりかねない．食事内容の制限はないが，塩分はやや控えめにして，栄養バランスのよい食事を心がける．

立ちっぱなし，座りっぱなしを避ける
- 長時間の同一体位は，筋肉ポンプ運動を妨げる．立ち仕事の場合はときどき脚を動かしたり，脚を休める時間をつくる．
- 座りっぱなしは関節が一か所を圧迫する．合間に脚の曲げ伸ばしなどを行うことで，リンパ液の流れを活性化させることができる．

重い荷物を持たない
- 上肢の場合，重い物を持つ行為は同一体位の保持になり，リンパ液の流れを停滞させる原因となる．重い荷物は一度に運ばず，小分けするようにする．とくに，重い荷物を繰り返し持ち上げるような動作は避ける．
- 荷物にかぎらず，幼児を抱くことも同様の作用があることを伝え注意する．

鍼灸やマッサージを避ける
- 鍼灸やマッサージを受け，悪化したケースもある．力の強いマッサージは皮膚表面ではなく奥の組織への刺激があるため避ける．ぐりぐりと押す，「痛気持ちいい」マッサージはとくに注意する．
- 身体のためと思って受けた鍼灸で，皮膚が炎症を起こすこともあるので禁止する．

温熱刺激・寒冷刺激を避ける
- 熱い風呂や，カイロ，コタツなど，局所的に温める，脚だけ急激に温めることは血流を変化させることになるので避ける．暖房器具を使うときは全体的に温めていくとよい．
- 急速に温めると血流が増えて，リンパ液の流れが停滞している患肢の組織間隙にリンパ液が貯留することになり，リンパ管にかえって負担がかかる．
- 温めるのとは逆に，寒冷刺激もリンパ液の輸送能力を弱めるため，リンパ液の流れを停滞させることにつながるので避ける．

きつい下着や洋服の食い込みを避ける
- 下着や衣類，アクセサリーなどは，身体を締めつけない，食い込みができないものを選ぶ（図E-18）．
- 食い込みができると，付近のリンパ管の流れが圧迫される．衣服を脱いだときに跡がついていないかどうかを基準にするとよい．

患肢を酷使しない
- 患肢側だけを使い続けることも避ける．
- 女性で利き腕が患肢の場合，料理や拭き掃除などで腕を使う機会は多いが，休みながら，患部の状況をみながら行うように指導する．

ストレスや疲労の解消
- ストレスは免疫機能を低下させ，炎症を起こしやすくする．免疫低下につながるような生活習慣を見直し，規則正しい生活を勧める．
- ストレスや疲労がたまらないように，早めに就寝する，疲れを感じたら休むという習慣をつける．
- 多くの患者は「がんばり過ぎて」いるので，ペースダウンを勧めたり，自身の疲れに目を向けるようなサポートも重要になる．

発症のリスクを抑えるための対策を考える
- 前述の「リンパ浮腫発症のきっかけとなりやすい出来事，生活習慣」（p.92 図E-3参照）のように，引っ越しや葬儀や法事，介護などは炎症のきっかけとなる．そうした情報を提供し，避けられない出来事にどう対処していくかをともに考える．

蜂窩織炎に対する準備

初期徴候と対策を押さえておく
- 蜂窩織炎は，局所症状から全身症状への移行が急速であり，午前中に発赤したと思ったら午後には高熱がでるということがある．

> **上下肢共通**
> - 爪を切るときは，深く切り過ぎないように注意する
> - 巻き爪に注意し，陥入爪になっていて痛みがあるようなら皮膚科を受診する
> - 指のささくれや甘皮はむかない．ささくれは保湿クリームなどを塗ってケアする
> - 除毛するときは，かみそりではなく電気シェーバーや低刺激の脱毛クリームを用いる
> - 腕や脚のむだ毛の脱毛や脱色はなるべく避ける
> - ペットに引っかかれたり，かまれたりしないように注意する
> - 手や足に保湿クリームやローションを塗り，皮膚の乾燥・肌荒れを防ぐ．香料などは刺激になることがあるのでなるべく避ける．アルコール入りのローションはかえって水分が蒸発することがあるので注意する
> - シャワーや入浴をこまめに行い，清潔を保つ．汗をかく季節はあせも予防のため，とくに清潔を心がける
> - 日焼けを避ける．強い日差しの下に長時間いない．外出するときは日焼け止めクリームを塗り，長袖の服や日傘，帽子，手袋などを用いて日焼け対策をする
> - 虫のいるところでは長袖の服や虫よけスプレーで虫さされを防ぐ
> - 虫にさされた場合は，掻いて傷をつくらないようにし，かゆみ止めなどを塗って様子をみる
> - 患肢での採血，注射，点滴を避ける
> - 患肢に鍼灸や強いマッサージを行わない
>
> **上肢の場合**
> - 家事や庭仕事のときにはゴム手袋や綿手袋を着用する
> - 手はまめに洗う．外出時は除菌用ウェットティッシュを持参する
> - 腕や指を締めつけるきつい腕時計や指輪はしない
> - ピアノやパソコンなど，同じ動作の繰り返しを長時間続けると負担になりやすいので避ける
> - アイロンがけや調理などで，やけどしないように気をつける
>
> **下肢の場合**
> - きつい靴や慣れない靴を履いて靴ずれを起こさないようにする
> - 屋外で素足にならないようにし，皮膚を傷つける危険性があるときは，ズボン，靴下，履物で皮膚を保護する
> - 薬用石けんなどを使って，皮膚を清潔に保ち，水虫や皮膚炎にならないようにする．入浴後は足指のあいだを十分に乾燥させる

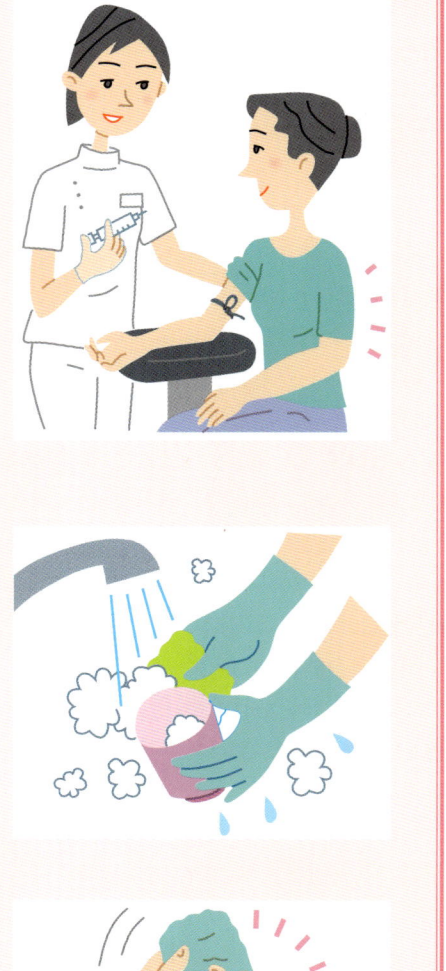

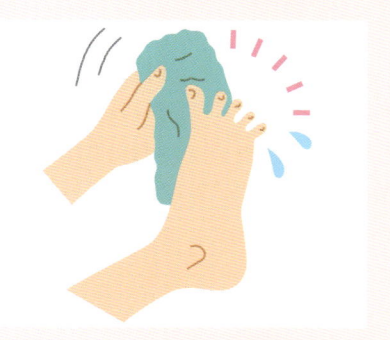

図E-17　日常生活における注意点

- すぐに対処できるよう，初期徴候と対策を理解し，対応する医療機関を調べておく．

初期徴候
- 初期徴候はさまざまであり，患肢のわずかな斑点状〜斑状の発赤，熱感から，悪寒・戦慄，38℃以上の発熱を伴って発症する場合もある．

初期対策
- 安静にして患部の挙上を続け，局所を冷やす．
- 抗生物質を常備し，すぐに服用できるようにする．抗生物質を用意できない場合は，徴候が出たときに受診する病院を調べておく．
- 用手的リンパドレナージ，運動，熱い風呂，飲酒，過労，弾性着衣の着用などは，刺激と

- ショーツは細いゴムではなく，幅の広い弾性のあるレースタイプがよい
- つけ根で食い込むショーツは好ましくない（足ぐりが大きく開いているようなデザインのショーツまたは下端が波形で跡がつかないものがよい）
- ウエストやつけ根に食い込むガードルやボディスーツなどの身体を締めつける下着は避ける
- ブラジャーは幅広の肩ひもで食い込まないもの，胸を締めつけず，アンダーバストに食い込まないものを選ぶ
- 履き口が狭いソックスも好ましくない
- 衣服は全体的に身体を締めつけない，ゆとりのあるサイズ，デザインを選ぶ
- 手首，腕，ウエスト，足首などをゴムやベルトで締めつける服は避ける
- ヒールの高い靴は避け，運動靴などにする
- バックパックやショルダーバッグを持つ場合は肩ベルトが幅広いものを選び，荷物はできるだけ軽くする

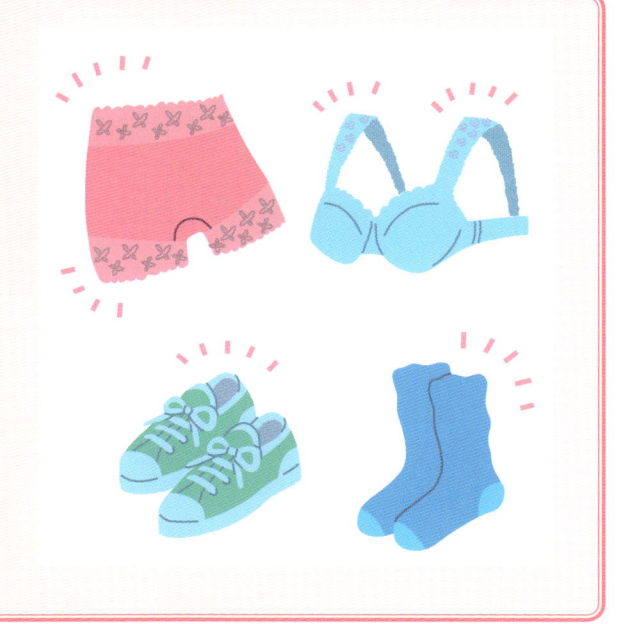

図E-18　リンパ液の流れを妨げない衣服の選び方

なって炎症を悪化させることがあるので，いったん中止する．

セルフケアの指導とサポート

セルフケアにより目指すもの

- 弾性包帯法や用手的リンパドレナージを含む複合的理学療法の有効性が実証され，関連書籍も充実してきたことから，リンパ浮腫に対して効果的に看護を行う基盤が整いつつある．
- 2008年4月の診療報酬改定でリンパ浮腫ケアの一部が加算対象になったことを受けて，各施設でパンフレットなどによる術後患者への情報提供が行われており，リンパ浮腫に対する患者の認知も高まっている．
- しかし実際の臨床現場では，セルフケアの方法などの詳細な説明を受けていない患者も多い．看護師が担う重要な役割は「具体的な情報」と「日常生活に合ったケア」の提案を行うこと，リンパ浮腫が生じたあとも患者自身で，最良の状態を保ちながら過ごすことができるように支援することである．

セルフケアが状態を左右する

- リンパ浮腫のケアは，減量・日常生活の注意点など，自己管理を要することが多い．
- 浮腫が軽減しても全くケアが不要になるわけではなく，一生つき合っていくものと考え，よい状態を維持するための正しい自己管理とセルフケアを指導する．
- しかし，リンパ浮腫は直接生命に影響することはないため，がん治療や社会生活が優先されることも多いので，バランスよくケアを続けることが大切である．

がんやがん治療による身体面・精神面の負担

- がん治療による身体的負担やがん再発の不安，女性の場合は閉経やホルモン療法に伴う更年期症状などによりセルフケアを行うことが困難な時期があり，浮腫の悪化が予測される．
- しかし，一度中断したセルフケアを再開することは，新たに開始する場合よりも困難であ

り，対処が遅れて浮腫がさらに悪化する可能性が高くなるため，サポートは欠かせない．

実行しやすいケアの立案

- リンパ浮腫の患者には女性が多く，家庭では育児や介護を担い，母親・嫁としての役割を果たしている．年齢的には仕事で責任を負う立場などとなっており，自分のことを二の次にしてしまい，リンパ浮腫のケアの実行が難しい状況にある．
- さまざまな事情を抱えた患者にとって，「しなければならない」ことが多い状態は非常に負担になる．
- すべてを強制するのではなく，一人ひとりに合わせたケアの取捨選択，継続のためのサポートも必要である．
- セルフケアは，完璧を目指すと結果が伴わなかった場合に挫折しやすい．「できる範囲で」継続してもらうことが大切である．
- そのため，情報収集とアセスメントをしっかりと行い（図E-19），実行しやすいケアを提案し，モチベーションを低下させないサポートが非常に重要になる．

状況に合わせた目標設定

- 患者個々の状況に合わせた目標を設定する（表E-1）．
- 浮腫が軽症の場合は，最低限，現状を維持することが最大の目標であり，炎症予防ができているかを確認する．
- リンパ浮腫を恐れるあまり，1日3回セルフリンパドレナージを行うなど，過剰な対策をするのは精神衛生上よくない．
- 炎症がある場合は，冷却や安静が第一である．しかし，セルフリンパドレナージをやめると治療が前に進まないことを恐れる患者もいる．まずは炎症を鎮めることが優先と伝える．
- がんの治療を継続中の場合は，治療を優先するため，疲れない範囲で対策を行う．

継続のためのサポート〜事例をもとに〜

定期的な介入で変化をつかむ

- 看護師は病態の変化のほか，セルフケアへのモチベーションや能力を適宜確認していく．そのため，なるべく短い間隔での介入が理想的である．
- 個別にかかわることが難しい場合は，近隣のクリニックを紹介するなどして，セルフケアを継続しやすい態勢を整える．
- リンパ浮腫はセルフケアが状態を左右するため，適切な指導を行っても，思うような結果にならないことも多い．重要なことは，周径など1つの基準で状況を判断するのではなく，トータルで変化をみること，セルフケアを継続することが可能な態勢をつくることである．

症状はどうか

- 皮膚の状態，患肢のサイズ，炎症の状態など
- 患肢のよい状態とはサイズの変化だけではない．硬かった皮膚が軟らかくなること，硬くなっていた部分が小さくなることなども重要な前進であり，患者自身も実感しやすい．

セルフケアへのモチベーションはどうか

- 炎症の徴候がないかどうか，日常生活の注意点が守られているかどうか，セルフリンパドレナージはどの程度行っていて，程度は合っているかどうか，繰り返し確認して合意をはかる．
- セルフケアは1人で行うと徐々に注意が甘くなる傾向があるため，継続的なサポートが必要である．
- 指導内容が毎回同じ場合でも，時期により患者に気づきを与えられることがある．
- セルフケアができていないようであれば，その理由を確認しながら，できなかった部分を変えていく．
- 患者の状況，症状については適宜記録を残し，変化にすぐに気づけるようにする．
- 前述のような皮膚の状態は周径の計測値だけではわからないが，変化に気づきセルフケア

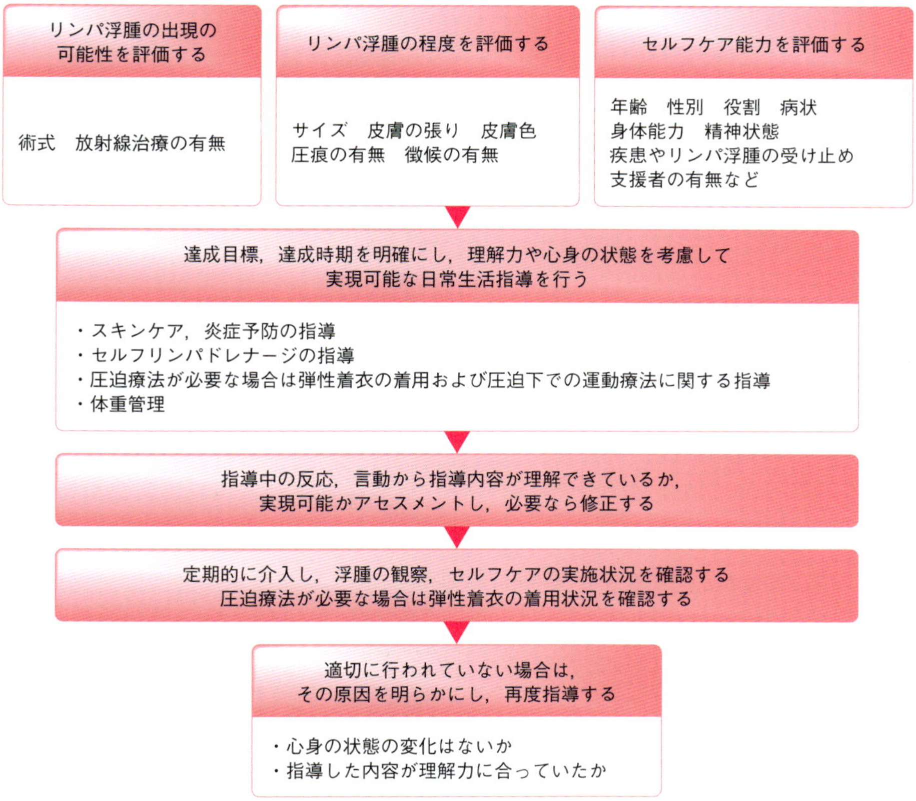

```
┌─────────────────────┐  ┌─────────────────────┐  ┌─────────────────────┐
│ リンパ浮腫の出現の    │  │ リンパ浮腫の程度を   │  │ セルフケア能力を     │
│ 可能性を評価する     │  │ 評価する            │  │ 評価する            │
├─────────────────────┤  ├─────────────────────┤  ├─────────────────────┤
│ 術式 放射線治療の有無│  │ サイズ 皮膚の張り   │  │ 年齢 性別 役割 病状 │
│                     │  │ 皮膚色              │  │ 身体能力 精神状態   │
│                     │  │ 圧痕の有無 徴候の有無│  │ 疾患やリンパ浮腫の  │
│                     │  │                     │  │ 受け止め            │
│                     │  │                     │  │ 支援者の有無など    │
└─────────────────────┘  └─────────────────────┘  └─────────────────────┘
                                    ↓
┌──────────────────────────────────────────────────────────────────────┐
│ 達成目標，達成時期を明確にし，理解力や心身の状態を考慮して              │
│ 実現可能な日常生活指導を行う                                          │
├──────────────────────────────────────────────────────────────────────┤
│ ・スキンケア，炎症予防の指導                                          │
│ ・セルフリンパドレナージの指導                                        │
│ ・圧迫療法が必要な場合は弾性着衣の着用および圧迫下での運動療法に関する指導│
│ ・体重管理                                                           │
└──────────────────────────────────────────────────────────────────────┘
                                    ↓
┌──────────────────────────────────────────────────────────────────────┐
│ 指導中の反応，言動から指導内容が理解できているか，                     │
│ 実現可能かアセスメントし，必要なら修正する                             │
└──────────────────────────────────────────────────────────────────────┘
                                    ↓
┌──────────────────────────────────────────────────────────────────────┐
│ 定期的に介入し，浮腫の観察，セルフケアの実施状況を確認する              │
│ 圧迫療法が必要な場合は弾性着衣の着用状況を確認する                     │
└──────────────────────────────────────────────────────────────────────┘
                                    ↓
┌──────────────────────────────────────────────────────────────────────┐
│ 適切に行われていない場合は，                                          │
│ その原因を明らかにし，再度指導する                                    │
├──────────────────────────────────────────────────────────────────────┤
│ ・心身の状態の変化はないか                                            │
│ ・指導した内容が理解力に合っていたか                                  │
└──────────────────────────────────────────────────────────────────────┘
```

図E-19　リンパ浮腫に関する情報収集とアセスメント

表E-1　患者個々の状況ごとの目標設定を検討するためのポイント

状況	目標	指導のポイント
ごく軽症	現状維持または軽減	炎症予防ができているかの合意
炎症あり	炎症の鎮静およびそのための浮腫の軽減	用手的リンパドレナージなどを中止することで治療が進まないのではないか，という不安を払拭する
がんの治療を継続中	体力温存（負担にならない範囲の対応）	がんの治療を優先し，そのなかで何ができるかを考える

に対する患者の努力を認めることは，患者のモチベーション向上につながる．

セルフケアの能力はどうか

- 多くの患者は，多忙，体調不良，がん治療などで忙しく，「わかっているけれどできない」という状況に陥っている．そのときに，「患肢の挙上だけは」「マッサージができなくても弾性着衣だけは」「こまめな休養を心がける」「リンパ液の流れによくないことはしない」など，最低限守ってほしい対策を伝えると，患者は安心し，継続しやすくなる．
- 続けていけるセルフケアの範囲を徐々に広くしていくのが理想的である．

ケアや目標を定期的に見直す

- リンパ浮腫のセルフケアは，長期間にわたる．そのあいだ患者は新たな疾病の罹患，加齢に伴う身体能力の低下など，ライフスタイルは変化する．
- 状況が変化していたら目標も変更する必要がある．浮腫の程度が同じでも病期や状況により目標は異なる．患肢ばかりでなく患者の状態を身体的・精神的・社会的側面からアセスメントして目標を設定することが求められる．

CASE STUDY

CASE STUDY 1　体重が多い患者

右下肢リンパ浮腫　運動療法やセルフドレナージが難しい高齢患者の場合

〈患者プロフィール〉
70歳代，女性，独居，孫の世話のため娘の家に通っている．身長160cm，体重70kg

〈病歴と所見〉
15年前に子宮体がん手術．手術後10年経って右下肢に浮腫が現れる．さらに約半年後，右下肢浮腫全体に発赤を認めたため初診（右下腿45cm，右足首36cm）．弾性ストッキングは片脚ベルト付き4Lサイズを使用して開始し，1か月後サイズダウン（同42cm，24cm），弾性パンティストッキング2Lを着用できるようになった．同時に炎症も改善してきたので，用手的リンパドレナージを開始し，約1年後にはMサイズが着用可能となった．

目 標	・右下肢全体のサイズダウンと張りの軽減 ・炎症予防

看護の実際

　リンパ浮腫になる前から患側の膝関節痛があり，鎮痛薬を服用している状態であるため，運動を積極的に行うことは難しく，食事制限もできない．年齢的にも，疲れがたまりやすくセルフリンパドレナージを行うことも困難．疲れているときは，弾性ストッキングを履かずに過ごしたり，古くなり圧の弱くなったものを履いたりしている．浮腫がひどくなると新しい弾性ストッキングを履くなど，自分なりに調整している．日中は脚を伸ばして休むなどの挙上を励行しており，そのほうが夕方の状態がよくなることは本人も実感している．

　2週間に1回，用手的リンパドレナージに通い，効果は施術後だけでなく，数日にわたると実感．施行の際に炎症の初期徴候を発見し，早期の冷却と抗生物質の内服により初期で食い止めたことも数回ある．

　高齢者は生活スタイルを変えたり，食事療法や運動療法は難しく減量は困難である．しかし，定期的な通院や用手的リンパドレナージで悪化を防ぐことができている事例である．

指導のポイント

体重管理の必要性

　下肢リンパ浮腫の場合，圧迫療法や用手的リンパドレナージによって下腿は比較的細くなりやすいが，肥満があると大腿は細くならない場合が多い．脂肪によって鼠径部や下腹部のリンパ液の流れが阻害されると，弾性ストッキングや弾性包帯の圧により下から押し上げられた浮腫が大腿に貯留するためである．

　肥満傾向の患者の場合，「やせる」ことがリンパ浮腫のケアのきわめて重要なポイントとなる．脂肪が多いと圧迫の効果や用手的リンパドレナージの効果が思うように得られないことを説明し，減量を勧める．

　がん治療自体や，リンパ浮腫で腕や脚が腫脹しているために運動から遠ざかる，後遺症による脱毛のため外出を控える，ストレス解消のため食事量が増える，ホルモン剤の影響など，体重が増加する要因は多い．リンパ液の流れを促進するためにも身体を動かすことは重要であるので，取り入れやすい運動を患者とともに考える．

CASE STUDY 2　細さを重視する患者

左下肢リンパ浮腫	もともと細身だが，リンパ浮腫の発症以前の細さを目指す場合

〈患者プロフィール〉
40歳代，女性，会社員．明るく社交的．お酒が好きで朝まで友人や仕事関係者と飲み明かすこともしばしば．時間をみつけてプール通いをしている．身長161cm，体重50kg

〈病歴と所見〉
10年前に子宮がん手術，約半年後にむくみ始め，翌年初診（右下腿32cm，右足首19.5cm，左下腿38cm，左足首22cm）．蜂窩織炎を認め，抗生物質，利尿薬などで一応炎症は改善した．患肢も初診時よりかなり細くはなった（左下腿33.5cm，左足首21cm）が，治療がマンネリになり，もう一息細くかつ軟らかくならず（同35.5cm，21cm），また，炎症も治りきらないため，3年前から用手的リンパドレナージを開始．2年ほど経過して患者自身が，細く（同34cm，20cm），かつ，軟らかくなったことを実感するようになった．慢性的な炎症も改善傾向である．

目標
- 弾性ストッキングを正しく着用し大腿部の食い込みをなくす．
- 左下肢全体の張り，硬さを軽減する．
- 炎症の初期徴候を理解し対応できる．

看護の実際

　月1回の通院だが，毎回弾性ストッキングの履き方の調整や下着の選択など細かい見直しをしている．皮膚に何となく熱感があり，ほんのり赤い程度の炎症につながる可能性がある状態を発見することが何回かあり，早期の冷却と休息の勧め（飲み会はやめるか早めに切り上げる）で，それ以上の悪化は予防できている．このようなことを繰り返すことにより，炎症の初期徴候を把握し，日常生活のなかで何が炎症のきっかけになるのか（飲み会が続く，過労，睡眠不足，疲労ぎみのときのプール通いなど）を具体的に知ることができ，リンパ浮腫を抱える自分にとっての限界に注意しながら生活を楽しんでいるようである．
　炎症の徴候に気づくようになるには，何回か体験してからのことが多い．

指導のポイント

一人ひとりの目指す細さへ
　もともとやせ型で脚が細い患者や，見た目を重視する患者，人に見られる職業についている患者などの場合，圧迫である程度の細さを得ても満足が得られないことがある．その「あと一息」を実現するために用手的リンパドレナージは有効な場合がある．

CASE STUDY 3　外傷性リンパ浮腫の患者

右下肢リンパ浮腫	長年にわたる浮腫により，モチベーションが低下傾向にある場合

〈患者プロフィール〉
70歳代，女性．40年間リンパ浮腫を抱えながら過ごしたが，これまではケアに対してあまり期待せず，消極的だった．身長155cm，体重63kg

〈病歴と経過〉
クラシックバレエ練習時の事故が誘因と思われる一次性リンパ浮腫．大学生時代からむくみ始め，27歳のときにチャールズ(Charles)法手術(リンパ浮腫組織切除術)を行い，下腿は細くなったが，大腿部は太く，象皮病にもなっており，70歳で受診した．

目　標	・象皮病の改善 ・脚の形を整えサイズダウン ・モチベーションの維持

看護の実際

　40年近く浮腫とつき合ってきており，大腿部はかなり周計が太い(右鼠径部71cm，右大腿68cm，右下腿41cm，右足首25cm，左鼠径部51cm，左大腿43cm，左下腿37cm，左足首22cm)．右下腿は手術後の瘢痕も残っており，自分の脚を見ること，触ることは「気がめいる」と感じているため，残念ながらセルフリンパドレナージを積極的に行うことはできていない．前処置として深部リンパ系の活性化をはかるため，肩回し，深呼吸および鎖骨上のくぼみに手を当てて回す，できれば体幹のセルフリンパドレナージだけでも励行するように勧めた．

　用手的リンパドレナージ開始後はサイズダウンしたことや皮膚が軟らかくなってきたことを実感できており(周径は右大腿，右足首で1cm減)，減量できればさらによい状態になることを説明したが，なかなか実行は難しいため，せめて毎日の体重管理を心がけるように勧めた．患肢の周径が大きいため運動療法を取り入れることは困難であるが，ストレッチや臥床で行える運動を提案している．調整がつけば1～2か月ごとの用手的リンパドレナージ通院を勧めている．

指導のポイント

減量と用手的リンパドレナージを指導

　肥満があり，大腿部浮腫が高度であることが特徴である．下腿に浮腫が高度な場合は弾性ストッキングにより改善が期待できるが，大腿部は弾性ストッキングの圧が弱く，劇的な効果は期待できないため，別途圧を加える工夫が必要となる．その1つがガードルであるが，丈の短いものは大腿中央部で食い込むので，できるだけ長いものがよい．また，必要に応じて弾性包帯法なども併用する．さらに，大腿部から下腹部は圧迫が難しいので用手的リンパドレナージも行うとよい．ただし，最善の治療法は減量である．

CASE STUDY 4　下腹部リンパ浮腫の患者

下腹部と外陰部リンパ浮腫　弾性ストッキングで圧迫しにくい部位の場合

〈患者プロフィール〉
50歳代，女性，やせ型でひかえめな性格，精神的に不安定なときもみられる．身長160cm，体重45kg

〈病歴と経過〉
約10年前，子宮がん手術後，翌月から浮腫が現れていたが，3年前に下腹部と外陰部，脚のつけ根の浮腫が顕著となり，初診．陰部サポーターおよびガードルの着用を開始し，1か月で良好な結果が得られた．

目標
- 陰部・鼠径部の浮腫が軽減し，坐位での違和感がなくなる．
- セルフケアの継続
- 状態に合わせたケアができる．

看護の実際

初回，セルフリンパドレナージの説明の際には，精神的落ち込みが強かったため，説明より実際の施術を行い，陰部（下腹部）サポーター（V2サポーター®）着用の徹底を目標とした．1か月後には浮腫が軽減し，坐位での違和感がなくなった．その後3か月ごとの用手的リンパドレナージの際に，精神的に安定してきたので，徐々にセルフリンパドレナージなどを指導．とくにトイレに行ったときに必ず下腹部のさすり上げを行うように勧めた．もともとやせ型であるため体重管理は問題なく，日常生活に支障がない状態を保持できている．

真面目な性格で真夏にあせもができてもサポーターとガードルの着用を続けたエピソードあり．皮膚の状態をみながら家にいるときはガードルだけにするなど，最低限やるべきこと（許容内の手の抜き方）を説明し，がんばり過ぎないようにアドバイスしている．

指導のポイント

下腹部には用手的リンパドレナージが有効

下腹部や外陰部のリンパ浮腫の場合は，弾性ストッキングでは圧迫しにくい．そのため，ガードルや陰部サポーターなどを用いた圧迫と，用手的リンパドレナージを中心に指導する．陰部サポーターは非常に効果が高いが，装着に抵抗感がある場合や，ストレスを感じる患者も多い．また，陰部サポーター（V2サポーター®）は下腹部（鼠径部直上）を圧迫可能である．

陰部サポーターは下着にパッドなどを縫いつけて自作してもよい．外陰部のむくみに対して圧迫はきわめて有効である．浮腫が継続すると外陰部の変形，疣贅，リンパ漏などの合併症をきたすことがあり，いったん発症すると保存的治療では改善できないので，できるだけ初期，早期に圧迫し，改善させてしまうように十分注意する（図E-20）．

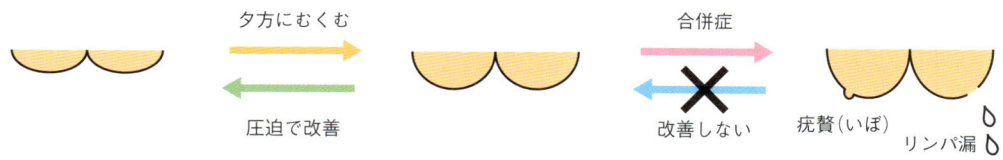

図E-20　陰部圧迫治療のイメージ

CASE STUDY 5　介護を抱える患者

左右上肢リンパ浮腫　　忙しくストレスも多くセルフケアが継続できない場合

〈患者プロフィール〉
60歳代，女性，90歳代の母親の介護をしている．家での介護が多く，夜中に起きるなど生活が不規則．友人からの誘いが多く，外食や旅行など，外出予定が多い．身長155cm，体重50kg

〈病歴と経過〉
左乳がん手術後，約半年経って浮腫が現れ，翌年初診(前腕・手首/左右とも23cm，15.5cm)．
約3か月後，患肢周径は同21.5cm，14cmとなった．

目標	・左上腕内側，腋窩の浮腫と違和感の改善 ・介護ストレスの緩和

看護の実際

　初期のころ，日常生活での注意点が守られているか，セルフケアができているかなどを知ろうとしても質問にはなかなか答えてもらえず，介護の日常の話になってしまうことが多かった．「施術中くらいはゆっくりお休みになればよいのに」と思うほど話し続け，セルフリンパドレナージなどの十分な説明はできずに経過した．
　しかし回を重ねていくに従い，患者にとって施術自体が日常からの解放であり，話して気晴らしをすることに役立っていることに気づき，傾聴し，本人の負担を理解することを大切にするようにした．その後，徐々にリンパ浮腫を話題にできるようになり，弾性スリーブの着用の仕方や交換頻度など基本的な指導を行うことができた．
　介護では患肢の酷使は避けられず，とくに上半身をよく使うため肩から背部に筋肉のこりが強くリンパ液の流れを障害するため，腕の浮腫を解消しにくい．用手的リンパドレナージでは自分では行いづらい後腋窩や肩甲骨周囲のドレナージを重点的に行っている．
　医療従事者側が一方的に指導したいと思っても，患者の状況を理解できないと受け入れてもらえないこと，また，介護ストレスの大きさを実感させられた事例である．

指導のポイント

ストレス解消も治療の一環
　リンパ浮腫の患者のなかには，親の介護などの重労働を抱える人も多い．ストレスのある生活ではリンパ浮腫が増悪しやすいが，介護は自分を無にして相手を支えなくてはならないため，リンパ浮腫には相当な負担となる．ちなみに孫の世話なども同様の面がある．実家に戻ってきた病身の娘を看ざるを得ない，出産で小さな子どもを連れて戻ってきたなど，嫌な顔もできない場合も同様である．適度に無理をしないように手を抜く方法を考えることが必要になる．介護ではショートステイの利用などを積極的に取り入れるなど，過労がたまらないようにアドバイスする．
　この患者のケースでは，用手的リンパドレナージの時間が「気晴らしになる」と言ってくれている．話を聴き，ストレスを和らげる手助けができることも治療の一環である．可能な範囲での外出などもよいストレス解消となる．

CASE STUDY 6　セルフケアを十分に実践できない患者

| 左上肢リンパ浮腫 | 多忙でセルフケアが進まない場合 |

〈患者プロフィール〉
70歳代，女性，会社経営，認知症の義父の世話，夫の胃がん手術，その後の抗がん薬治療とさまざまな事情を抱え，肉体的・精神的に多忙．身長163cm，体重70kg

〈病歴と経過〉
左乳がん手術後，徐々に左上肢の浮腫が進み，3年後に初診（右上腕28cm，右前腕26cm，右手首17cm，左上腕31cm，左前腕26.5cm，左手首17cm）．浮腫は少ないが肥満も認めるので，食い込みを避けるために弾性スリーブは弱圧を用いたが，やはり上端で食い込みをみる（同左29cm，25.5cm，17cm）．

| 目　標 | ・左前腕の張りの軽減と浮腫の軽減
・肩，腋窩の浮腫の改善
・ストレス発散と炎症予防，体重管理 |

看護の実際

　肉体的・精神的に多忙であり，セルフケアを実践できない状態である．体重が徐々に増加しており，月1回の用手的リンパドレナージだけでは浮腫の改善は望めない．施術中は話しながら，減量できる手がかりがないかを探り，背部やウエストに効果がある簡単な"ながら運動"を1つ提案．食事については間食を効果的にかつ少なくても満足感が得られる方法を相談した．セルフリンパドレナージの習慣化は困難な状況だが，風呂上がりの身体の手入れの際にセルフリンパドレナージの順番，方向を意識するようにお願いした．

　弾性スリーブは欠かさず着用しているが，腋窩で食い込んでいることなど多く，たびたび着用状態や交換時期の確認，使用中の弾性スリーブの繊維の伸び具合を確認している．

　減量や休息が浮腫改善によいことは，何度かの減量や入院したときに自身も実感している．仕事の関係もありすぐには実行できないとのことなので，これ以上の悪化だけは避けられるように，休息の場としての用手的リンパドレナージを可能なかぎり頻回に受けるように提案している．

指導のポイント

減量を受け入れてもらう

　減量しないと，残念ながらほとんどの治療効果はない．仕事との兼ね合いを見つけ出すことが必要である．
　CASE STUDY 1で述べたように，手術後体重が増加する要因は多い．増加に至る経緯は理解できることも多いが，同時に，リンパ浮腫にとってマイナス要因であることは変わりない．個々の原因に対応していくと同時に，運動などの積極的な減量が困難な状況では，食事療法が重要であることを説明する．
　手術後動かなくなっているにもかかわらず，以前と同じエネルギー摂取のままで多めになっていることが多い．食事内容の見直し，とくに間食は自分でもあまり食べているつもりがないことが多いので注意する．なお，炎症（蜂窩織炎など）やその後間もない時期は，アルコールを控えたほうが無難である．

CASE STUDY 7　手の甲がむくむ患者

左上肢リンパ浮腫　　治りにくく，強い圧迫ができない手の浮腫の場合

〈患者プロフィール〉
50歳代，女性，夫の事業を手伝い事務を担当，大学生と中学生の子どもがおり，多忙な生活．身長157cm，体重55kg

〈病歴と経過〉
左乳がんの温存手術後，約1年半で主に手の甲に浮腫が現れ，受診（右上腕24.5cm，右前腕23cm，右手首15cm，左上腕24.5cm，左前腕23.5cm，左手首15.5cm）
多忙のため睡眠不足，運動不足で間食が増え，体重増加．腕にも浮腫が現れるようになったため，弾性スリーブ（Mサイズ，クラス1）を着用．しかし，長時間着用により腕が疲れ，また手の甲がむくむことが多い．そのため弾性スリーブはMサイズからLサイズに変更となった．さらに数年後からは，夜間就寝時のみ弾性包帯を利用するようになった．

目　標	・手背の浮腫の悪化予防 ・浮腫の範囲の拡大防止 ・状態に合わせて圧迫療法を行うことができる

看護の実際

　それほど浮腫は顕著でないため，6か月の通院ごとに用手的リンパドレナージを受ける．体重に関しては，多忙な時期がまだ続き間食をやめることはストレスにつながるため，やめずに量を減らすように指導．就寝時間を十分とることは困難だったため，できるだけ0時以前に就寝し良質の睡眠が得られるようにして，多忙な時期を乗り切り浮腫を軽減できるよう取り組んだ．その結果，体重，浮腫の状態はもとに戻すことができ，以前のように弾性スリーブを着用せずに半年ごとの通院で維持できるようになった．

　悪化の徴候の早期発見，早期対処の重要性を感じた事例．また必要時に集中的に介入できれば，悪化を食い止められることを教えてくれた事例である．通院間隔が長い患者の場合，この徴候を感じとれるような指導ができれば理想的である．なお，手の甲の浮腫は，周径で浮腫の程度を評価することができないので，筋や血管が見える程度を左右差でみるとよい．写真で記録しておくとわかりやすい．

指導のポイント

手の場合，浮腫が軽症ならばセルフリンパドレナージなどを含めた日常生活の注意が大切

　手の浮腫は本来圧迫療法が最も効果的であるが，生活の場では着用し続けることが難しく，非常に治療しにくい．しかし，日常生活を離れて治療に専念すると改善しやすいので，発症1か月前後を目安に治療に集中してもらうとよい．

　やせ型で浮腫自体が少ない場合には弾性スリーブ・ストッキングなどを着用しにくく，とくに上肢ではむしろ着用により手の甲がむくむなどの悪化がみられることが多い．そのため，「自分には弾性スリーブは合わない」と思い込んでしまうことがある．

　浮腫が多い場合は弾性スリーブ・ストッキングで強力に圧迫することにより改善が得られるが，少ない場合はこのような悪化がみられないように注意する．すなわち，軽症では弾性スリーブは手の甲がむくまないように弱圧とし，セルフリンパドレナージなどを中心とした日常生活の注意を主体とする．

column 患者のタイプとケアの続きやすさ

リンパ浮腫の患者は「細く長くほどほどタイプ」と「すぐにきちんとタイプ」の2タイプに大きく分けられる（表E-2）．

この2タイプは，セルフケアに対する姿勢によって経過も異なる傾向があり，正確さを求めるよりも，休みながらでも「いかにケアを続けるか」が大切である．

「すぐにきちんとタイプ」は，ふだんの生活においてはよい方向に影響しているはずだが，リンパ浮腫のセルフケアにおいては，悪く影響することもある．しかし，性格なので直せないことも多く，丁寧に説明し，その患者なりに理解して納得してもらうように努力する．

表E-2　患者のタイプ例

	細く長くほどほどタイプ	すぐにきちんとタイプ
ケアに対する姿勢	・できる範囲で行う ・ときどきさぼる ・好きなことや趣味はやめない ・炎症の合併はないが，炎症が怖いものと思っている ・炎症の経験はあるが対処法を知っている ・「仕方がない」部分を認めている	・早くもとどおりにしたい ・一生懸命，完璧主義 ・治癒を目指し，少しずつよくなっていることを認めない ・リンパ浮腫の管理中心の生活 ・手術に対する後悔 ・炎症が治まらない ・炎症を起こしてもセルフリンパドレナージを続けてしまう
経過	ケアを中断せず，良好な状態が保たれている	治療やケアを中断してしまい，さらに悪化する

質の高い指導のためのアプローチ

情報提供の時期の見極めと方法
（表E-3）

まずはリンパ浮腫への関心から
- 近年，入院期間が短縮される傾向にあるため，他の疾患と同様に，患者の入院期間中に，個別性をふまえたうえでリンパ浮腫の予防のための知識や技術を伝え，さらに理解度まで確認することは難しい．
- まず，患者がリンパ浮腫について関心をもつことを目指す．知識や技術を受け入れやすい時期は患者ごとに異なるので，個別のアセスメントも欠かせない．

退院後のフォローが必要
- 患者が上肢・下肢を含むリンパ浮腫を自覚した時期は，原因疾患によっても異なるが，手術直後から10年以上と幅広い．
- とくに退院後や復職時など，日常生活が再開される時期は負担も増して発症しやすいので，看護師は，その旨を患者に説明する．
- リンパ浮腫の予防に関する知識や技術は入院中に一度説明して終わるのではなく，退院後も患者と密にかかわり，日常生活のなかでのリンパ浮腫の予防のための工夫を相談しあい，患者が主体的にセルフケアに取り組めるように援助を続ける．

動機づけの工夫
- 患者と個別にかかわることが難しい場合でも，患者自身が患肢に関心をもてるように動機づける．

表E-3　リンパ浮腫ケアのアプローチ

1 時期と方法を見極める
がん罹患の衝撃が大きい時期，治療に専念している時期はリンパ浮腫に対する実感がわかない場合がある

2 リンパ浮腫発症のリスクが高い患者を見極める
短い入院期間のなかで，より効率的に情報提供を行えるよう，疾患とリンパ浮腫の発症の関係について学んでおく

3 書籍やセミナーなどで知識を得る
自信をもって患者に情報提供できるように，リンパ浮腫についての正しい知識をもつ

- 外来待合室に患者が初期徴候に気づけるような知識のポイントや患肢を観察する必要性を書いたポスターを提示したり，リンパ浮腫に関するパンフレットを配置したり，書籍の紹介をするなどの工夫を行う．
- 可能なら複数の患者を対象とした学習会を開催することも有効である．

疾患ごとの発症リスク

- 数多くの外来患者のなかから，リンパ浮腫発症の危険性が高い患者を見極める必要がある．
- 以前は，リンパ節郭清を行った患者に発症するという認識だったが，近年はリンパ節生検のみの症例でもリンパ浮腫の発症の危険性があると考えられている．
- 体重増加，肥満傾向のある患者も発症しやすい．
- 指導が必要な患者にタイムリーにかかわれるように，発症リスクの高い患者をリストアップしておくとよい．
- 薬剤性浮腫を引き起こす抗がん薬（ドセタキセルなど）の使用が，リンパ浮腫の発症や悪化の契機となることがあるため，注意する．

乳がん

- リンパ節郭清をしていると，リンパ浮腫の発症頻度が高い．
- リンパ節郭清の程度とリンパ浮腫の発症には強い相関がみられる[1]．
- リンパ節郭清とともに，放射線治療を行うと，リンパ浮腫の発症の可能性が高くなる．
- センチネルリンパ節生検のみの症例でも，リンパ浮腫は発症している．
- ホルモン剤の使用による体重増加は，リンパ浮腫の発症や悪化の要因になる．

婦人科系がん

- 婦人科系がん手術後の下肢リンパ浮腫は平均約5年で発症するが，10年以上経ってからもある[2]．
- 子宮頸がんが最も発症率が高い．
- 子宮頸がんで骨盤内から傍大動脈リンパ節郭清術を行うと，骨盤内リンパ節郭清術のみに比べ，下肢リンパ浮腫の発症頻度が増加する傾向がある[3]．
- 放射線治療を行うと，リンパ浮腫の発症頻度が高い．

---

column　リンパ浮腫とダイエット

リンパ浮腫ケアは，ダイエットにたとえられることがある．ダイエットでは努力を重ねても，環境などに左右され一向に体重は減らないが，少し手を抜くと1kg，2kgと増えてしまう．「減量する」という目標をもち，日々自身で努力するしかない．

リンパ浮腫のケアも同様である．「むくまないように」または「これ以上はむくまないように」注意しながら，日常生活を送ることが大切になる．

リンパ浮腫の予防について勉強する

確かな知識を見極めていく
- 医師がリンパ浮腫について発症の可能性がある患者に説明してこなかった状況は，2008年の診療報酬改定後変化しつつある．
- しかし，看護師は情報提供する機会が少ないことや，リンパ浮腫ケアの経験不足などから患者指導に自信がもてない現実がある．
- リンパ浮腫に関する確実なデータが少ないことが情報提供を困難にしていたが，近年リンパ浮腫に関する研究が進み，セミナーや書籍などが多くみられるようになった．それらを活用して知識を深め，自信につなげて患者がイメージしやすい説明，正しい知識の提供ができることが望ましい．

患者自身が勉強できるためのサポート
- 予防は患者自身が行うセルフケアが中心になるため，患者自身が知識を得られるような書籍やホームページ，紹介できるクリニックなども答えられるように学んでおく．

ターミナル期の援助

ターミナル期のケアについての考え方
- ターミナル期の場合は，これまでの浮腫と比較して変化がみられる．また，低タンパク性浮腫の併発も考慮しなければならない．
- 症状を経過ごとにアセスメントし，そのたびにケアの見直しを行う．

リンパ浮腫と低タンパク性浮腫の混同に注意
- ターミナル期以前に，浮腫がみられなかった患者の場合，浮腫が現れるとリンパ浮腫と思い込んでしまうことが多いが，ターミナル期には低タンパク性浮腫の発症も起こりうる．低タンパク性浮腫は，リンパ浮腫とは病状や対処が異なるため，注意する．
- 循環不全や，抗がん薬などの薬物の副作用による浮腫，廃用性浮腫を伴うことも多い．

ケアの目標はQOLの向上
- ターミナル期のリンパ浮腫のケアの目標は「浮腫の解消」ではなく，QOL向上となる．
- ケアの内容もこれまで行っていたようなセルフケアではない．新たに目標を設定し，患者・家族に理解してもらうことが必要となる．

病状の変化に対応し，こまめな再評価を
- ターミナル期は，病状やADLは患者ごとに異なるため，浮腫の状態に変化はないかを常に注意する．
- 変化がみられる場合は，医師への連絡，原因の特定を行い，対応策を考える．
- 病状の変化によって，これまでのケアを苦痛に感じたり，不要になることもあるため，こまめに再評価する．

ケアへの考え方を変える
- ターミナル期の場合は，これまでのセルフケアを継続することがよいとはかぎらない．
- 臥床ぎみであれば，圧迫療法の必要性は変わってくる．また，これまで行っていたセルフケアへの強迫観念や，用手的リンパドレナージを行わない，弾性着衣を着用しないことに不安をもつ患者もいる．
- なぜこれまでのセルフケアが不要なのか，いま必要なケアにどのような意味があるのか，患者・家族と共有することが必要である．

アセスメントは患肢から全身へ
- ターミナル期では，リンパ浮腫だけに着目するのではなく，全身の状態や精神面をより考慮する．
- アセスメントの際にも全身状態のチェックを優先し，がん転移の有無，予後，栄養状態，心機能や腎機能の状態を把握する．

ターミナル期のアセスメント
- ターミナル期の患者に対するアセスメントは次のとおりである[4]．

①抱えている問題と優先順位，目標
- 患者にとって何が重要か，何を優先すべきなのか．リンパ浮腫のケアの理論よりも，患者にとっての意味を考える．

②浮腫の原因およびメカニズム
- 効果があると考えられる治療は何か．

③基礎疾患の重症度および進行の速度
- 現在の状況で，設定可能な目標は何か．

ターミナル期における保存的治療

- 原因疾患の悪化する可能性を認識しながら，リンパ浮腫の管理を行う．
- 管理プログラムを作成し，複合的理学療法の要素を順次取り入れていく．

用手的リンパドレナージ
感情面の回復効果もある
- 用手的リンパドレナージは，緩和ケアでも有効である．
- 疼痛の緩和作用，精神面のサポート効果，そしてうっ滞を減少させる目的で施行する．

残存するリンパ系の吻合とドレナージ経路を利用
- 画像検査で腫瘍による浸潤や圧迫が生じたリンパ系を確認すること，放射線照射を受けた領域を認識しておくことが重要である．
- これらの領域内の表在性リンパ管は機能が低下している可能性がある．
- 進行がん患者では神経の障害が多く認められるため，感覚鈍麻領域を確認する．

皮膚障害などの部位を避ける
- 皮膚障害，がん浸潤，高度な線維症，皮膚過敏症のある領域を避けてドレナージする．
- 患者のQOLが向上する場合は，医師や患者の合意を得たうえで施行することもある．
- 定期的に，用手的リンパドレナージを行うことは，患者との関係を保つためにも重要である．

低タンパク性浮腫の場合は細くなることが目的ではない
- 低タンパク性浮腫の場合，浮腫は移動しやすいため，用手的リンパドレナージにより患肢は細くなる．しかし，リンパ浮腫のケアと異なり，細くなることがよいとはかぎらない．
- 用手的リンパドレナージにより還流促進が心肺機能への負担増加につながり，肺水腫などを起こす場合もあるので注意する．
- QOL向上のために皮膚に触れる場合は，浮腫を動かすよりもさする程度の圧で行う．

圧迫療法
患者の状況に応じ，簡便性を重視する
- 緩和ケアにも通常のショートストレッチ（多層非弾性）包帯を使用することがある．
- 自分で弾性包帯法を行う難しさを，セラピストは認識しておく．
- むくんでいる身体部位をほぼ正常に回復させることはできない．むしろ，余命が非常に短い状況では，本来の弾性包帯法だと患者のQOLを著しく低下させる可能性もあるので，簡便であることが重要である．
- 介護者はできるかぎり早期から管理プログラムにかかわり，状況に合わせて対応する．

早期に頻繁に装着を行う
- 浮腫に疼痛を伴っている部位に最初に弾性包帯法を行う際は，常に細心の注意を払う必要がある．
- ニューロパチー，皮膚障害または循環不全の有無を確認する．
- 早期に頻繁に弾性包帯法を行えば，皮膚の状態および患者の反応の継続的評価もできる．
- 木綿，フォームまたは他のタイプのパディング（調整するもの）を多量に使用することで弾性包帯を長期間使用しつづけることができる．

運動療法
圧迫療法と併用する場合
- ショートストレッチ（多層非弾性）包帯ではなく，ロングストレッチ（多層圧迫）包帯でも，筋収縮効果を増強することができる．
- 包帯を装着した状態で受動運動も可能である．

可能な範囲で取り入れる
- 運動療法を開始する前には重大な骨病変，とくに，大腿骨頸部の確認を行う．
- 心配な病変がある場合は，通常の運動療法の代わりに等尺性運動を行うとよい．

- リンパ還流を刺激するための有酸素運動は，ターミナル期のがん患者であっても心理的苦痛や疲労を大幅に軽減する．

スキンケア
リンパ漏への対応
- 脆弱なリンパ小疱が圧迫によって破裂し，多量のリンパ漏出を引き起こすことがある．
- 感染予防に留意し，患部をガーゼで保護して漏出液を排出させる．
- 軽い摩擦や傷でも，皮膚の萎縮・乾燥があるとびらんを生じる．
- 皮膚に浸潤した腫瘍は，難治性潰瘍を発症させることがある．

臭気をコントロール
- 皮膚同士の接触する部分は，真菌および細菌が発生しやすい．
- ロングストレッチ包帯は吸収性創傷ドレッシング材とともに用いることができるが，浸軟を防ぐために頻繁に交換する必要がある．
- 交換時に発生するリンパ漏および嫌気性菌による臭気は，患者にとって精神的にも苦痛である．
- 臭気を軽減するために外用薬を併用するようにする．
- 水分保持性のプラスチックシートまたはおむつを利用することで，多層包帯材料の浸潤が軽減され，皮膚の浸軟を最低限に抑えることができる．

> **MEMO 等尺性運動**
>
> 等張性運動(isotonic contraction)とは，関節を動かす一般的な動的運動を指し，一定の重さ(抵抗)に抗して筋が力を出し，筋が長さを変えながら，関節を動かしながら行う運動である．
>
> 等尺性運動(isometoric contraction)は，筋収縮に際し張力が生じても外部抵抗とのバランスが保たれ，筋の長さが変わらない，関節を動かさないで行う静的運動である．
>
> 動かない物を動かそうとしたり，伸びないゴム紐を引き伸ばそうとする運動などがこれにあたる．

● 引用・参考文献

1) 北村 薫，赤澤宏平：乳がん術後のリンパ浮腫に関する他施設実態調査．臨牀看護，36(7)：889〜893，2010．
2) 光嶋 勲編［藤津美佐子］：リンパ浮腫のすべて．p.49〜62，永井書店，2011．
3) 加藤友康ほか：子宮悪性腫瘍に対する骨盤・傍大動脈リンパ節郭清後の下肢リンパ浮腫の発生と予防．日本産科婦人科学会雑誌，54(5)：814〜818，2002．
4) 真田弘美，須釜淳子監訳［国際リンパ浮腫フレームワーク・カナダリンパ浮腫フレームワーク］：進行がんにおけるリンパ浮腫および終末期の浮腫の管理．p.8，国際リンパ浮腫フレームワーク・ジャパン研究協議会，2011．

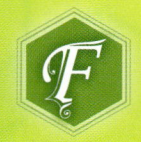

社会的資源の活用・今後の課題

リンパ浮腫治療における保険適用

これまで目立たない疾患であったリンパ浮腫が最近徐々に知られるようになり，2008年4月にはリンパ浮腫の術後発症予防に対する指導および弾性着衣の購入費用が保険適用となった．弾性着衣はいうまでもなくリンパ浮腫治療の最も重要な治療材料である．これは，リンパ浮腫の診療においてまことに画期的なことであり，術後後遺症としてのリンパ浮腫への関心が高まることが期待される．

すなわち「特定がん手術前後にリンパ浮腫に対する適切な指導を個別に実施した場合の管理料を新設する」とされ，①リンパ浮腫の重症化等を抑制するための指導，②弾性着衣の保険適用が認められた．

今後の課題

大きな問題点も含まれている．1つは弾性着衣の対象疾患に一次性リンパ浮腫が含まれていないことである．著者の統計ではリンパ浮腫患者4,044名中一次性は242名（6.0％，1982年10月1日～2004年12月31日）にのぼり，少ない数ではない．また，一次性は若年での発症が多く経済的な負担感は大きい．もう1つは，今回の保険適用は複合的理学療法のうちの圧迫療法（弾性着衣）のみであって，用手的リンパドレナージや診療自体は含まれないことである．とくに用手的リンパドレナージの施行は，現在，多くの医療施設でジレンマに陥っている問題かと思われる．術後の指導で用手的リンパドレナージの必要性を説明しても，施行自体には保険適用がないのが実情である．

資格について

根底にはさらに大きな問題も横たわっている．すなわち，用手的リンパドレナージを含めたリンパ浮腫の治療を行う資格問題である．リンパ浮腫の治療はこれまで医師があまり関心を示さなかったこともあり，看護師，理学療法士，あん摩マッサージ指圧師，柔道整復師などが精力的に動いてきた．

一方で用手的リンパドレナージという技術は特殊で，本来の資格の延長ではなく別途学ぶ必要があるため，医療としての用手的リンパドレナージを教育する仕組みや資格も必要となる．法的にどの資格があれば，どこまでできるかという問題も整理しておかねばならない．

これまでの経緯をふまえたうえで，現状に即した，法的にも問題のない仕組みを早急に確立することが望まれる．

リンパ浮腫治療の中心組織

厚生労働省委託事業「がんのリハビリテーション実践セミナー」の一環として2010（平成22）年よりリンパ浮腫研修委員会が設置された．現在では本委員会が日本のリンパ浮腫治療の中心になっていると考えてよい（http://www.lpc.or.jp/reha/information.html）．

本委員会にはさらにリンパ浮腫の研修体制・資格制度に関するワーキンググループがある．また，日本におけるリンパ浮腫治療の標準化に関しては国立がん研究センターがん対策情報センターによるクリニカルパスがある（後述）．

現在，日本におけるリンパ浮腫治療に関する公的に近い指標はこの2つである．そのほか，学会関連の活動はあるが，これ以外はいずれも私的な組織または名称である．とくに，2012年7月現在，用手的リンパドレナージ資格における公的なものはなく，学んだとしてもリンパドレナージスト養成機関における修了証書であるので，「資格を取得したのでリンパ浮腫治療ができる」ということはない．あくまで現在有している医療資格の範囲内での治療行為（右ページ参照）が可能であるので十分注意されたい．

なお，リンパ浮腫治療またはリンパドレナージストの養成機関や資格に関しては，現在，リンパ浮腫研修委員会，日本脈管学会，日本リンパ学会などで検討されており，「リンパ浮腫療法士認定機構」が設立（2012年6月）された．

法で定められた各資格の枠組み

保健師助産師看護師法

第1章　総則

　第5条　この法律において「看護師」とは，厚生労働大臣の免許を受けて，傷病者若しくはじょく婦に対する療養上の世話又は診療の補助を行うことを業とする者をいう．

理学療法士及び作業療法士法

第1章　総則

　（定義）

　第2条　この法律で「理学療法」とは，身体に障害のある者に対し，主としてその基本的動作能力の回復を図るため，治療体操その他の運動を行なわせ，及び電気刺激，マッサージ，温熱その他の物理的手段を加えることをいう．

　2　この法律で「作業療法」とは，身体又は精神に障害のある者に対し，主としてその応用的動作能力又は社会的適応能力の回復を図るため，手芸，工作その他の作業を行なわせることをいう．

あん摩マッサージ指圧師，はり師，きゅう師等に関する法律

第1条　医師以外の者で，あん摩，マッサージ若しくは指圧，はり又はきゅうを業としようとする者は，それぞれ，あん摩マッサージ指圧師免許，はり師免許又はきゅう師免許（以下免許という．）を受けなければならない．

第12条　何人も，第1条に掲げるものを除く外，医業類似行為を業としてはならない．

　ただし，柔道整復を業とする場合については，柔道整復師法（昭和45年法律第19号）の定めるところによる．

柔道整復師法

第4章　業務

　（業務の禁止）

　第15条　医師である場合を除き，柔道整復師でなければ，業として柔道整復を行なってはならない．

　（外科手術，薬品投与等の禁止）

　第16条　柔道整復師は，外科手術を行ない，又は薬品を投与し，若しくはその指示をする等の行為をしてはならない．

　（施術の制限）

　第17条　柔道整復師は，医師の同意を得た場合のほか，脱臼又は骨折の患部に施術をしてはならない．ただし，応急手当をする場合は，この限りでない．

保険医療機関及び保険医療養担当規則（昭和三十二年四月三十日厚生省令第十五号）
　　　　　　　　　　　　　　　　　　　最終改正：平成二二年三月五日厚生労働省令第二五号

第二章　保険医の診療方針等

　（施術の同意）

　第十七条　保険医は，患者の疾病又は負傷が自己の専門外にわたるものであるという理由によって，みだりに，施術業者の施術を受けさせることに同意を与えてはならない．

　（特殊療法等の禁止）

　第十八条　保険医は，特殊な療法又は新しい療法等については，厚生労働大臣の定めるもののほか行なってはならない．

リンパ浮腫治療の保険適用

2008年4月より，リンパ浮腫の手術後発症・重症化予防に対する指導管理料および弾性着衣の購入費用が保険適用となった．

適用となったのは，次の2点である．
①特定がん手術前後にリンパ浮腫に対する適切な指導を個別に実施した場合の管理料を新設する．
→リンパ浮腫指導管理料100点（入院中1回）
②四肢リンパ浮腫に対する弾性着衣（ストッキング等）が療養費対象となる．
（いずれも2008年4月1日より適用）

以下にリンパ浮腫治療の保険適用にかかわる厚生労働省発令の書類の一部を抜粋する．

【Ⅲ-1（がん医療の推進について）-⑤】
　　　　リンパ浮腫に関する指導の評価
　　　　　　　　　　　　　　　　　骨子【Ⅲ-1-(8)】

第1 基本的な考え方
　リンパ節郭清の範囲が大きい乳がん，子宮がん，卵巣がん，前立腺がんの手術後にしばしば発症する四肢のリンパ浮腫について，その発症防止のための指導について評価を行う．

第2 具体的な内容
　リンパ浮腫の治療・指導の経験を有する医師又は医師の指示に基づき看護師，理学療法士が，子宮悪性腫瘍，子宮附属器悪性腫瘍，前立腺悪性腫瘍又は腋窩部郭清（腋窩リンパ節郭清術）を伴う乳腺悪性腫瘍に対する手術を行った患者に対し，手術前後にリンパ浮腫に対する適切な指導を個別に実施した場合の管理料を新設する．

(新)リンパ浮腫指導管理料100点（入院中1回）

［算定要件］
　保険医療機関に入院中の患者であって，子宮悪性腫瘍，子宮附属器悪性腫瘍，前立腺悪性腫瘍又は腋窩部郭清を伴う乳腺悪性腫瘍に対する手術を行ったものに対して，医師又は医師の指示に基づき看護師等（准看護師を除く）が当該手術を行った日の属する月又は当該手術を行った日の属する月の前月若しくはその翌月のいずれかにリンパ浮腫の重症化等を抑制するための指導を実施した場合に，入院中1回に限り算定する．

（平成20年度診療報酬改定における主要改定項目について（案）　中医協総-8-2　20.1.30 より）

【Ⅱ-5(患者の視点等/疾病の重症化予防)-①】

疾病の重症化予防に対する適正な評価について

骨子【Ⅱ-5-(1)】

第1 基本的な考え方
　リンパ節郭清の範囲が大きい乳がん，子宮がん等の手術後にしばしば発症する四肢のリンパ浮腫について，より質の高い指導につなげるため，入院中に加えて外来において再度指導を行った場合の算定を可能にする．

第2 具体的な内容
　入院中にリンパ浮腫に係る指導管理を行った患者に対し，当該保険医療機関の外来において再び指導管理を行った場合を評価する．

現行	改定案
【リンパ浮腫指導管理料】　　　　　　　100点 　保険医療機関に入院中の患者であって，子宮悪性腫瘍，子宮附属器悪性腫瘍，前立腺悪性腫瘍又は腋窩部郭清を伴う乳腺悪性腫瘍に対する手術を行ったものに対して，当該手術を行った日の属する月又はその前月若しくは翌月のいずれかに，医師又は医師の指示に基づき看護師又は理学療法士が，リンパ浮腫の重症化等を抑制するための指導を実施した場合に，入院中1回に限り算定する．	【リンパ浮腫指導管理料】　　　　　　　100点 1 保険医療機関に入院中の患者であって，子宮悪性腫瘍，子宮附属器悪性腫瘍，前立腺悪性腫瘍又は腋窩部郭清を伴う乳腺悪性腫瘍に対する手術を行ったものに対して，当該手術を行った日の属する月又はその前月若しくは翌月のいずれかに，医師又は医師の指示に基づき看護師又は理学療法士が，リンパ浮腫の重症化等を抑制するための指導を実施した場合に，入院中1回に限り算定する． 2 当該保険医療機関入院中にリンパ浮腫指導管理料を算定した患者であって，当該保険医療機関を退院したものに対して，当該保険医療機関において，退院した日の属する月又はその翌月にリンパ浮腫の重症化等を抑制するための指導を再度実施した場合に，1回に限り算定する．

（平成22年度診療報酬改定における主要改定項目について（案）　中医協総-1　22.2.12 より）

保医発第0305001号
平成20年3月5日

診療報酬の算定方法の制定等に伴う実施上の留意事項について

B001-7 リンパ浮腫指導管理料
(1) リンパ浮腫指導管理料は，手術前又は手術後において，以下に示す事項について個別に説明及び指導管理を行った場合に算定する．
　ア　リンパ浮腫の病因と病態
　イ　リンパ浮腫の治療方法の概要
　ウ　セルフケアの重要性と局所へのリンパ液の停滞を予防及び改善するための具体的実施方法
　　(イ) リンパドレナージに関すること
　　(ロ) 弾性着衣又は弾性包帯による圧迫に関すること
　　(ハ) 弾性着衣又は弾性包帯を着用した状態での運動に関すること
　　(ニ) 保湿及び清潔の維持等のスキンケアに関すること
　エ　生活上の具体的注意事項
　　　リンパ浮腫を発症又は増悪させる感染症又は肥満の予防に関すること
　オ　感染症の発症等増悪時の対処方法
　　　感染症の発症等による増悪時における診察及び投薬の必要性に関すること
(2) 指導内容の要点を診療録に記載する．
(3) 手術前においてリンパ浮腫に関する指導を行った場合であって，結果的に手術が行われなかった場合にはリンパ浮腫指導管理料は算定できない．

保医発第0321001号
平成20年3月21日

四肢のリンパ浮腫治療のための弾性着衣等に係る療養費の支給における留意事項について

　四肢のリンパ浮腫治療のために使用される弾性ストッキング，弾性スリーブ，弾性グローブ及び弾性包帯（以下「弾性着衣等」という）に係る療養費の支給については，「四肢のリンパ浮腫治療のための弾性着衣等に係る療養費の支給について」（平成20年3月21日保発第0321002号）により通知されたところであるが，支給に当たっての留意事項は以下のとおりであるので，周知を図られたい．

記

1　支給対象となる疾病
　　リンパ節郭清術を伴う悪性腫瘍（悪性黒色腫，乳腺をはじめとする腋窩部のリンパ節郭清を伴う悪性腫瘍，子宮悪性腫瘍，子宮附属器悪性腫瘍，前立腺悪性腫瘍及び膀胱をはじめとする泌尿器系の骨盤内のリンパ節郭清を伴う悪性腫瘍）の術後に発生する四肢のリンパ浮腫

2　弾性着衣（弾性ストッキング，弾性スリーブ及び弾性グローブ）の支給
　(1)　製品の着圧
　　　30mmHg以上の弾性着衣を支給の対象とする．ただし，関節炎や腱鞘炎により強い着圧では明らかに装着に支障を来す場合など，医師の判断により特別の指示がある場合は20mmHg以上の着圧であっても支給して差し支えない．
　(2)　支給回数
　　　1度に購入する弾性着衣は，洗い替えを考慮し，装着部位毎に2着を限度とする．（パンティストッキングタイプの弾性ストッキングについては，両下肢で1着となることから，両下肢に必要な場合であっても2着を限度とする．また，例えば，①乳がん，子宮がん等複数部位の手術を受けた者で，上肢及び下肢に必要な場合，②左右の乳がんの手術を受けた者で，左右の上肢に必要な場合，及び③右上肢で弾性スリーブと弾性グローブの両方が必要な場合などは，医師による指示があればそれぞれ2着を限度として支給して差し支えない）
　　　また，弾性着衣の着圧は経年劣化することから，前回の購入後6ヶ月経過後において再度購入された場合は，療養費として支給して差し支えない．
　(3)　支給申請費用
　　　療養費として支給する額は，1着あたり弾性ストッキングについては28,000円（片足用の場合は25,000円），弾性スリーブについては16,000円，弾性グローブについては15,000円を上限とし，弾性着衣の購入に要した費用の範囲内とすること

3　弾性包帯の支給
　(1)　支給対象
　　　弾性包帯については，医師の判断により弾性着衣を使用できないとの指示がある場合に限り療養費の支給対象とする．
　(2)　支給回数
　　　1度に購入する弾性包帯は，洗い替えを考慮し，装着部位毎に2組を限度とする．
　　　また，弾性包帯は経年劣化することから，前回の購入後6ヶ月経過後において再度購入された場合は，療養費として支給して差し支えない．
　(3)　支給申請費用
　　　療養費として支給する額は，弾性包帯については装着に必要な製品（筒状包帯，パッティング包帯，ガーゼ指包帯，粘着テープ等を含む）1組がそれぞれ上肢7,000円，下肢14,000円を上限とし，弾性包帯の購入に要した費用の範囲内とすること

4　療養費の支給申請書には，次の書類を添付させ，治療用として必要がある旨を確認した上で，適正な療養費の支給に努められたいこと
　(1)　療養担当に当たる医師の弾性着衣等の装着指示書（装着部位，手術日等が明記されていること．別紙様式を参照のこと）
　(2)　弾性着衣等を購入した際の領収書又は費用の額を証する書類

保発第0321002号
平成20年3月21日

四肢のリンパ浮腫治療のための弾性着衣等に係る療養費の支給について

標記については，今般，中央社会保険医療協議会において，新たな技術として保険適用（療養費として支給）することが承認されたことから，四肢のリンパ浮腫治療のための弾性ストッキング，弾性スリーブ，弾性グローブ及び弾性包帯（以下「弾性着衣等」という）に係る療養費の取扱いを下記のとおりとするので，関係者に対し周知を図るとともに，その実施に遺漏のないようご配慮いただきたい．

記

1　目的
　　腋窩，骨盤内の広範なリンパ節郭清術を伴う悪性腫瘍の術後に発生する四肢のリンパ浮腫の重篤化予防を目的とした弾性着衣等の購入費用について，療養費として支給する．

2　支給対象
　　上記悪性腫瘍術後の四肢のリンパ浮腫の治療のために，医師の指示に基づき購入する弾性着衣等について，療養費の支給対象とする．
　　なお，弾性包帯については，弾性ストッキング，弾性スリーブ及び弾性グローブを使用できないと認められる場合に限り療養費の支給対象とする．

3　適用年月日
　　本通知による取扱いは，平成20年4月1日から適用する．

リンパ浮腫研修委員会における合意事項

　現在，日本のリンパ浮腫治療の中心となっているのは，2010年に厚生労働省委託事業の一環として設置された「リンパ浮腫研修委員会」である．

　この委員会では，リンパ浮腫治療にかかわるさまざまな課題についての検討を行っている．

　その1つとして，各施設がおのおの行ってきたリンパ浮腫治療に関する事柄および用語の統一がはかられた．

　以下に2010年1月にリンパ浮腫研修委員会から発表された合意事項の原文を転載する．

平成21年度厚生労働省委託事業リンパ浮腫研修委員会における合意事項

　リンパ浮腫治療においては各施設でいろいろな方式がとられていることと思いますが，予防・治療における重要な事柄および用語の統一について各委員の間で下記のような合意が得られました（2010.1）．

1) リンパ浮腫の予防におけるリンパドレナージ，弾性ストッキング・スリーブの扱い：

　現在のところ「リンパドレナージと弾性ストッキング・スリーブなどの圧迫療法が予防に有用」というエビデンスはない．

　乳がんや子宮がんなど婦人科がんの手術後にリンパ浮腫の予防に必要だからという理由で，リンパドレナージや弾性ストッキング・スリーブをすべての患者さんに指導し，施行を義務付けている施設がある．しかし，強制されている患者さんには大きな苦痛となるた

めこれは行うべきではない．

2) リンパ浮腫治療における日常生活指導の重要性：

従来，リンパ浮腫治療においては「複合的理学療法」が有用とされてきたが，これのみでは不十分であり，長時間の立ち仕事を避ける，ときどき患肢を挙上するなどの日常生活指導を加えることが重要である．したがって，「複合的理学療法」に日常生活指導を加えた「複合的治療」（または「複合的理学療法を中心とする保存的療法」）がリンパ浮腫に対する標準的治療である．

3) リンパ浮腫治療におけるシンプルリンパドレナージの扱い：

通院治療が主体であり，用手的リンパドレナージを実施できる医療施設が少ない日本では，患者さんが自ら実施するシンプルリンパドレナージ（＝セルフリンパドレナージ）や家族・介助者が実施するシンプルリンパドレナージが一般的に行われているのが現状である．しかし，その効果についてはエビデンスが不十分であり，意義，どのような患者・病態に必要か，などの適応や具体的内容，禁忌などを今後確立していく必要がある．

4) リンパ浮腫治療における薬物療法：

現時点ではリンパ浮腫単独に対する効果的な薬剤はない．進行再発期と緩和医療期では全身浮腫に対して，その病態に応じて種々の薬剤を使用する．

5) 用語の統一

リンパ浮腫研修委員会においてリンパ浮腫治療に関する用語を統一した（これまでに用いられてきた単語の併記も可）．

■ リンパ浮腫治療に関する用語の統一

一般的に用いられている用語	統一した用語
複合的理学療法，複合的治療，CDT，CDP，CPT	複合的治療または複合的理学療法を中心とする保存的治療 ※正確には「複合的理学療法」と同一の観念ではない（上記2)参照）
徒手リンパドレナージ，用手的リンパドレナージ，リンパ誘導マッサージ，マニュアルリンパドレナージ，MLD，DLM	用手的リンパドレナージ（← MLD の和訳）
セルフマッサージ，セルフリンパドレナージ，セルフドレナージ	セルフリンパドレナージ
シンプルリンパドレナージ	シンプルリンパドレナージ（← SLD の和訳）
圧迫療法，圧迫	圧迫療法
弾性着衣，圧迫着衣	弾性着衣
バンデージ，弾性包帯	弾性包帯
バンデージ療法，リンパバンデージ，バンデージ，bandaging	多層包帯法（← MLLB の和訳），包帯法
圧迫下での運動，リンパエクササイズ	圧迫下での運動
間欠的空気圧迫ポンプ，空気波動型マッサージ器	間欠的空気圧迫装置
間欠的空気圧迫療法，IPC	間欠的空気圧迫法（← IPC の和訳）
8(の)字帯，8の字巻き，タケノコ巻き	8の字帯（麦穂帯）

付記：「マッサージ」という用語は患者に誤解をまねきやすいので，「ドレナージ」と表現する

リンパ浮腫のクリニカルパス

リンパ浮腫の保存的治療は，一般的に複合的理学療法（CDP：complex decongestive physiotherapy）として知られる．

本法は第1期集中治療期と第2期維持治療期に分けられる．

- 第1期は，基本的には約1か月間入院し，スキンケア，用手的リンパドレナージ（MLD），運動療法と弾性包帯（バンデージ法）を行い，可能なかぎりリンパ浮腫の軽減をはかる期間である．
- 第2期は，外来でのセルフケアにより，軽減した状態を維持and/or軽減する期間である．

しかし，日本では保存的治療の入院は保険適用がない一方で，2008年リンパ浮腫重症化予防に対する指導管理に保険適用が適用されたこともあり，早期かつ軽〜中度のリンパ浮腫が外来で治療されるケースが多くなる傾向にある．そのため，いわゆる複合的理学療法を型どおりに行えるケースは少なく，また，行うことが患者には精神的および経済的負担となることも多い．

日本の現状に即したクリニカルパスが国立がん研究センターがん対策情報センター（http://ganjoho.jp/professional/med_info/path/basic/path_lymphedema1.html）にて作成されているので，本クリニカルパスを基準とした医療を行うことが望ましい．

以下に本クリニカルパスの適応・除外基準と注釈を，さらに，リンパ浮腫保存的治療基本パスの医療者用と患者用，特殊な状況のリンパ浮腫保存的治療基本パスの医療者用と患者用を示す．

また，小冊子『がん治療とリンパ浮腫』も作成されたので，患者向け資料の標準として使用されたい（国立がん研究センターがん対策情報センターHP：http://ganjoho.jp/public/qa_links/brochure/care.html#205）．

■リンパ浮腫　保存的治療基本パス

適応基準
腋窩，骨盤内，鼠径部のリンパ節郭清術もしくは，放射線治療を行った乳がん，婦人科がん，消化器がん，膀胱がん，前立腺がん，四肢の皮膚がん症例とリンパ節転移による浮腫，化学療法施行症例の浮腫

除外基準
蜂窩織炎などの急性炎症，うっ血性心不全，深部静脈血栓症急性期，重症虚血肢

注釈
1. 有リスク期でのセルフリンパドレナージはハイリスク症例で行うこともあるが，根拠がないため原則行わない． 2. リンパ浮腫指導管理料100点（入院中1回，外来受診時に1回算定できる） 3. 周径計測の部位は各施設で設定するが毎回同部位を測定する（下記参照）． 　2008年度版のリンパ浮腫診療ガイドラインでは 　　上肢　肘関節上部10cm，肘関節下部5cm，手関節，MP関節 　　下肢　鼠径部，膝関節（膝窩）上部10cm，膝関節（膝窩）下部5cm，足関節，足背 4. 検査と処置はあくまでも推奨である． 5. 受診間隔はあくまでも目安であり施設により異なる．悪化時は適宜短縮する． 6. 弾性包帯・弾性着衣は個別に，そして部分的に素材の選定・圧迫方法の工夫などを要する．

・このパスはリンパ浮腫診療の専門施設とがん診療連携拠点病院レベルの病院で使用することを前提とする
・複合的治療とは「複合的理学療法」に日常生活指導を加えた保存的治療法のことである
・「複合的理学療法」とはスキンケア，用手的リンパドレナージ，圧迫療法，圧迫下の運動療法の4本柱で行うリンパ浮腫の保存的治療法のことである

リンパ浮腫の保存的治療基本パス（医療者用）

病期	がん治療前	有リスク期（がん治療後予防期）	I期
症状	なし	還流障害はあるがリンパ浮腫は顕在化していない	夕方になるとむくむ程度．患肢挙上で浮腫改善．部位により圧迫痕が残りやすくなる（圧迫痕は下肢に現れやすいが上肢では現れることが少ない）
目標	リンパ浮腫の病態（リスク）が説明ができる 予防のための日常生活の注意点が説明ができる ケアの方法が説明ができる 早期発見の方法が説明ができる	リンパ浮腫の病態（リスク）が説明ができる 予防のための日常生活の注意点が説明ができる セルフケアの方法が説明ができる 早期発見の方法が説明ができる	リンパ浮腫の病態が説明ができる 日常生活の注意点が理解でき実行できるように指導ができる セルフケアの方法が理解でき実行できるように指導ができる 進行をおさえ浮腫が改善できるように指導ができる
指導・説明	リンパ浮腫指導管理料の算定要件に沿った説明指導 ・リンパ浮腫の病因と病態 ・リンパ浮腫の治療方法の概要 ・セルフケアの重要性と局所へのリンパ液の停滞を予防および改善するための具体的実施方法 ・生活上の具体的注意事項 ・感染症の発症等増悪時の対処方法	リンパ浮腫の病態の説明 複合的治療の主に下記について ・日常生活上の注意点 ・スキンケア指導（浮腫の増悪と蜂窩織炎の予防） 早期発見の方法	リンパ浮腫の病態，病期の説明 複合的治療の主に下記について ・日常生活上の注意点の説明 ・スキンケア指導（浮腫の増悪と蜂窩織炎の予防） ・セルフリンパドレナージ指導（本人または家族による） ・圧迫療法（弾性着衣）の説明 ・圧迫下の運動療法の説明 弾性着衣などの療養費申請方法（6か月に一度は可能）
観察・確認	周径計測（左右）術前・術後 ・上肢（腋窩・上腕・前腕・手首・手部） ・下肢（鼠径・大腿・下腿・足首・足部） 体重測定 患者の理解度の確認 リンパ浮腫指導管理料100点算定（入院中1回に限る）	周径計測（左右） ・上肢（腋窩・上腕・前腕・手首・手部） ・下肢（鼠径・大腿・下腿・足首・足部） 浮腫の有無 体重測定（1回/週） 患者の理解度とセルフケアの実施状況の確認 ・入院時手術前説明の内容 皮膚を指腹で10秒程度圧迫することによる圧迫痕の有無（左右の比較） リンパ浮腫指導管理料100点算定（退院後1回に限る）	周径計測（左右） ・上肢（腋窩・上腕・前腕・手首・手部） ・下肢（鼠径・大腿・下腿・足首・足部） 表在静脈の見えにくさの確認（健側との比較） 皮膚乾燥の有無 皮膚を指腹で10秒程度圧迫することによる圧迫痕の有無（健側との比較）手背，下腿前面など 皮膚がつまみあげにくい部位の確認 炎症症状の有無 体重測定（1回/週） 患者の理解度とセルフケアの実施状況の確認（2回目の受診以降） リンパ浮腫指導管理料100点算定（退院後1回に限る）
処置・治療			複合的治療 ・患肢挙上 ・スキンケア ・セルフリンパドレナージ ・弾性着衣の選定と着用指導（必要時） ・圧迫下の運動療法（必要時）
薬物治療		リンパ浮腫単独に対する効果的な薬剤はない	リンパ浮腫単独に対する効果的な薬剤はない
検査	とくになし	とくになし	血液生化学一般検査／胸部X線／心電図／超音波／血管超音波　　DVTや全身性浮腫との鑑別診断として実施する（必要に応じて実施する） CT検査／MRI検査　リンパ浮腫の確定診断として（必要に応じて実施する） リンパシンチグラフィ／蛍光リンパ管造影　考慮されることもある
活動／清潔／食事		（日常生活上の注意点に則っていれば），とくに制限なし	（日常生活上の注意点に則っていれば），とくに制限なし
受診時期と間隔		症状出現時には早めの受診	セルフケアを習得するまでは頻回（必要により入院）に，習得後は3～6か月ごと（弾性着衣の療養費支給も考慮）外来初回受診日

II期早期	II期晚期	III期
安静臥床や患肢挙上でも浮腫は改善しない 皮膚は硬くなるが圧迫痕は残る	安静臥床や患肢挙上でも浮腫は改善しない 皮膚が硬くなり圧迫痕が残りにくくなる	皮膚が硬くなり圧迫痕は残らなくなる 乳頭腫，リンパ小疱，リンパ漏，象皮症などの合併症が出現する
リンパ浮腫の病態が説明ができる 日常生活の注意点が理解でき実行できるように指導ができる セルフケアの方法が理解でき実行できるように指導ができる 進行をおさえ浮腫が改善できるように指導ができる 弾性包帯の施術と指導ができる	リンパ浮腫の病態が説明ができる 日常生活の注意点が理解でき実行できるように説明ができる セルフケアの方法が理解でき実行できるように指導ができる 進行をおさえ浮腫が改善できるように指導ができる 弾性包帯の施術と指導ができる	リンパ浮腫の病態が説明ができる 日常生活の注意点が理解でき実行できるように説明ができる セルフケアの方法が理解でき実行できるように指導ができる 進行をおさえ浮腫が改善できるように指導ができる 弾性包帯の施術と指導ができる
リンパ浮腫の病態，病期の説明 複合的治療の主に下記について ・日常生活上の注意点の説明 ・スキンケア指導（浮腫の増悪と蜂窩織炎の予防） ・セルフリンパドレナージ指導（本人または家族による） ・圧迫療法（弾性着衣または圧迫包帯）の説明 ・圧迫下の運動療法の説明 弾性着衣などの療養費申請方法（6か月に一度は可能）	リンパ浮腫の病態，病期の説明 複合的治療の主に下記について ・日常生活上の注意点の説明 ・スキンケア指導（浮腫の増悪と蜂窩織炎の予防） ・セルフリンパドレナージ指導（本人または家族による） ・圧迫療法（弾性着衣または圧迫包帯）の説明 ・圧迫下の運動療法の説明 弾性着衣などの療養費申請方法（6か月に一度は可能）	リンパ浮腫の病態，病期の説明 複合的治療の主に下記について ・日常生活上の注意点の説明 ・スキンケア指導（浮腫の増悪と蜂窩織炎の予防） ・セルフリンパドレナージ指導（本人または家族による） ・圧迫療法（弾性着衣または圧迫包帯）の説明 ・圧迫下の運動療法の説明 弾性着衣などの療養費申請方法（6か月に一度は可能） 合併症の治療の説明
周径計測（左右） ・上肢（腋窩・上腕・前腕・手首・手部） ・下肢（鼠径・大腿・下腿・足首・足部） 表在静脈の見えにくさの確認（健側との比較） 皮膚乾燥の有無 皮膚を指腹で10秒程度圧迫することによる圧迫痕の有無（健側との比較）手背，下腿前面など 皮膚がつまみあげにくい部位の確認 炎症症状の有無 体重測定（1回/週） 患者の理解度とセルフケアの実施状況の確認（2回目の受診以降）	周径計測（左右） ・上肢（腋窩・上腕・前腕・手首・手部） ・下肢（鼠径・大腿・下腿・足首・足部） 表在静脈の見えにくさの確認（健側との比較） 皮膚乾燥の有無 皮膚を指腹で10秒程度圧迫することによる圧迫痕の有無（健側との比較）手背，下腿前面など 皮膚がつまみあげにくい部位の確認 炎症症状の有無 体重測定（1回/週） 患者の理解度とセルフケアの実施状況の確認（2回目の受診以降）	周径計測（左右） ・上肢（腋窩・上腕・前腕・手首・手部） ・下肢（鼠径・大腿・下腿・足首・足部） 表在静脈の見えにくさの確認（健側との比較） 皮膚乾燥の有無 皮膚を指腹で10秒程度圧迫することによる圧迫痕の有無（健側との比較）手背，下腿前面など 皮膚がつまみあげにくい部位の確認 炎症症状の有無 皮膚硬化の有無 体重測定（1回/週） 合併症（乳頭腫，リンパ小疱，リンパ漏）の有無 患者の理解度とセルフケアの実施状況の確認（2回目の受診以降）
複合的治療 ・患肢挙上 ・スキンケア ・用手的リンパドレナージ 　（セルフ＋専門的な知識・技術を要する医療者による指導と施術を推奨） ・圧迫療法 　①弾性着衣の選定と着用指導 　②必要に応じて弾性包帯の施術と指導 　（専門的な知識・技術を要する医療者による指導と施術を推奨） ・圧迫下の運動療法	複合的治療 ・患肢挙上 ・スキンケア ・用手的リンパドレナージ 　（セルフ＋専門的な知識・技術を要する医療者による指導と施術を推奨） ・圧迫療法 　①必要に応じて弾性包帯の施術と指導 　②弾性着衣の選定と着用指導 　（専門的な知識・技術を要する医療者による指導と施術を推奨） ・圧迫下の運動療法 入院治療を推奨（専門的な知識・技術を要する医療者による指導と施術を推奨）	複合的治療 ・患肢挙上 ・スキンケア（象皮症には皮膚軟化剤を使用），尿素製剤など ・用手的リンパドレナージ 　（セルフ＋専門的な知識・技術を要する医療者による指導と施術を推奨） ・圧迫療法 　①必要に応じて弾性包帯の施術と指導 　②弾性着衣の選定と着用指導 　（専門的な知識・技術を要する医療者による指導と施術を推奨） ・圧迫下の運動療法 合併症の治療 入院治療を推奨（専門的な知識・技術を要する医療者による指導と施術を推奨）
リンパ浮腫単独に対する効果的な薬剤はない	リンパ浮腫単独に対する効果的な薬剤はない	リンパ浮腫単独に対する効果的な薬剤はない
血液生化学一般検査／胸部X線／心電図／超音波／血管超音波／CT検査／MRI検査／リンパシンチグラフィ／蛍光リンパ管造影 ｛ DVTや全身性浮腫との鑑別診断として実施する（必要に応じて実施する）／リンパ浮腫の確定診断として（必要に応じて実施する）／考慮されることもある	血液生化学一般検査／胸部X線／心電図／超音波／血管超音波／CT検査／MRI検査／リンパシンチグラフィ／蛍光リンパ管造影 ｛ DVTや全身性浮腫との鑑別診断として実施する（必要に応じて実施する）／リンパ浮腫の確定診断として（必要に応じて実施する）／考慮されることもある	血液生化学一般検査／胸部X線／心電図／超音波／血管超音波／CT検査／MRI検査／リンパシンチグラフィ／蛍光リンパ管造影 ｛ DVTや全身性浮腫との鑑別診断として実施する（必要に応じて実施する）／リンパ浮腫の確定診断として（必要に応じて実施する）／考慮されることもある
（日常生活上の注意点に則っていれば），とくに制限なし	（日常生活上の注意点に則っていれば），とくに制限なし	（日常生活上の注意点に則っていれば），とくに制限なし
セルフケアを習得するまでは頻回（必要により入院）に，習得後は3～6か月ごと（弾性着衣の療養費支給も考慮） 周径差が増大もしくは合併症の悪化時は適宜	セルフケアを習得するまでは頻回（必要により入院）に，習得後は3～6か月ごと（弾性着衣の療養費支給も考慮） 周径差が増大もしくは合併症の悪化時は適宜	セルフケアを習得するまでは頻回（必要により入院）に，習得後は3～6か月ごと（弾性着衣の療養費支給も考慮） 周径差が増大もしくは合併症の悪化時は適宜

2010/12/28

特殊な状況のリンパ浮腫の保存的治療基本パス（医療者用）

進行・再発・転移に伴う高度のリンパ浮腫	
症状	皮膚浸潤，リンパ節転移による急激な皮膚の硬化，発赤などの増悪
目標	リンパ浮腫の病態が説明ができる 日常生活の注意点が理解でき実行できるように説明ができる セルフケアの方法が理解でき実行できるように指導ができる 進行をおさえ浮腫が改善できるように指導ができる ADL，QOLの維持・改善をはかることができる
指導・説明	リンパ浮腫の病態，病期の説明 複合的治療の主に下記について ・日常生活上の注意点の説明 ・スキンケア指導（浮腫の増悪と蜂窩織炎誘発の予防） ・リンパドレナージ指導（本人または家族による） ・圧迫療法の説明 心理的・社会的サポート
観察・確認	皮膚乾燥の有無 表在静脈の見えにくさの確認（健側との比較） 周径計測（左右） ・上肢（腋窩，上腕，前腕，手首，手部） ・下肢（鼠径，大腿，下腿，足首，足部） 炎症症状の有無 皮膚硬化の有無 リンパ漏の有無 体重測定（1回/週）
処置・治療	複合的治療 ・スキンケア ・患肢挙上 ・用手的リンパドレナージ ・圧迫（チューブ包帯または伸縮性包帯で軽く） 圧迫療法と運動療法を中心とし，用手的リンパドレナージについては原疾患治療医と相談のうえ行う
薬物治療	リンパ浮腫単独に対する効果的な薬剤はない （全身性浮腫を合併する場合はその原因に応じた薬剤を使用する）
検査	血液生化学一般検査／胸部X線／心電図／超音波　　DVTや全身性浮腫との鑑別診断として実施する（必要に応じて実施する） 血管超音波／CT検査／MRI検査　　リンパ浮腫の確定診断として（必要に応じて実施する） リンパシンチグラフィ／蛍光リンパ管造影　　考慮されることもある
活動	（日常生活上の注意点に則っていれば），とくに制限なし
清潔	
食事	

	緩和医療対象(終末)期のリンパ浮腫		蜂巣炎・蜂窩織炎を伴うリンパ浮腫
症状	がん終末期患者のリンパ浮腫 全身性浮腫を合併して皮膚が脆弱となる	症状	皮下組織，皮膚に急性炎症症状がある
目標	安楽を保つケアができる ADL，QOLの維持・改善をはかることができる	目標	蜂窩織炎の病態が説明できる 治療の必要性が説明できる 炎症症状が改善する治療・ケアができる
指導・説明	複合的治療の主に下記について ・スキンケア指導(浮腫と蜂窩織炎誘発の予防) 心理的・社会的サポート	指導・説明	リンパ浮腫に伴う蜂窩織炎の説明 スキンケア指導(浮腫と蜂窩織炎誘発の予防) 安静冷却の必要性の説明 用手的リンパドレナージと圧迫療法の再開タイミングの説明
観察・確認	炎症症状の有無 皮膚乾燥の有無 皮膚の脆弱性の有無 全身性浮腫の有無 リンパ漏の有無 リンパ小疱の有無	観察・確認	全身の発熱の有無 皮膚の発赤，腫脹，疼痛，熱感の有無 皮膚乾燥の有無 周径計測(左右) ・上肢(腋窩，上腕，前腕，手首，手部) ・下肢(鼠径，大腿，下腿，足首，足部) 皮膚硬化の有無 体重測定(1回/週) 全身性浮腫の有無 皮膚の脆弱性の有無
処置・治療	本人の希望を優先 複合的治療 ・スキンケア ・患肢挙上 ・タッチング ・圧迫(チューブ包帯または伸縮性包帯で軽く) 圧迫療法を中心とするが用手的リンパドレナージについては主治医と患者に相談のうえ行う	処置・治療	複合的治療 ・スキンケア ・患肢の安静挙上 ・局所の冷却(冷やしすぎない工夫を) ・圧迫・用手的リンパドレナージの休止
薬物治療	リンパ浮腫単独に対する効果的な薬剤はない (全身性浮腫を合併する場合はその原因に応じた薬剤を使用する)	薬物治療	抗生物質と消炎鎮痛剤の投与
検査	必要に応じて全身性浮腫との鑑別を行う 疼痛などの原因検索	検査	血液検査(CBC，CRP) 急性アレルギー疾患との鑑別診断
活動 清潔 食事	(日常生活上の注意点に則っていれば)，とくに制限なし	活動 清潔 食事	炎症が治まるまで安静，患肢挙上 発熱が治まるまでは入浴を控える

2010/12/28

リンパ浮腫の保存的治療基本パス（患者用）

病期	がん治療前	（予防が必要な時期）	Ⅰ期
症状	症状なし	リンパの流れが少し悪くなっているが、明らかなむくみはない	夕方になるとむくむ程度、むくんだ腕や脚を高くして休むとむくみが改善する 指で押さえるとへこみが残る
目標	リンパ浮腫の病態（リスク）が理解できる 予防のための日常生活およびケアが行える ケアの方法が理解できる 早期発見の方法が理解できる	リンパ浮腫発生のリスクが理解できる 日常生活の注意点が理解できる 予防のためのスキンケアを理解し実行できる 早期発見のための観察が行える	リンパ浮腫の病態（リスク）が理解できる 予防のための日常生活およびケアが行える Ⅰ期からの進行をおさえ浮腫が改善できる
指導・説明	リンパ浮腫の原因と症状 リンパ浮腫の治療方法 セルフケアの具体的方法 生活上の具体的注意事項 感染症の発症等増悪時の対処方法 　　　上記について説明します	リンパ浮腫について 日常生活上の注意点について 皮膚の手入れ（浮腫と蜂窩織炎予防） 早期発見の方法 　　　上記について説明します	リンパ浮腫について 日常生活上の注意点 皮膚の手入れ（浮腫と蜂窩織炎予防） セルフリンパドレナージ 圧迫療法（弾性着衣） 圧迫下の運動療法 弾性着衣などの療養費申請方法（6か月に1度は可能） 　　　上記について説明します
観察・確認	腕または脚の周径計測（左右）を術前と退院時に行いましょう ・上肢（腕の付け根・上腕・前腕・手首・手部） ・下肢（脚の付け根・大腿・下腿・足首・足部） 体重測定を行いましょう（1回/週） 説明内容の理解の程度やセルフケアの実施状況について確認しましょう	浮腫の有無を確認しましょう 周径計測（左右）を行いましょう ・上肢（腋窩・上腕・前腕・手首・手部） ・下肢（鼠径・大腿・下腿・足首・足部） 体重測定を行いましょう（1回/週） 説明内容の理解の程度やセルフケアの実施状況について確認しましょう	皮膚を指で10秒程度圧迫することによる指の跡の有無を確認しましょう（部位の記入） 皮膚がつまみあげにくい部位の確認をしましょう 皮膚乾燥の有無を確認しましょう 表在静脈が見えにくくなっていないかを確認しましょう 周径計測（左右）を行いましょう ・上肢（腋窩、上腕、前腕、手首、手部） ・下肢（鼠径、大腿、下腿、足首、足部） 炎症症状の有無を確認しましょう 体重測定を行いましょう（1回/週） 説明内容の理解の程度やセルフケアの実施状況について確認しましょう
処置・治療		皮膚の手入れをしましょう セルフリンパドレナージは一般的にこの時期には行いません	患肢を挙げて休みましょう 皮膚の手入れを行いましょう セルフリンパドレナージを行いましょう 圧迫療法（弾性着衣の選定と着用指導）を行います 圧迫下の運動療法を行いましょう
薬物治療		リンパ浮腫単独に対する効果的な薬剤はありません	リンパ浮腫単独に対する効果的な薬剤はありません
検査	とくにありません	とくにありません	血液生化学一般検査 胸部X線 心電図 超音波 血管超音波　　｝深部静脈血栓症による浮腫または全身性浮腫との鑑別診断に行います CT検査 MRI検査　　｝リンパ浮腫の診断に行います リンパシンチグラフィ 蛍光リンパ管造影　　｝手術前に行うことがあります
活動 清潔 食事	（日常生活上の注意点に則っていれば）、とくに制限はありません	（日常生活上の注意点に則っていれば）、とくに制限はありません	（日常生活上の注意点に則っていれば）、とくに制限はありません
受診間隔		症状出現時には早めに受診してください	セルフケアを習得するまでは頻回（必要により入院）に、習得後は3〜6か月ごと（弾性着衣の療養費支給も考慮） 周径差が増大もしくは合併症の悪化時は適宜

※詳細は患者様用説明パンフレットを参照してください

II期早期	II期晩期	III期
安静にして腕や脚を高くしてもむくみが改善しない 皮膚は硬くなるが指で押さえるとへこみが残る	安静にして腕や脚を高くしてもむくみが改善しない 皮膚は硬くなり，指で押さえてもへこみが残りにくくなる	皮膚が硬くなり指で押してもへこまない いぼ状の皮膚，小水疱，リンパ液の滲出，象皮症などの合併症が出現する
リンパ浮腫の病態（リスク）が理解できる 予防のための日常生活およびケアが行える II期早期からの進行をおさえ浮腫が改善できる 弾性着衣もしくは包帯を自分で装着することができる	リンパ浮腫の病態（リスク）が理解できる 予防のための日常生活およびケアが行える II期晩期からの進行をおさえ浮腫が改善できる 弾性着衣もしくは包帯を自分で装着することができる	リンパ浮腫の病態（リスク）が理解できる 予防のための日常生活およびケアが行える 進行をおさえ浮腫が改善できる 弾性着衣もしくは包帯を自分で装着することができる
リンパ浮腫について 日常生活上の注意点 皮膚の手入れ（浮腫と蜂窩織炎誘発の予防） セルフリンパドレナージ 圧迫療法（弾性着衣または圧迫包帯） 圧迫下の運動療法 弾性着衣などの療養費申請方法（6か月に1度は可能） 　　　　上記について説明します	リンパ浮腫について 日常生活上の注意点 皮膚の手入れ（浮腫と蜂窩織炎誘発の予防） セルフリンパドレナージ 圧迫療法（弾性着衣または圧迫包帯） 圧迫下の運動療法 弾性着衣などの療養費申請方法（6か月に1度は可能） 　　　　上記について説明します	リンパ浮腫について 日常生活上の注意点 スキンケア（浮腫と蜂窩織炎誘発の予防） セルフリンパドレナージ 圧迫療法（弾性着衣または圧迫包帯） 圧迫下の運動療法 弾性着衣などの療養費申請方法（6か月に1度は可能） 合併症の治療 　　　　上記について説明します
皮膚を指で10秒程度圧迫することによる指の跡の有無を確認しましょう（部位の記入） 皮膚がつまみあげにくい部位の確認をしましょう 皮膚乾燥の有無を確認しましょう 表在静脈が見えにくくなっていないかを確認しましょう 周径計測（左右）を行いましょう ・上肢（腋窩，上腕，前腕，手首，手部） ・下肢（鼠径，大腿，下腿，足首，足部） 炎症症状の有無を確認しましょう 体重測定を行いましょう（1回/週） 説明内容の理解の程度やセルフケアの実施状況について確認しましょう	皮膚を指で10秒程度圧迫することによる指の跡の有無を確認しましょう（部位の記入） 皮膚がつまみあげにくい部位の確認をしましょう 皮膚乾燥の有無を確認しましょう 表在静脈が見えにくくなっていないかを確認しましょう 周径計測（左右）を行いましょう（1回/週） ・上肢（腋窩，上腕，前腕，手首，手部） ・下肢（鼠径，大腿，下腿，足首，足部） 炎症症状の有無を確認しましょう 体重測定を行いましょう（1回/週） 説明内容の理解の程度やセルフケアの実施状況について確認しましょう	皮膚を指で10秒程度圧迫することによる指の跡の有無を確認しましょう（部位の記入） 手背第III指基部，足背第II趾基部の皮膚が薄くつまみあげられないかを確認しましょう 皮膚乾燥の有無を確認しましょう 表在静脈が見えにくくなっているかを確認しましょう 周径計測（左右）を行いましょう（1回/週） ・上肢（腋窩，上腕，前腕，手首，手部） ・下肢（鼠径，大腿，下腿，足首，足部） 炎症症状の有無を確認しましょう 皮膚硬化の有無を確認しましょう 体重測定を行いましょう（1回/週） 合併症（乳頭腫，リンパ小疱，リンパ漏）の有無を確認しましょう 説明内容の理解の程度やセルフケアの実施状況について確認しましょう
患肢を挙げて休みましょう 必要時に皮膚の手入れを行いましょう セルフリンパドレナージを行いましょう（専門的な知識・技術を要する医療従事者が指導します） 圧迫療法（専門的な知識・技術を要する医療従事者が指導します） ①弾性着衣の選定と着用指導を受けましょう ②必要に応じて圧迫包帯の巻き方の指導を受けましょう 圧迫下の運動療法を行いましょう	患肢を挙げて休みましょう 皮膚の手入れを行いましょう セルフリンパドレナージを行いましょう（専門的な知識・技術を要する医療従事者が指導します） 圧迫療法（専門的な知識・技術を要する医療従事者が指導します） ①必要に応じて圧迫包帯の巻き方の指導を行います ②弾性着衣の選定と着用指導を行います 圧迫下の運動療法を行いましょう	患肢を挙げて休みましょう 皮膚の手入れを行いましょう セルフリンパドレナージを行いましょう（専門的な知識・技術を要する医療従事者が指導します） 圧迫療法（専門的な知識・技術を要する医療従事者が指導します） ①必要に応じて圧迫包帯の巻き方の指導を行います ②弾性着衣の選定と着用指導を行います 圧迫下の運動療法を行いましょう 入院治療が必要なことがあります
リンパ浮腫単独に対する効果的な薬剤はありません	リンパ浮腫単独に対する効果的な薬剤はありません	リンパ浮腫単独に対する効果的な薬剤はありません
血液生化学一般検査、胸部X線、心電図、超音波、血管超音波｝深部静脈血栓症による浮腫または全身性浮腫との鑑別診断に行います CT検査、MRI検査｝リンパ浮腫の診断に行います リンパシンチグラフィ、蛍光リンパ管造影｝手術前に行うことがあります	血液生化学一般検査、胸部X線、心電図、超音波、血管超音波｝深部静脈血栓症による浮腫または全身性浮腫との鑑別診断に行います CT検査、MRI検査｝リンパ浮腫の診断に行います リンパシンチグラフィ、蛍光リンパ管造影｝手術前に行うことがあります	血液生化学一般検査、胸部X線、心電図、超音波、血管超音波｝深部静脈血栓症による浮腫または全身性浮腫との鑑別診断に行います CT検査、MRI検査｝リンパ浮腫の診断に行います リンパシンチグラフィ、蛍光リンパ管造影｝手術前に行うことがあります
（日常生活上の注意点に則っていれば，とくに制限はありません）	（日常生活上の注意点に則っていれば，とくに制限はありません）	（日常生活上の注意点に則っていれば，とくに制限はありません）
セルフケアを習得するまでは頻回（必要により入院）に，習得後は3〜6か月ごと（弾性着衣の療養費支給も考慮） 周径差が増大もしくは合併症の悪化時は適宜	セルフケアを習得するまでは頻回（必要により入院）に，習得後は3〜6か月ごと（弾性着衣の療養費支給も考慮） 周径差が増大もしくは合併症の悪化時は適宜	セルフケアを習得するまでは頻回（必要により入院）に，習得後は3〜6か月ごと（弾性着衣の療養費支給も考慮） 周径差が増大もしくは合併症の悪化時は適宜

2010/12/28

特殊な状況のリンパ浮腫の保存的治療基本パス（患者用）

時期	進行・再発・転移に伴うリンパ浮腫
症状	がんの進行により皮膚の状態が悪化する
目標	進行をおさえ浮腫が改善できる 日常生活の改善がはかれる
指導・説明	進行・再発・転移に伴うリンパ浮腫の症状 日常生活上の注意点 スキンケア（浮腫と蜂窩織炎誘発の予防） 用手的リンパドレナージ（セルフ） 圧迫療法 圧迫下の運動療法 弾性着衣などの療養費申請方法（6か月に1度は可能） 　　　　　　　上記について説明します
観察・確認	皮膚を指で10秒程度圧迫することによる指のあとの有無を確認しましょう（部位記入） 皮膚乾燥の有無を確認しましょう 表在静脈が見えにくくなっているかを確認しましょう 周径計測（左右）を行いましょう ・上肢（腋窩，上腕，前腕，手首，手部） ・下肢（鼠径，大腿，下腿，足首，足部） 炎症症状の有無を確認しましょう 皮膚硬化の有無を確認しましょう 合併症（乳頭腫，リンパ小疱，リンパ漏）の有無を確認しましょう 体重測定を行いましょう（1回/週）
処置・治療	むくみのある四肢を挙げて休みましょう 必要に応じてスキンケアを行いましょう 必要に応じて用手的リンパドレナージ（セルフ）を行いましょう（専門的な知識・技術を要する医療者が指導します） 圧迫療法 必要に応じてサポーターや包帯による圧迫法の指導を行います（専門的な知識・技術を要する医療者が行います）
薬物治療	リンパ浮腫単独に対する効果的な薬剤はありません
検査	血液生化学一般検査 胸部X線 心電図 超音波 血管超音波　｝深部静脈血栓症による浮腫または全身性浮腫との鑑別診断に行います CT検査 MRI検査　｝リンパ浮腫の診断に行います
活動	（日常生活上の注意点に則っていれば）とくに制限はありません
清潔	
食事	

※詳細は患者様用説明パンフレットを参照してください．

緩和医療対象(終末期)　在宅　入院	急性炎症(蜂窩織炎，リンパ管炎)
患者のリンパ浮腫 全身性浮腫を合併して皮膚が傷つきやすくなる	皮膚に赤みや熱感がある
安楽を保つことができる 日常的な活動が維持できる	蜂窩織炎・リンパ管炎の病態が理解できる 治療の必要性が理解できる 炎症症状が改善できる
スキンケア(浮腫と蜂窩織炎誘発の予防)について説明します 心理的・社会的サポートを行います	リンパ浮腫にともなう蜂窩織炎・リンパ管炎 スキンケア(浮腫と蜂窩織炎誘発の予防) 安静冷却の必要性 用手的リンパドレナージと圧迫療法の再開タイミング 　　　　　　上記について説明します
皮膚を指で10秒程度圧迫することによる指のあとの有無を確認します(部位記入) 皮膚硬化の有無を確認します 皮膚乾燥の有無を確認します 炎症症状の有無を確認しましょう リンパ小疱(小水疱)の有無を確認します リンパ漏(リンパ液の滲出)の有無を確認します	全身の発熱の有無を確認しましょう 皮膚の発赤，腫脹，疼痛，熱感の有無を確認しましょう 皮膚乾燥の有無を確認しましょう 周径計測(左右)を行いましょう ・上肢(腋窩，上腕，前腕，手首，手部) ・下肢(鼠径，大腿，下腿，足首，足部) 皮膚硬化の有無を確認しましょう 体重測定を行いましょう(1回/週) 全身性浮腫の有無を確認しましょう 皮膚の脆弱性の有無を確認しましょう
むくみのある四肢を挙げて休みましょう 必要に応じてスキンケアを行いましょう 軽くやさしい用手的リンパドレナージ(やさしい刺激)を行います(専門的な知識・技術を要する医療者が行います) 軽い圧迫(チューブ包帯または伸縮性包帯で軽く)を行います(専門的な知識・技術を要する医療者が指導します) 治療は患者さんご本人の希望を優先します	むくみのある四肢を挙げて休みましょう 必要に応じてスキンケアを行いましょう 局所の冷却(冷やしすぎない工夫を)を行いましょう 圧迫・ドレナージを一時的に中止しましょう
リンパ浮腫単独に対する効果的な薬剤はありません	抗生物質と消炎鎮痛剤を投与します
必要に応じて行います	化膿と炎症の程度を確認するため血液検査を行います
(日常生活上の注意点に則っていれば)とくに制限はありません	炎症が治まるまで安静にして患肢を挙げて休みましょう 発熱が治まるまでは入浴を控えましょう

2010/12/28

INDEX

欧文

ABPI	39
AIE	40, 86
CDP	137
CT検査	37
ICG蛍光リンパ管造影法	38
LVA	85
MLD	48
MLLB	70
MRI画像	38
MRI検査	37
Na量	12
PDE	38
RIリンパ管造影	37
SIPC	63
Stage 0	32
StageⅠ	32
StageⅡ	34
StageⅢ	34

あ行

アセスメント	117
──（ターミナル期）	127
新しい誘導路つくり	101, 107
圧の表記	64
圧迫下の運動療法	77
圧迫用ガードル	70
圧迫療法	63
──（ターミナル期）	128
アプローチ	125
アルコールによる浮腫	19
あん摩マッサージ指圧師	131
一次性リンパ浮腫	27
──の治療	47
遺伝子検査	39
遺伝子治療	86
遺伝性血管性浮腫	21
衣服の選び方	115
インターネットの利用	93
陰部	88
陰部圧迫治療	122
陰部サポーター	70
インボディ	38
運動療法	77
──（ターミナル期）	129
──の考え方	77
──の基本	79
──の効果	78
──の留意点	78
エクササイズに関する一般的なガイドライン	78
炎症予防	93
オーダーメイド取り扱いメーカー	70

か行

外陰部リンパ浮腫	121
外出用の救急セット	95
外傷性リンパ浮腫	32, 120
角化症	39
下肢の運動療法の例	83, 84
下肢のセルフリンパドレナージ	107
──（右下肢患肢）	108, 109, 110, 111, 112
下肢の弾性包帯法	75, 76
下肢のリンパ管	9
下肢のリンパ系	5
カスタムメイド	69
合併症	39, 86
下腹部リンパ浮腫	121
間欠的空気圧迫法	63
肝硬変	21
肝疾患（肝硬変）による浮腫	21
患肢の観察	88
患肢の挙上	46, 95
患者のタイプ	125
がん術後	26
患肢容量による重症度分類	33
がん治療とリンパ浮腫	137
陥入爪	40
鑑別診断	34
──の基本	35
──のプロセス	34
関連学会	93
緩和ケア	77
寄生虫感染	32
きゅう師	131
急性炎症性変化	40, 86
急性糸球体腎炎	22
急性皮膚炎	40
胸管	4
胸部のリンパ管	9
局所性浮腫	25
起立性浮腫	16
記録紙	90
クインケ浮腫	21
クリッペル・トレノニー・ウェーバー症候群	28
クリニカルパス	137
ケアの続きやすさ	125
ケアの立案	116
継続のためのサポート	116
血液循環	4
血液成分	13
血管性浮腫	21
血管壁透過性	16, 19
血漿膠質浸透圧	15
血栓性静脈炎	32
検査	37

原発性リンパ浮腫	27
合意事項	135
抗がん薬	19
膠質浸透圧	44
──の模式図	15
甲状腺機能亢進症	22
甲状腺機能低下症	22
膠浸圧	44
高精度体成分分析装置	38
国際リンパ学会	33
国立がん研究センターがん対策情報センター	130, 137
好ましい運動	78

さ行

左右差のない浮腫	91
左右上肢リンパ浮腫	122
資格	130
子宮頸がん	29, 31
子宮体がん	31
自動的収縮	10
脂肪浮腫	18
社会的資源	130
周径の測定(上肢・下肢)	90
集合リンパ管	3, 6, 10
重症化の抑制	93, 98
重症度分類	33
就寝中の挙上	96
柔道整復師法	131
手術直後の運動療法	79
手術療法	85
受診	91
シュテンマーサイン	35
受動的収縮	10
循環血液量	12
上肢の運動療法の例	80, 81, 82
上肢のセルフリンパドレナージ(右上肢患肢)	102, 103, 104, 105, 106
上肢の弾性包帯法	72, 73, 74
上肢のリンパ管	9
上肢のリンパ系	5
症状	32
情報収集	117
情報提供	91, 125
静脈	5, 23
静脈角	7
静脈灌流	19
静脈血栓性浮腫	36
静脈性浮腫	16
静脈とリンパ管の役割分担	23
静脈の機能	19
初期対策(蜂窩織炎)	114
初期徴候	88, 89
──(蜂窩織炎)	114
食事療法	85
触診による浮腫の分類	35
鍼灸	86

真菌感染症	41
腎疾患による浮腫	22
心臓性浮腫	17, 18
診断チャート	24, 25
浸透圧	12
真皮	11
腎不全	22
深部リンパ系	5, 8
シンプルリンパドレナージ	136
診療報酬	133
深リンパ系	5
スキンケア	47, 94
──(ターミナル期)	129
スターリングの仮説	12, 14, 15
スチュワート・トレブス症候群	41
ストレス解消	122
生活のストレス	91
生検	39
接触性皮膚炎	40, 41
絶対禁忌	48
セルフケア	123
──の指導	115
セルフチェックのポイント	89
セルフリンパドレナージ	100
──での手の使い方	100
──の基本手技	100
前脛骨性粘液水腫	22
潜在性リンパ浮腫	32
前集合リンパ管	6, 10
全身性浮腫	24
全身のリンパ系	7
──の模式図	8
先天性リンパ浮腫	27
前立腺がん	31
浅リンパ系	5
早期発見	88
相対的禁忌	48
早発性リンパ浮腫	28
象皮病	34
足関節/上腕血圧比	39
続発性リンパ浮腫	28
組織圧	16
組織膠質浸透圧	16
その他の治療法	85

た行

ターミナル期における保存的治療	128
ターミナル期の援助	127
ターミナル期のケア	127
第1期集中治療期	137
第2期維持治療期	137
退院後のフォロー	125
体液区分線	49
体液の循環	13
体液の調整	13
体液量	12

ダイエット	126
対策（峰窩織炎）	113
代謝拮抗薬	19
タキサン系	20
他疾患との鑑別	35
多毛症	39
弾性ストッキング	64, 98
——着用後の調整	99
——の種類	65
——の特性	64
——の履き方	67
——の例	65
弾性スリーブ	64, 98
——の例	65
弾性着衣	64, 98, 134
——着用時のチェックポイント	98
——着用時の注意点	69
——着用時のポイント	69
——の圧	66
——の購入時	98
——の種類	64
——の選択時の考え方	66
——の着脱用補助具	68
——の着用方法	98
弾性包帯	63
——の効果	70
——の種類	71
——の巻き方の注意点	70
弾性包帯法	70
——の完成形	77
——の実際	71
タンパク質	13
——の漏出機序	13
遅発性リンパ浮腫	28
着用効果	66
超音波検査	37
超音波像	38
治療的な運動療法	79
定期的な介入	116
低出力レーザー療法	86
低タンパク性浮腫	21, 36
——の機序	71
デニール	64
手の甲	124
動機づけ	125
等尺性運動	129
動脈	5
特異的免疫応対機構	4
特殊な状況の保存的治療基本パス（医療者用）	140
——（患者用）	144
特発性リンパ浮腫	27
特発性浮腫	17

な行

流れを活性化	99
二次性リンパ浮腫	28

——の重症度の分類	33
日常生活	18
——での挙上	96, 97
——における注意点	94, 113, 114
——の援助	88
日常的に身体を動かす	99
乳がん	28, 126
——の手術	29
粘液水腫	22

は行

バイパス	44
廃用性浮腫	17
白癬	41
発症のきっかけ	91, 92
発症の実態	26
発症リスク	126
はり師	131
非可逆性リンパ浮腫	34
皮下組織	11
——の状態	27
微小管阻害薬	20
——による浮腫	21
左下肢リンパ浮腫	119
左上肢リンパ浮腫	123, 124
ヒト皮膚リンパ系の機能	3
泌尿器科系がん	31
腓腹部の筋運動	19
皮膚糸状菌症	41
皮膚の色による鑑別	36
皮膚の構造と機能	11
皮膚のストレッチ	49
肥満	118
——に伴う浮腫	19
表在リンパ系	5, 8
表皮	11
複合的治療	45
複合的理学療法	46, 137
——の段階	47
——の定義	46
——を中心とする保存的治療	45
副行路	45
腹部のリンパ節	30
浮腫液	45
浮腫	12
——のサイクル	23
——のメカニズム	14
——発症の機序	14
——を軽減する	23
婦人科系がん	30, 126
分水嶺	49
峰窩織炎	40, 86
——に対する準備	113
——の症例	87
膀胱がん	31
放射線治療	31

INDEX 149

峰巣炎 40
保険医療機関及び保険医療養担当規則 131
保健師助産師看護師法 131
保険適用 132
歩行時の静脈圧 19
保存的治療 44
保存的治療基本パス(医療者用) 138
　　　──(患者用) 142

ま行

巻き爪 41
右下肢リンパ浮腫 118, 120
右上肢のセルフリンパドレナージ 101
むくみ 18
目指すもの(セルフケア) 115
毛細血管内圧 15
毛細リンパ管 3, 10
毛嚢炎 40
目標設定 116, 117
モチベーション 93

や行

薬剤性浮腫 19, 20
薬物療法 85
輸出リンパ管 6
輸入リンパ管 6
用語 30
　　──の統一 136
　　──の比較 30
用手的リンパドレナージ 46, 48
　　──(ターミナル期) 128
　　──の起源 48
　　──の基本 48
　　──の基本手技 52, 53
　　──の経路 50
　　──の実際 49
　　──の準備 51
　　──の手順 51
　　──の手順(右下肢患肢) 58, 59, 60, 61, 62
　　──の手順(右上肢患肢) 54, 55, 56, 57, 58
腰部交感神経ブロック 86
予防的な運動療法 79

ら行

卵巣がん 31
理学療法士及び作業療法士法 131
療養費の支給 135
リンパ 2
　　──の役割 2
リンパ液 4
　　──の循環経路 4
　　──の流れ 10
リンパ液の流れ(用手的リンパドレナージ) 50
　　──をよくするための準備 101, 107
リンパ管 7
　　──の発生と新生 45

リンパ管炎 31, 40
リンパ管・細静脈吻合術 85
リンパ管肉腫 41
リンパ球注入法 86
リンパ系 2
　　──の機能 2
　　──の構造 3
　　──の走行 4
リンパ小疱 40
リンパ節 3
リンパ節切除 28
リンパ排液 45
リンパ浮腫 23, 26
　　──の原因別分類 27
　　──の診断 26
　　──の定義 26
　　──の特徴 32
　　──の広がり方 34
　　──の分類 27
　　──の予防 93, 95, 127
リンパ浮腫研修委員会 130, 135
リンパ浮腫療法士 130
リンパ本幹 7
リンパ流の促進 99
リンパ漏 40

わ行

悪い着用例 68

看護師・理学療法士のためのリンパ浮腫の手技とケア

2012年9月5日	初　版　第1刷発行
2021年1月15日	初　版　第5刷発行

監　修	廣田　彰男（ひろた　あきお）
発行人	小袋　朋子
編集人	増田　和也
発行所	株式会社 学研メディカル秀潤社 〒141-8414　東京都品川区西五反田 2-11-8
発売元	株式会社 学研プラス 〒141-8415　東京都品川区西五反田 2-11-8
ＤＴＰ	株式会社センターメディア
印刷所	株式会社シナノパブリッシングプレス
製本所	大口製本印刷株式会社

この本に関する各種お問い合わせ
【電話の場合】
● 編集内容については Tel 03-6431-1237（編集部）
● 在庫については Tel 03-6431-1234（営業部）
● 不良品（落丁，乱丁）については Tel 0570-000577
　学研業務センター
　〒354-0045　埼玉県入間郡三芳町上富 279-1
● 上記以外のお問い合わせは学研グループ総合案内 0570-056-710（ナビダイヤル）
【文書の場合】
● 〒141-8418　東京都品川区西五反田 2-11-8
　学研お客様センター『看護師・理学療法士のためのリンパ浮腫の手技とケア』係

©A.Hirota　2012．Printed in Japan
● ショメイ：カンゴシ・リガクリョウホウシノタメノリンパフシュノシュギトケア
本書の無断転載，複製，頒布，公衆送信，翻訳，翻案等を禁じます．
本書に掲載する著作物の複製権・翻訳権・上映権・譲渡権・公衆送信権（送信可能化権を含む）
は株式会社学研メディカル秀潤社が管理します．
本書を代行業者等の第三者に依頼してスキャンやデジタル化することは，たとえ個人や
家庭内の利用であっても，著作権法上，認められておりません．

JCOPY〈出版者著作権管理機構委託出版物〉
本書の無断複写は著作権法上での例外を除き禁じられています．複写される場合は，その
つど事前に，出版者著作権管理機構（電話 03-5244-5088, FAX 03-5244-5089, e-mail:
info@jcopy.or.jp）の許諾を得てください．